MUSCULAÇÃO PARA PERDA DE GORDURA

INSTITUTO PHORTE EDUCAÇÃO
PHORTE EDITORA

Diretor-Presidente
Fabio Mazzonetto

Diretora Financeira
Vânia M. V. Mazzonetto

Editor-Executivo
Fabio Mazzonetto

Diretora Administrativa
Elizabeth Toscanelli

CONSELHO EDITORIAL

Educação Física
Francisco Navarro
José Irineu Gorla
Paulo Roberto de Oliveira
Reury Frank Bacurau
Roberto Simão
Sandra Matsudo

Educação
Marcos Neira
Neli Garcia

Fisioterapia
Paulo Valle

Nutrição
Vanessa Coutinho

MUSCULAÇÃO PARA PERDA DE GORDURA

Nick Tumminello

Tradução:
M10 Editorial

Revisão científica:
Roberto Simão

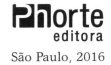

São Paulo, 2016

Título do original em inglês:
Strength training for fat loss
Copyright © 2014 by Nick Tumminello
Musculação para perda de gordura
Copyright © 2016 by Phorte Editora

Rua Rui Barbosa, 408
Bela Vista – São Paulo – SP
CEP 01326-010
Tel./fax: (11) 3141-1033
Site: www.phorte.com.br
E-mail: phorte@phorte.com.br

Nenhuma parte deste livro pode ser reproduzida ou transmitida de qualquer forma, sem autorização prévia por escrito da Phorte Editora Ltda.

CIP-BRASIL. CATALOGAÇÃO NA PUBLICAÇÃO
SINDICATO NACIONAL DOS EDITORES DE LIVROS, RJ

T832m

Tumminello, Nick
　Musculação para perda de gordura / Nick Tumminello ; Tradução M10 Editorial ; Revisão científica Roberto Simão. – 1. ed. – São Paulo : Phorte, 2016.
　296 p. : il. ; 28 cm.

　Tradução de: Strength training for fat loss
　Inclui bibliografia
　ISBN 978-85-7655-616-9

　1. Musculação. 2. Esportes. I. Título.

16-33727　　　　CDD: 613.71
　　　　　　　　　CDU: 613.71

ph2357.1

Este livro foi avaliado e aprovado pelo Conselho Editorial da Phorte Editora.

Impresso no Brasil
Printed in Brazil

*Dedico este livro às minhas avós:
Rita Whitehouse e Mary Jane Tumminello.
Desde o dia em que nasci até o fim da vida de cada uma delas,
elas me mimaram até não poder mais e sempre fizeram que eu me sentisse
a pessoa mais importante do mundo. E esse é um tipo de amor
que toda criança deveria ter na vida.*

*Também gostaria de dedicar este livro à minha mãe, Faith Bevan, e ao
meu pai, Dominic Tumminello. Embora vocês dois tivessem visões
diferentes sobre a vida e sobre como me criar, há uma coisa que os dois
fizeram exatamente igual. E não foram apenas pais maravilhosos e
dedicados, mas, também, meus melhores amigos.*

Agradecimentos

Ao montar esta lista de agradecimentos, embarco numa viagem por uma estrada construída de lembranças. Essa estrada não chegaria até aqui se não fosse pelas pessoas nesta lista.

Preciso começar agradecendo à minha maravilhosa namorada, Jaclyn Gough, que, além de ser a pessoa mais bonita (por dentro e por fora) que já conheci, é alguém que todo o mundo deveria ter ao seu lado, dando amor e apoio incondicionais. Tenho muita sorte em várias coisas na vida, e uma delas é conhecer você, Jackie, e poder ficar mais próximo de você a cada dia. Sem falar que a Jackie não é uma grande parte apenas da minha vida, mas, também, deste livro, já que ela é uma das modelos dos exercícios.

Um grande abraço para Deanna Avery e Paul Christopher, não só por serem alguns dos melhores amigos que eu poderia imaginar, mas, também, por se disporem a passar um tempo longe de seus amigos e família para serem modelos dos exercícios deste livro. Também devo minha gratidão a Billy Beck (Terceiro) pela incrível hospitalidade em abrir seu espaço, o BB3 Training Center, para a sessão de fotos deste livro. Cada um de vocês, Deanna, Paul e Billy, será para sempre parte deste livro, e espero que vocês tenham tanto orgulho de fazer parte dele quanto eu tenho de ter vocês nesta obra.

Mando um salve para meus amigos do sul da Flórida, Rob Simonelli e Maggy e Alex Cambronero. A ajuda profissional e pessoal que vocês deram para Jackie e para mim não tem preço, e serei eternamente grato por ter vocês como nossos amigos.

Sendo um entusiasta do exercício físico, devo minha gratidão ao meu amigo de longa data e colega de escola Brad DeLauder. Eu não poderia ter pedido por um parceiro de treino melhor para compartilhar tanto sangue e suor desde que terminamos a escola e até nossos 20 e tantos anos. Essas são algumas das minhas melhores lembranças, e agradeço ao Brad por essa época tão divertida, memorável e importante da minha vida.

Devo um agradecimento especial à minha mãe, Faith Bevan, não só por ser uma ótima mãe, mas, também, por me criar, como ela diz, "com cheiro de ferro e suor". Ir para a academia com você enquanto você treinava para suas competições de fisiculturismo nos anos 1980 e ver sua dedicação em levar uma vida saudável e ativa é, claramente, uma parte importante do homem que eu sou hoje e da profissão que sigo. E a John Cavalier: obrigado por ser um ótimo marido para a minha mãe e um ótimo amigo para mim.

Se há uma coisa que eu aprendi na vida é que existem pessoas inteligentes e existem bons pensadores. Pessoas inteligentes são ótimas para memorizar fatos, mas bons pensadores são ótimos para resolver problemas. Meu pai, Dominic Tumminello, não só me ensinou a sempre ser eu mesmo – um indivíduo de pensamento independente –, mas, também, a ser um bom pensador, para quem, como ele diz, "não existem problemas, apenas soluções". Esta obra trata justamente de encontrar formas de usar princípios comprovados do condicionamento físico para criar soluções de treino seguras e eficazes. Assim, este livro não seria possível se não fosse pela sua inspiração e pelas lições de vida que aprendi com você, pai.

Como preparador físico profissional, devo um enorme agradecimento a Marc Spataro, que não é só alguém que eu amo como a um irmão, mas o homem que eu tive a sorte de ter como sócio em um centro de treinamento particular, o FitNology (em Baltimore, Maryland), por quase 10 anos. Sempre adorei treinar clientes e atletas, e trabalhar com o Marc todos os dias tornou isso ainda melhor, porque eu posso passar mais tempo com um dos meus melhores amigos. Este livro certamente não seria possível se não fosse pelo Marc, porque todas as técnicas e aplicações apresentadas aqui foram desenvolvidas e refinadas na academia que tínhamos juntos.

Um forte aperto de mão e um grande abraço para todos os meus amigos e colegas que se dispuseram a compartilhar conhecimento e experiências comigo, que continuam me ajudando a ser um preparador e professor melhor, e por fazerem grandes contribuições para a melhora da área de *fitness*: Bret Contreras, Brad Schoenfeld, Bob Esquerre, Jim Kielbaso, Mike T. Nelson, Jonathan Ross, Jonathan Fass, Alan Aragon, Leigh Peele, Mark Comerford, Bob e Ron Rossetti da North East Seminars, Shawn Myska, Rob Taylor, Vince McConnell, Mark Young, Bill Sonnemaker, Cassandra Forsythe, Jose Antonio, Roger Lawson, Mike Reinold, Eric Cressey, Tony Gentilcore, Ben Bruno, Dan Blewett, Yudi Kerbel, Dave Parise, Stephen Holt, Marie Spano, Jermey Shore, Mark McKean, Charles Staley, Ilene Bergelson, David Jack, Jon Erik Kawamoto, Luka Hocevar, Jonathan Goodman e Claudia Micco.

Também devo um grande agradecimento aos meus grandes amigos e clientes de longa data, com quem pude passar um bom tempo enquanto estive em Baltimore: Mark Simon, Barbie Horneffer, Katie Horneffer, Sheila Fisher, Rufus Williams e Sheila Williams, Mary Hackney e Hap Hackney, Betsy Gorman (*in memoriam*), Moira Howen, Jeep Cochran, Maggy e Walter Brewster, Jen Watson, Kathryn Sweren, Alli Oliver, Henry Smith, Scott Anderson, Craig Rubenstein, John Rallo e o resto da equipe Ground Control, Binky Jones, Rick Desper, Elen e Charlie Rizzuto, Quinn Sypniewski, Kate Grevey Blankenship e Daniel Blankenship, Lindsay Janeway, Andrea e Larry Knight, Ken Wolf, Constance White, Lacey Morley, Annie Jenkins, Benji e Tim Jenkins, Morgan Johnson, Yoni Ronsenblatt, Gary Stastny, Nick Christo, Joy Blitz, Yudi Kerbel, Ellie Cox, Teri Rexroad Bickford, e Lisa Julio. Muitos dos nomes nesta lista foram importantes para este livro porque muitos dos conceitos, técnicas e programas de treinamento apresentados aqui foram, antes de tudo, desenvolvidos e utilizados por essas pessoas.

Como autor de livros de *fitness*, não poderia deixar de agradecer à família Human Kinetics – em especial, Justin Klug, Laura Pulliam e Neil Bernsten –, por me permitir a oportunidade de compartilhar uma parte de mim e dos conceitos e técnicas de treinamento da Performance University com o mundo do *fitness* ao longo deste livro. É realmente uma honra trabalhar com vocês e tirar esse projeto do papel.

Tive o privilégio de escrever artigos para muitas grandes revistas e *sites* sobre *fitness*. Esses artigos, a experiência e o reconhecimento que ganhei, nada disso teria sido possível se não fossem Sean Hyson, T. C. Luoma, Lou Schuler, Bryan Krahn, Michal Kapral, Nate Green, Andrew Heffernan, Jen Sinkler, David Barr, Jim Casey, Alexander Zakrzewski, Jebadiah Roberts, Jerry Kindela, Andy Haley, Rachel Crocker, Jeff O'Connel, Nick Collias, Lisa Steuer, Lindsay Vastola, Adam Bornstein, Michael Easter, Greg Presto, Jessica Smith Gomez, Nick Bromberg, Erin McGee e Sarah Masi.

Como educador de *fitness*, mando um alô para Benji Jenkins, por me ajudar a criar meus primeiros dez projetos de DVD, para Rio Santana, por me ajudar a organizar os projetos seguintes, e para Dane Davenport, que fez um ótimo trabalho me ajudando a desenvolver continuamente o *site* da Performance University (www.performanceu.net).

Também devo muito a todas as organizações e indivíduos profissionais de *fitness* que me deram a honra de apresentá-los em conferências, eventos e centros de *fitness* da China até a Islândia e em todo os Estados Unidos. Um agradecimento especial vai para as equipes da IDEA e da NSCA, e para Mike Bates e Nick Bromberg.

Por último, mas, certamente, não menos importante, minha gratidão a Peter Bognanno e a todos da Reebok, a Matt Paulson e Hylete, e a Bert Sorin, Richard Sorin e a todos da família Sorinex Equipment, que me apoiaram ao longo dos anos e forneceram os melhores equipamentos e roupas de *fitness* do planeta.

Apresentação

A maioria dos livros sobre perda de gordura são livros de dieta. E a maioria dos livros de dieta são baseados em tendências do momento que vão e vêm, como no mundo da moda. Este livro, porém, não se baseia em tendências nem em promessas milagrosas – ele tem base em princípios de treinamento cientificamente comprovados, estratégias de nutrição sensatas e realistas, persistência e trabalho duro.

Isso mesmo: perder gordura exige trabalho duro e persistência, a qual, por sua vez, envolve não só a frequência com que você se exercita, mas, também, suas escolhas ao se alimentar. Assim, embora o que você coma seja vital para perda de gordura, não precisa de um livro inteiro para lhe dizer o que comer, nem de dietas irreais e restritivas. É por isso que este livro dedica um capítulo completo à nutrição – isso é tudo de que você precisa – ao passo que os demais capítulos focam em exercícios para perda de gordura. Mais especificamente, ele explica como usar os três Cs do treino metabólico – circuitos, combinações e complexos – para acelerar o seu metabolismo e maximizar a perda de gordura, mantendo e, até mesmo, desenvolvendo a musculatura. Basicamente, este livro traz um guia realista e fácil de seguir, para garantir que o seu esforço seja o mais inteligente, seguro, eficiente e eficaz possível.

Embora a maneira simples como a informação é apresentada seja de grande ajuda para os iniciantes, os praticantes avançados e os profissionais de *fitness* certamente irão perceber a eficácia ou os princípios de treinamento que o livro oferece, e se empolgar com novas ideias e estratégias organizacionais para o treino de perda de gordura. Seja você um iniciante buscando um guia passo a passo para perder gordura ou um profissional de *fitness* experiente buscando novos exercícios para diferenciar seu treino, este livro traz tudo de que você precisa!

Esta obra está organizada de forma que cada capítulo possa ser usado como um material independente, com conceitos e técnicas de treinamento para consulta. No Capítulo 1, *Benefícios da perda de gordura*, eu apresento uma série de motivos para perder gordura que vão além da boa aparência. Claro, é ótimo melhorar sua aparência, mas existem vários motivos de saúde e de desempenho para perder gordura.

No Capítulo 2, *Musculação e perda de gordura*, eu discuto os três Cs do treino metabólico – circuitos, combinações e complexos –, que são a base dos programas de exercícios neste livro, descrevendo por que eles são métodos eficazes de perda de gordura. No Capítulo 3, *Nutrição para perda de gordura*, vou contar tudo o que você precisa saber sobre como comer de maneira simples, sensata e realista para continuar saudável e acelerar seu metabolismo, para maximizar a perda de gordura e manter os músculos.

No Capítulo 4, *Circuitos*, eu abordo o que é um circuito de treino metabólico, como usar os vários tipos de circuitos de perda de peso, e como realizar inúmeros exercícios utilizando barras, halteres, *kettlebells*, cordas e aparelhos. No Capítulo 5, *Combinações*, falo sobre combinações de treino metabólico e descrevo diversas aplicações de combinações de exercícios usando barras, halteres e *kettlebells*. No Capítulo 6, *Complexos*, exploro complexos de treino metabólico e abordo várias sequências de exercícios complexos usando barras, halteres, *kettlebells* e anilhas. No Capítulo 7, *Treino com peso corporal*, eu mostro de que maneira o treino com peso corporal pode ser usado para perda de gordura, apresentando uma variedade de exercícios, combinações e complexos de peso corporal.

No Capítulo 8, *Aquecimento e volta à calma para perda de gordura*, você pode ver uma variedade de sequências de aquecimento e automassagem que pode usar para abrir e encerrar seus treinos, deixando-os bem completos. No Capítulo 9, *Programas de treinamento para perda de gordura*, ofereço programas de treinamento para os níveis iniciante e intermediário, com peso corporal ou equipamentos de academia, para desenvolver a base de seu treino. Após desenvolver a base de seu treino, ou se você for um praticante avançado, eu também ofereço seis meses de treinos metabólicos que integram uma variedade de circuitos, complexos e combinações organizados em planos de treinamento completos. Além disso, eu lhe mostro como usar o programa de treinamento *Fat-Loss Five*. Por fim, no Capítulo 10, *Treino para perda de gordura para a vida toda*, falo sobre descanso e recuperação, opções de *cross-training* e as regras gerais de segurança nos treinos e na seleção de exercícios para garantir que você continue alcançando os melhores resultados por um bom tempo.

Agora que já sabe o que esperar, vamos pôr a mão na massa!

Músculos

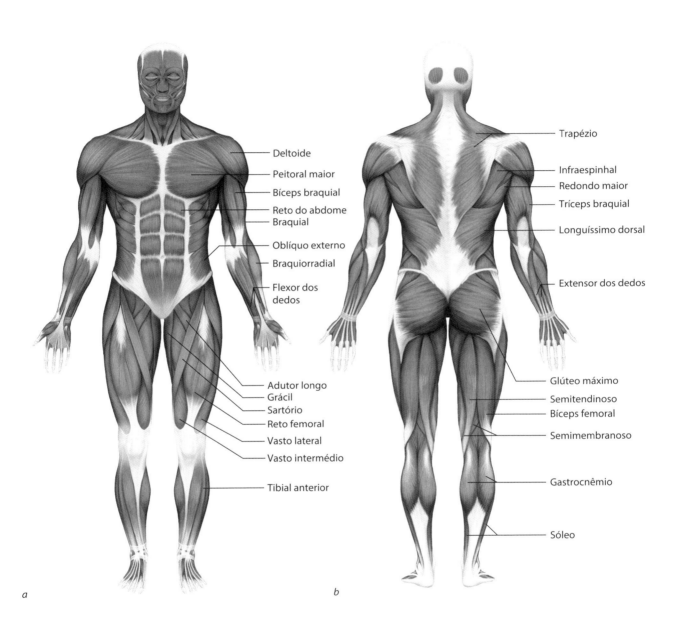

a b

Sumário

1 Benefícios da perda de gordura **15**

2 Musculação e perda de gordura **19**

3 Nutrição para perda de gordura **29**

4 Circuitos **39**

5 Combinações **83**

6 Complexos **125**

7 Treino com peso corporal **187**

8 Aquecimento e volta à calma para perda de gordura **239**

9 Programas de treinamento para perda de gordura **255**

10 Treino para perda de gordura para a vida toda **287**

Referências   293

Sobre o autor   295

capítulo

1

Benefícios da perda de gordura

A perda de gordura quase sempre é associada à aparência – basta olhar para revistas, livros e comerciais de TV para comprovar. Isso não é nenhuma surpresa, já que um corpo magro e atlético é algo que quase todo mundo quer. Um corpo desses nos faz parecer mais bonitos com e sem roupas. Mas e a melhora na saúde e o aumento no desempenho que vêm com a perda de peso e o corpo atlético? Neste capítulo, vou compartilhar os inúmeros benefícios à saúde e ao desempenho que um plano de perda de gordura como o que é apresentado neste livro pode oferecer a atletas, amadores e entusiastas do exercício físico.

MELHOR DESEMPENHO NOS ESPORTES

Dois dos principais critérios de desempenho para atletas são o quão rápido você pode correr e o quão alto pode saltar. Por isso, grande parte dos treinadores e caça-talentos usam algum tipo de teste de salto e teste de velocidade para esportes como basquete e futebol. É claro que a maioria de nós não ganha a vida praticando um esporte, mas gostamos, sim, de jogar com nossos amigos e familiares. Além disso, é bom saber que você consegue mover seu corpo da maneira que desejar para realizar a atividade que quiser.

Um plano eficaz de perda de gordura pode ajudá-lo a correr mais rápido e saltar mais alto! Imagine que você colocou uma mochila carregada com 10 quilos de pedras e correu 40 metros o mais rápido que podia. Depois, tirou a mochila e correu os 40 metros de novo. Você acha que correu mais rápido com ou sem a mochila? É claro que foi mais rápido sem a mochila para lhe segurar, porque ela é apenas mais peso que precisa transportar. Isso também acontece nos saltos. Obviamente, você conseguiria saltar muito mais alto sem o peso adicional da mochila. Essa mochila imaginária representa as limitações de desempenho reais acarretadas por carregar 2, 5 ou 10 quilos a mais em seu corpo. Em outras palavras, quando você perde 2, 5, 10 ou mais quilos de gordura corporal, é como tirar uma mochila pesada. Ao perder gordura, você, automaticamente, torna-se mais atlético (corre mais rápido e salta mais alto). Então, se deseja melhorar seu desempenho nos esportes, independentemente de ser um praticante amador ou um atleta de elite, um programa eficaz de perda de gordura, como o deste livro, pode ser a vantagem de que precisa para desempenhar melhor que seus competidores.

MAIS FORÇA

Já expliquei como perder gordura pode melhorar sua agilidade (por exemplo, no desempenho atlético). Agora, vamos falar sobre como isso também pode melhorar seus músculos.

Um dos aspectos mais importantes da força física é a comumente chamada *força relativa*, que é a sua força em relação ao seu peso corporal. Por exemplo, a pessoa que consegue realizar mais repetições na barra fixa tem níveis superiores de força relativa, porque ela consegue fazer mais repetições levantando o peso do seu próprio corpo do que outras pessoas.

Ao realizar exercícios de musculação como flexões, puxadas, agachamentos, afundos e subidas no banco, você não está levantando apenas as eventuais anilhas, mas, também, o peso do seu próprio corpo. Quanto mais peso corporal adicional (ou seja, gordura corporal) você carregar, mais vai se sentir fraco e menos exercícios irá completar. Vamos voltar à nossa analogia da mochila pesada. Coloque essa mochila e tente fazer agachamentos, flexões, afundos e puxadas. Você vai fazer muito menos repetições com a mochila nos ombros do que sem ela. Outro exemplo é o fato de que algumas pessoas não conseguem fazer nem uma única puxada, porque não conseguem dominar o peso do seu próprio corpo. As opções de treinamento para essas pessoas na academia ficam mais limitadas, o que pode deixar os treinos menos interessantes e menos eficazes. Resumindo, quanto menos peso corporal em excesso você carregar, com mais peso e mais repetições vai conseguir trabalhar na academia para continuar criando massa muscular e aumentar sua força.

MELHOR CONDICIONAMENTO CARDIORRESPIRATÓRIO

Quilos a mais não vão simplesmente atrasar o seu desempenho nos esportes e na academia, eles também podem comprometer sua capacidade de jogar um jogo até o final ou de fazer uma longa trilha com seus amigos e sua família. O condicionamento cardiorrespiratório também é conhecido como *capacidade de trabalho*, que é a capacidade de continuar se movendo antes de cansar. Não importa se você está praticando um esporte ou fazendo uma trilha, precisa ter energia para ir até o fim. É bastante óbvio que você vai se cansar e desistir logo se estiver carregando o peso a mais da gordura corporal e gastando energia.

MAIS ENERGIA

Vivemos em um mundo onde estamos cercados por bebidas energéticas, e a maioria delas vende muito bem. Não é o objetivo deste livro entrar nos prós e contras de suplementos específicos, como bebidas energéticas, mas posso lhe dizer que temos uma quantidade limitada de energia para gastar antes de ficarmos cansados.

Como já discutimos, carregar mais gordura corporal faz você se esforçar mais tanto nos esportes quanto na vida. Portanto, quanto mais gordura corporal extra você tem, mais rápido vai se cansar e sentir a necessidade de dar um gás na energia. Carregar essa mochila pesada pelo escritório ou pela casa vai deixar você tão cansado quanto se estivesse na quadra ou na academia. Seguir um plano de perda de gordura vai lhe ajudar a usar energia de forma mais eficiente. Isso vai fazer você não só se sentir melhor ao longo do dia, mas, também, economizar dinheiro por não ter mais que comprar aquelas bebidas energéticas caras para conseguir chegar até o fim do dia.

ARTICULAÇÕES MAIS SAUDÁVEIS

Perder gordura pode minimizar o risco de colocar uma tensão desnecessária nas suas articulações. Veja bem, articulações são avasculares, o que significa que elas exigem movimentos regulares (compressão e tração) para obter nutrientes e deixar que substâncias sejam eliminadas dos nossos corpos. Em outras palavras, nossos corpos respondem ao estresse, e exercícios e um estilo de vida ativo podem nos ajudar a manter nossas articulações saudáveis, dando a elas o movimento de que elas precisam. Porém, se você estiver carregando alguns quilos a mais, pode não se sentir tão confortável com atividades físicas, o que pode levar a um estilo de vida mais sedentário, em que você se movimenta muito menos do que as suas articulações precisam para serem saudáveis. Além disso, tensão demais nas articulações pode causar lesões e torná-las menos saudáveis. Considerando o *design* e a função das nossas articulações, fica claro que carregar excesso de gordura corporal pode transformar uma atividade que normalmente seria saudável em uma que sobrecarrega as articulações e as deixa suscetíveis a um risco mais elevado de lesões.

Ademais, carregar essa gordura corporal adicional pode aumentar o risco de desenvolver osteoporose[1] e doenças articulares.[2]

PESO ADEQUADO

Hoje em dia, não é preciso ser cardiologista para saber que carregar gordura corporal em excesso (ou seja, estar acima do peso) pode sobrecarregar seu coração e lhe trazer um maior risco de desenvolver problemas de saúde, como diabetes, pressão alta, colesterol alto e ataque cardíaco. Manter um peso saudável seguindo as estratégias de nutrição e os programas de treinamento apresentados neste livro pode, é claro, levar a um coração mais saudável, pressão normal, colesterol baixo e menor risco de ataque cardíaco.

Em outras palavras, perder o excesso de gordura resulta em um corpo não só bonito por fora, mas, também, saudável por dentro. É claro, alguns fatores genéticos têm um papel importante em problemas cardíacos,[3] mas isso não significa que não devemos fazer tudo o que podemos para minimizar esse risco.

MENOS ESTRESSE

Convenhamos: todo mundo quer ser atraente, e não há nada de errado com isso. Já temos tantas preocupações na vida, desde lidar com as finanças até administrar o tempo, que a preocupação com a aparência pode ser um estresse a mais.

A boa notícia é que, além de as estratégias de treinamento e nutrição deste livro lhe ajudarem a ficar mais atraente e a se sentir mais confiante, elas também podem ajudar a reduzir o estresse de mais duas maneiras. Como primeiro benefício, a obra traz um sistema fácil de usar e de seguir, baseado em uma alimentação sensata e em princípios de condicionamento físico, e não em modas passageiras. Assim, você não precisa se preocupar com a confusão causada por informações conflitantes e tendências de *fitness* e dietas que mudam constantemente. Este livro mostra o caminho simples, sensato e cientificamente comprovado que você está procurando. Só precisa fazer o trabalho duro, o que nos leva ao segundo benefício: as estratégias de treinamento deste livro podem ajudar a reduzir o estresse, porque exercícios são uma ótima maneira de aliviar o estresse. Como você vai ver ao longo dos próximos capítulos, este livro traz exercícios e treinos mais do que suficientes para mantê-lo interessado.

MENOS ANSIEDADE E DEPRESSÃO

Estudos que datam de 1981 já concluíram que exercícios regulares não só melhoram o humor de pessoas com depressão leve a moderada, como também têm um papel secundário no tratamento de depressão severa. Outras pesquisas descobriram, inclusive, que os efeitos do exercício duravam mais que os dos antidepressivos.[4]

Quanto à ansiedade, pesquisas mostraram que exercícios físicos reduzem a ansiedade em seres humanos, causando alterações no cérebro das pessoas que treinam. Esses indícios sugerem que pessoas ativas podem ser menos suscetíveis a certos aspectos indesejáveis do estresse e da ansiedade do que pessoas sedentárias.[5]

MELHOR QUALIDADE DO SONO

É dormindo que nosso corpo descansa e se recupera. E, além de elevar o humor e reduzir o estresse, pesquisas comprovam os benefícios do exercício para os padrões de sono,[6] podendo ajudá-lo a ficar mais alerta durante o dia e, também, promover um sono melhor à noite. Se você pratica exercícios regularmente, em especial, seguindo os programas deste livro, seu corpo vai precisar descansar e se recuperar e, desse modo, é mais provável que seu sono melhore.

Agora você viu que o valor de um bom programa de perda de gordura vai muito além de ajudá-lo a ficar bem na roupa de banho. É uma das coisas mais valiosas que você pode fazer para melhorar a forma como se move na vida, na academia e nos esportes, e para sentir-se saudável e reduzir o risco de desenvolver problemas nas articulações.

capítulo 2

Musculação e perda de gordura

A saúde e o preparo físico podem ser vistos sob três aspectos: o mental, o físico e o químico. Para que qualquer programa de preparo físico seja completado com sucesso, especialmente um que seja voltado para perda de gordura, é preciso que ele seja complementado por uma boa nutrição (o aspecto químico), e que seja algo empolgante e faça você querer continuar (o aspecto mental), porque nenhum programa vai funcionar sem persistência, não importa o quão bom ele seja.

Músculo: tecido metabolicamente ativo

Músculos são tecidos metabolicamente ativos. Em outras palavras, os músculos são o local no seu corpo em que a gordura corporal armazenada é metabolizada (ou seja, usada como energia). Mais massa muscular exige mais energia, então, quanto mais massa muscular você tiver, mais calorias e gordura vai queimar em um período de 24 horas, inclusive enquanto dorme! Embora o número exato de calorias utilizadas para 1 quilo de massa muscular seja controverso (entre 60 e 100 calorias), podemos calcular por baixo: 60 calorias utilizadas para cada quilo de massa muscular. Isso significa que adicionar apenas 2,5 quilos de massa magra resultaria em perder meio quilo de gordura por mês – sem mudar nada em sua dieta. E um ganho de 5 quilos de massa muscular efetivamente dobraria o efeito metabólico.[1] Embora um ganho de 5 quilos de massa muscular pareça muita coisa para algumas pessoas, na verdade, é uma quantidade básica se distribuída por todo o corpo.

Trocando em miúdos, humanos são como carros. Se você colocar um motor maior (adicionar massa muscular), ele vai utilizar mais combustível (calorias) enquanto o carro anda (você se movimenta) do que utilizaria antes. Você quer ser o oposto do seu carro, no sentido de que quer um gasto de combustível *ineficiente*, porque quanto mais combustível você utilizar para realizar qualquer atividade, melhor!

Por isso, fazer musculação e manter a massa muscular com estratégias de treinamento e alimentação adequadas é essencial para perda de gordura.

Este capítulo aborda os aspectos físico e mental. Vamos discutir não só por que os conceitos e as técnicas de treinamento descritos neste livro podem melhorar sua aparência física e sua capacidade funcional, mas, também, por que eles são mais empolgantes do que muitos métodos tradicionais (como treinamentos aeróbios e de fisiculturismo) e, portanto, podem ser exatamente o que você precisa para ficar mentalmente engajado e ansioso para cada treino.

Em resumo, você está prestes a descobrir por que os conceitos de treinamento e exercícios de *Musculação para perda de gordura* são seguros, supereficazes e pensados para serem interessantes e fazerem você querer continuar!

GANHO DE MASSA MUSCULAR COM A MUSCULAÇÃO

Agora que você entendeu por que precisa de músculos para queimar gordura de forma eficaz, deve estar se perguntando "Como ganho massa muscular?" e "Como eu continuo ganhando massa muscular enquanto perco gordura?". Não é segredo nenhum que o método mais eficaz para ganhar massa muscular é a musculação. Porém, até mesmo profissionais parecem interpretar mal os esquemas de séries e repetições que, de acordo com pesquisas, funcionam melhor para aumentar a massa muscular (hipertrofia). Muitas vezes, você vai ouvir pessoas na academia dando conselhos como "Faça repetições mais curtas para ficar bombado e repetições mais longas para ficar definido". Infelizmente, esse conselho bastante comum é falso. Veja por quê.

Primeiro, ficar "definido" ou "tonificado" significa, simplesmente, que você é magro, o que vem da perda de gordura. Segundo, a maioria dos homens parece confortável em treinar para ganhar pelo menos *um pouco* de massa muscular, mas muitas mulheres infelizmente pensam que vão ficar "enormes". Isso é bobagem, uma vez que as mulheres têm muito menos testosterona do que os homens. Então, permitam-me falar diretamente com as mulheres por um momento.

Quando você fala em "tonificar", "melhorar" ou "definir" certas áreas do corpo, na verdade, está falando de músculos. Trocando em miúdos, os músculos criam a forma do seu corpo, por isso, mais massa muscular é igual a músculos mais tonificados. Você não consegue construir *nada* mais durinho ou torneado sem construir massa muscular.

E, mulheres: para construir essa massa muscular, é necessário estimular o tecido muscular, e halteres pequenos simplesmente não são a ferramenta certa para fazer o serviço. Em vez disso, as mulheres geralmente se beneficiam do tipo de levantamento mais pesado que estão mais acostumadas a verem os homens fazendo. Sem contar que, como eu disse antes: o músculo é um tecido metabolicamente ativo, o que significa que ele utiliza gordura. Ou seja, mais massa muscular é igual a um metabolismo mais rápido!

Terceiro, seus músculos não ficam mais magros com nenhum tipo de esquema de repetição, porque eles só se desenvolvem de uma única forma: ou eles ficam maiores e mais fortes (hipertrofia) com a musculação, ou ficam menores e mais fracos (hipotrofia) com a falta de atividade. Ou ficam na mesma. Em outras palavras, seus músculos formam o desenho do seu corpo, e ser magro (ter baixa gordura corporal) simplesmente permite que você mostre mais esse desenho.

Desenvolvendo sua base muscular: a fundação para o sucesso

Construir massa muscular é como construir uma casa: é preciso começar pela fundação. Para que os conceitos e os exercícios de musculação neste livro tenham a máxima eficácia e segurança, primeiramente, você precisa ter algum treinamento básico em musculação. Um bom treinamento de base é a fundação sobre a qual você vai se construir, e, quanto melhor a fundação, melhor a construção. Você não calçaria os sapatos antes de calçar as meias. Então, siga o processo correto – sem pular direto para a parte divertida –, e terá o melhor resultado possível. Passar de 3 a 5 semanas desenvolvendo uma base na musculação tem uma série de benefícios:

- Fortalece seus músculos, articulações, ligamentos, tendões, ossos etc.
- Ajuda a deixá-lo familiarizado com exercícios básicos de musculação, usando a melhor maneira de prevenir lesões relacionadas ao treinamento.
- Melhora sua consciência corporal e a capacidade do seu cérebro de utilizar melhor seus músculos. Isso é conhecido como aumento na coordenação neuromuscular.
- Aumenta seu metabolismo adicionando massa muscular. (Lembre-se: músculos são tecidos metabolicamente ativos, e mais massa muscular significa que você utiliza mais energia tanto durante o treino quanto durante o sono).

O Capítulo 9, *Programas de treinamento para perda de gordura*, traz um plano de treinamento para desenvolver sua base, se você ainda não tiver uma. A menos que já esteja praticando musculação algumas vezes por semana, use o plano de treinamento básico antes de começar o resto dos treinos metabólicos, também inclusos no Capítulo 9.

Ajustando séries e repetições para ganhar massa muscular

Uma das chaves para construir massa muscular – desenvolver sua base – é criar o estímulo para obter um crescimento muscular com as séries e repetições que você usa. Diferentes esquemas de séries e repetições trazem diferentes respostas fisiológicas e neurológicas. A seguir, uma visão geral do estímulo causado por cada esquema de repetições.

Uma a seis repetições

Uma série com 1 a 6 repetições é ótima para aumentar a *força* muscular (ou seja, produção de força) usando fatores primariamente neurológicos, como o recrutamento de unidades motoras. Além disso, essa faixa de repetição é um bom meio-termo para melhorar a força e o tamanho dos músculos. Essas faixas de repetição ajudam o corpo a utilizar mais massa muscular sempre que você utiliza seus músculos para levantar peso ou dar o melhor de si em um esporte. Se você pensar no seu corpo como um computador, treinar nessa faixa de repetições é como fazer um *upgrade* do *software* para que seu computador rode os programas (no caso, os movimentos) de forma mais rápida e eficiente.

Oito a quinze ou mais repetições

Uma série de 8 a 15 ou mais repetições estimula, sobretudo, o aumento no tamanho dos músculos (hipertrofia) usando mudanças primariamente fisiológicas nos músculos e nos tecidos conectores. Como essa faixa usa mais repetições e menos carga, ela cria mais estresse metabólico, além de um maior bombeamento dos músculos, dois fatores que, comprovadamente, aumentam a área transversal do músculo (ou seja, ajudam a ganhar massa muscular). Assim, são as faixas mais altas acima de 6 repetições (8-15 repetições) que, em geral, são mais eficazes para ajudá-lo a ganhar massa muscular, porque elas causam uma maior resposta fisiológica. Voltando a pensar no seu corpo como um computador, essa faixa de repetições ajuda a dar um *upgrade* no seu *hardware*.

Os dois esquemas de séries e repetições descritos não são mutuamente exclusivos. Misturar os dois esquemas pode ter um efeito positivo – se seus tecidos conjuntivos forem reforçados e seus músculos forem maiores, você poderá levantar mais peso (na faixa de 1-6 repetições), e, se você ficou mais forte e aumentou a capacidade de usar sua força muscular, cada repetição que você faz (na faixa de 8-15 repetições) será mais eficaz do que se você não tivesse essa capacidade neurológica melhorada para treinar seus músculos. Ademais, embora ambas as faixas de repetições possam facilitar mudanças positivas, você certamente pode focar na faixa de repetições que melhor se encaixa no seu objetivo. Além disso, uma faixa de 6-8 repetições pode servir como um bom meio-termo entre as duas faixas para melhorar a força e o tamanho dos músculos.

O QUE É TREINO METABÓLICO?

O tema principal desta obra é o treino de musculação metabólico, que utiliza conceitos inovadores de musculação para acelerar seu metabolismo e ajudá-lo a perder gordura corporal, ao mesmo tempo que constrói e mantém sua massa muscular. Além disso, os programas são pensados para oferecer ótimos exercícios dos quais você vai realmente gostar. Vamos ver *quais* são os conceitos de treino metabólico, *como* eles funcionam, e *por que* eles podem ser mais seguros e eficazes do que outros métodos para perda de gordura.

Este livro usa três conceitos de treino metabólico, que eu chamo de *três Cs* da musculação para perda de gordura:

1. Musculação em circuitos.
2. Musculação em complexos.
3. Musculação em combinações.

Os Capítulos 4 a 6 são dedicados aos três Cs. Nesses capítulos, você vai aprender de que trata cada um desses programas metabólicos e como realizar inúmeros exercícios práticos aplicados, do nível básico ao avançado, usando de tudo, desde barras até halteres, *kettlebells*, *medicine balls*, bolas suíças, elásticos de resistência e cordas. Ademais, o Capítulo 7 aborda técnicas de treino com peso corporal usando os três Cs, e o Capítulo 9 explica a fórmula *Fat-Loss Five* de treinamento em circuito. Com todos os conceitos de treino metabólico apresentados neste livro, você será capaz de aplicar uma grande variedade de técnicas para ajudá-lo a incinerar a gordura e melhorar drasticamente o seu condicionamento físico sem perder massa muscular, não importa o seu nível de condicionamento ou suas limitações de espaço ou de equipamento.

Como funcionam os três Cs

Existem três motivos que explicam como os três Cs do treino metabólico são extremamente eficazes para queimar gordura.

1. Alta intensidade

Esses treinos usam cargas desafiadoras, ou cargas leves com movimentos rápidos, e ambos exigem que você faça um grande esforço a cada movimento. Quanto maior a intensidade, maior o impacto metabólico![2]

2. Envolvimento do corpo inteiro

Cada um dos três Cs do treino metabólico usa o corpo inteiro: membros superiores e membros inferiores, músculos do tronco. E, como foi mencionado, músculos são tecidos metabolicamente ativos, então, quanto mais músculos você trabalhar, mais calorias serão utilizadas. Quanto mais calorias queimar, mais produtivos serão seus treinos – e mais rápida será a sua perda de gordura.

3. Esforço repetitivo estendido

Pesquisas comprovaram que existe uma relação direta entre a duração do exercício e o Consumo Excessivo de Oxigênio Pós-Exercício (EPOC – *Excess Post-Exercise Oxygen Consumption*, na sigla em inglês), que é o número de calorias gastas (acima do valor em repouso) depois de uma sessão de exercícios.[3] Os programas de treino metabólico deste livro exigem mais tempo para serem completados do que um treino tradicional de musculação. Assim, além de exigirem que você realize um esforço de alta intensidade com o corpo inteiro, eles ainda estabelecem sessões mais longas.

É muito bom usar treinos cientificamente comprovados que foram avaliados por meio de estudos, mas não é realista esperar isso de todos os treinos, especialmente quando estamos mudando de treino de tempos em tempos para deixar as coisas novas e interessantes.

Estratégias de treino específicas não precisam ser cientificamente provadas, desde que sejam cientificamente fundamentadas, o que significa que elas precisam se basear nos princípios gerais que repetidamente mostraram trazer os resultados que você busca. Nesse caso, os três princípios descritos neste capítulo não só fazem sentido cientificamente, mas, também, são senso comum. Em outras palavras, você não precisa ser um gênio da Educação Física para ver como a combinação desses três fatores vai queimar muitas calorias e ser extremamente eficaz para perder gordura e ganhar massa muscular, algo que uma caminhada matinal na esteira simplesmente não consegue alcançar.

Ademais, você vai descobrir que os programas de treinamento apresentados no Capítulo 9 não usam apenas um dos três Cs para todo o treino. Em vez disso, cada programa traz uma mistura completa dos três, para garantir que cada treino seja mais diversificado e eficaz. Isso porque, embora sejam fundamentados nos mesmos princípios de treino metabólico, cada um dos três Cs oferece benefícios únicos, e é mais provável que os melhores resultados sejam obtidos usando todos os três Cs do que apenas um.

Os três Cs *versus* métodos tradicionais de exercícios

Não podemos falar de novos métodos para perda de gordura, como os três Cs, sem abordar os métodos tradicionais, como o treino aeróbio, que é normalmente visto como o treino ideal para perder gordura corporal. A primeira coisa que vamos fazer nesta seção é dizer a verdade nua e crua sobre o treino aeróbio, desbancando alguns mitos comuns e desinformados sobre exercícios. Depois, apresentarei um raciocínio sólido e lógico sobre por que os conceitos de treino metabólico neste livro são uma opção mais segura, mais agradável e mais eficaz de treinamento para construir o corpo magro e musculoso que você deseja.

A intensidade do treino é mais importante do que a duração

Como foi mencionado, a duração do treino está fortemente ligada a maiores efeitos metabólicos. Porém, fazer exercícios mais longos nem sempre significa que você terá melhores resultados. Na verdade, é provável que só consiga se exercitar por mais tempo porque a intensidade geral do seu exercício é mais baixa. Mesmo em esportes de resistência, como o triatlo e a maratona, não se trata de quem consegue durar mais, mas, sim, de quem consegue terminar a prova antes. Em outras palavras, trata-se de quem tem a maior resistência. Com essa realidade em mente, você deve progredir no seu treino tentando realizar os exercícios cada vez *melhor*, e não por mais tempo só para durar mais.

Quando você adiciona séries ou repetições aos seus treinos, eles vão ficar mais longos, e não tem problema. Contudo, não pode continuar apenas alongando o treino. Você também pode progredir (tornar seus treinos mais desafiadores), tentando completar o mesmo treino em menos tempo, o que aumenta sua intensidade. Ou pode tentar fazer mais (mais séries e repetições ou mais peso levantado em um determinado treino) no mesmo período de tempo do que no treino anterior, o que também aumenta a intensidade. Como vimos, não há nada de errado em aumentar suas repetições e malhar por mais tempo do que antes, mas se basear apenas nesse método para progredir não é realista, e pode levar a lesões por esforço repetitivo.

Lembre-se: você só tem algumas horas por dia para malhar. O objetivo é fazer exercícios da melhor qualidade possível nesse período de tempo para maximizar seus resultados.

Embora qualquer tipo de atividade física traga benefícios à saúde, os benefícios do treino aeróbio estacionário em termos de perda de gordura (sem perda de massa muscular) muitas vezes são mal compreendidos e supervalorizados. Em especial, porque pesquisas mostraram que a atividade aeróbia é a melhor modalidade de exercícios – dentro de um treinamento de resistência – para reduzir a gordura corporal mais rapidamente.[4] Esses resultados são apenas metade do quebra-cabeça do treinamento, porque você não quer só um corpo "magro", mas, quer, também, um corpo magro, forte e atlético. E, para alcançar o "forte e atlético", precisa do treinamento de força, que é o motivo pelo qual os pesquisadores desses tipos de estudos também costumam afirmar que um programa que inclua treinamento de força é necessário para aumentar a massa magra.

Para entender por que frases comuns como "se quiser queimar gordura, faça exercícios aeróbios" não estão tão corretas assim, primeiro, você precisa ter um entendimento claro do que o treino aeróbio estático é e o que ele não é. Uma vez que entender o que ele é, poderá entender melhor o que ele faz e o que não faz por você.

O termo *aeróbio* significa "com oxigênio", e *anaeróbio* significa "sem oxigênio".

- Treino cardiorrespiratório = treino aeróbio.
- Treino de musculação metabólico = treino anaeróbio.

A principal diferença entre o treino aeróbio e o anaeróbio é a intensidade. Vejamos um exemplo real para ilustrar esse conceito: digamos que você e um amigo estão correndo juntos. Enquanto correm, estão conversando. Se você consegue falar normalmente sem ofegar entre as palavras, está em um estado aeróbio. Contudo, se vocês decidirem apertar o passo e correr mais rápido ou dar um *sprint*, ainda vão conseguir conversar, mas não vão conseguir dizer frases completas sem tomar fôlego, o que significa que estarão em um estado anaeróbio. Esse exemplo é chamado de *teste da conversa*. É um método simples, porém, válido para avaliar se você está em um estado aeróbio ou anaeróbio.

Quando está em um estado *anaeróbio*, seu corpo utiliza exclusivamente glicogênio, que é no que o carboidrato se transforma depois de ser consumido. O glicogênio é sintetizado e armazenado principalmente no fígado e nos músculos. É a fonte de energia preferida do seu corpo. No entanto, quando você está em um estado *aeróbio*, seu corpo tem muitas opções disponíveis para usar como energia, incluindo a energia do glicogênio, da gordura e do tecido muscular.

Todas essas informações nos trazem de volta à questão: o treino aeróbio (isto é, estacionário) usa energia exclusivamente da gordura? A resposta é não! Claro, o treino aeróbio pode queimar gordura, mas, provavelmente, usará sua fonte de energia preferida: o glicogênio. Ele pode utilizar tecido muscular também, e é por isso que os atletas de resistência têm pouca massa muscular. Agora, pensando na parte fisiológica, é fácil ver como treinos aeróbios queimam mais calorias em geral do que treinos de força. Mas o fato é que, mesmo assim, isso não significa que aeróbio seja a resposta para perda de gordura em longo prazo.

É claro, se você busca perder gordura rapidamente, eu certamente diria que fazer alguns treinos aeróbios de 20 a 30 minutos na semana é uma boa ideia para trazer resultados rápidos. E não é realista pensar que fazer um treino aeróbio durante 4 a 6 semanas vai transformar você em um atleta de resistência magricelo com pouca massa muscular, especialmente se você estiver usando esse treino para complementar um programa de exercícios que enfatize conceitos de treinamento de musculação, como os deste livro. Entretanto, isso significa que não é preciso enlouquecer e cair na falsa ideia de que mais exercícios aeróbios significam maior perda de gordura – especialmente com exercícios regulares. Na verdade, mais treino aeróbio (com pouca ou nenhuma musculação), provavelmente levará a menos massa muscular, o que não é uma boa situação em termos de força, de desempenho ou de aparência física.

A musculação é considerada anaeróbia porque é um treino de alta intensidade que utiliza energia exclusivamente do glicogênio. Dito isso, lembre-se do exemplo sobre conversar enquanto corre, que mostra que quanto mais rápido se corre, mais anaeróbio se fica. Bem, o legal do treino anaeróbio é que ele também fornece os benefícios do treino aeróbio.

Pense em uma escada: quanto mais alto você sobe, mais intenso é o exercício. Em outras palavras, os primeiros degraus da escada representam uma atividade aeróbia, ao passo que os degraus mais altos representam uma atividade mais intensa, anaeróbia.

Ao subir a escada, você não consegue chegar aos degraus mais altos (a atividade anaeróbia) se não tiver passado pelos mais baixos (atividade aeróbia). Além disso, quando desce a escada (ou seja, recupera-se), volta para um estado aeróbio. Assim, nos dois extremos dos intervalos de treinamento anaeróbio (as séries do treino metabólico), você também terá o efeito de um treino aeróbio. Mas, se fizer *apenas* o treino aeróbio (ficar nos degraus mais baixos da escada), nunca conseguirá os benefícios metabólicos e de saúde exclusivos oferecidos pelo treino anaeróbio.

O tempo entre estouro anaeróbio como *sprints* ou levantamento de peso cria um efeito aeróbio quando você permite que seu corpo descanse entre as séries. Novamente, atividades de alta intensidade, como os três Cs da musculação, demostraram acelerar o metabolismo durante até 72 horas depois do exercício, graças aos efeitos do EPOC.[5] Treinos aeróbios estáticos (esteiras por exemplo), em contrapartida, demonstraram não chegar nem perto do mesmo efeito EPOC.[6,7]

Cada um dos três Cs da musculação mostrados neste livro pode levar de 60 segundos até vários minutos de atividade de força constante para ser completado. Isso representa vários minutos de esforço de alta intensidade com o corpo inteiro. Essencialmente, com base nos princípios cientificamente provados da perda de gordura, o treino metabólico traz resultados melhores de perda de gordura pelo tempo que você passa treinando, em comparação com métodos tradicionais de treinamento.

POR QUE O TREINO METABÓLICO É TÃO BENÉFICO?

O corpo humano tem a incrível capacidade de adaptar-se às demandas que colocamos sobre ele. Como disse Aristóteles, você é aquilo que faz continuamente. Já falamos sobre como ter um consumo ineficiente de combustível (ao contrário do seu carro) ajuda a queimar gordura mais rápido. O que você acha que está ensinando ao seu corpo quando treina usando muitos treinos longos, lentos e de longa distância? Está ensinando-o a ser mais eficiente em combustível, porque ele sabe que precisa armazenar o máximo de combustível possível para rodar por mais tempo. Em outras palavras, em virtude das propriedades adaptativas do corpo humano, fazer muito treino aeróbio de forma regular por longas distâncias força o seu corpo a se tornar melhor em conservar energia (glicogênio), o que significa que você vai, gradualmente, utilizar cada vez menos energia (calorias e gordura) conforme seu condicionamento aumenta. Isso é ótimo se você está treinando para ser um corredor de longas distâncias, mas é um problema se seu objetivo é maximizar a perda de gordura.

Treino metabólico *versus* treino tradicional

Se você é um atleta buscando melhorar seu *condicionamento*, que é a capacidade de resistir à fadiga durante uma atividade física anaeróbia, os conceitos de treinamento e exercícios desta obra, em especial, os circuitos e os complexos, são exatamente o que precisa para ajudá-lo a ficar à frente da concorrência. Veja bem, os métodos tradicionais de musculação são ótimos para melhorar seu pico de força e poder de potência muscular, mas não são tão bons para melhorar sua *força de resistência*, que é a capacidade de produzir o mesmo nível de força por mais tempo – a duração de uma competição. Em outras palavras, muitos dos métodos com poucas repetições e altas cargas o ajudam a chegar ao seu pico de força em explosões curtas, mas não o preparam para encarar cinco *rounds* ou alcançar a bola antes do seu adversário no final do segundo tempo.

Porém, métodos de treinamento como os complexos e circuitos aqui apresentados ajudam a aumentar sua força de resistência, porque exigem que você realize um maior nível de esforço durante longos períodos, e isso é exatamente do que se trata a força de *resistência*. E o princípio de treinamento nos diz especificamente que as adaptações ao treinamento serão específicas às demandas que o treinamento faz ao corpo.

Treino metabólico *versus* treino aeróbio tradicional

Uma armadilha da falsa crença de que o treino aeróbio é a resposta em longo prazo à perda de gordura são os efeitos colaterais negativos dos dois métodos mais comuns de treino aeróbio: corrida e ciclismo. Ambas essas modalidades de treinamento são formas de exercício eficazes, e são maneiras agradáveis de estar ao ar livre e fazer alguma atividade, mas existem algumas grandes desvantagens para quem as pratica regularmente. Por exemplo, praticar tanto *jogging* quanto corrida (*jogging* é uma corrida mais lenta com passadas mais curtas) pode ser prejudicial para as articulações, pois, a cada passo, ocorre um impacto com uma força de duas a três vezes o peso corporal. A força do impacto resulta de uma redução abrupta da velocidade do pé quando ele se choca contra o chão. E, em uma corrida de 30 minutos, o corredor típico sofrerá cerca de 5.000 impactos. Assim, o acúmulo de todos esses impactos pode causar uma lesão. O impacto e a onda impulsora que segue foram identificados como potenciais fatores de lesões, como fraturas, torções, quebras de cartilagem, dores na lombar e osteoartrite.[8]

Além disso, a maioria de nós passa muito tempo sentado ao longo do dia. No trabalho, normalmente nos sentamos à escrivaninha, e, em casa, ficamos sentados usando o computador ou assistindo à TV. Não é segredo que sentar (ou ser sedentário) não é a melhor atividade para a capacidade funcional (nossa capacidade de movimento e agilidade), mas a atividade física é ótima para nos deixar magros e aumentar nossa força e nosso desempenho. Embora o ciclismo seja uma atividade física, é praticado em uma posição sentada, em que você fica arqueado sobre a bicicleta por longos períodos. Ou seja, você não está simplesmente sentado o dia todo no trabalho ou em casa, mas quando se exercita, está sentado de novo! Além do mais, o ciclismo treina o seu corpo para o ciclismo, mas não faz muito mais para fortalecer seus músculos para as atividades do dia a dia.

Essa informação não está aqui para convencer você a parar de correr ou pedalar, sobretudo se gosta dessas atividades, mas, sim, simplesmente para informar sobre as limitações e riscos que elas trazem. Dito isso, os programas de treinamento deste livro, que usam os três Cs do treino metabólico, fazem um tremendo efeito metabólico sem praticamente nada do impacto que a corrida causa nas articulações. Ademais, os programas de treinamento foram pensados para combater os efeitos negativos de ficar sentado, treinando seus músculos em posturas mais atléticas e movimentos mais dinâmicos.

Se ainda quiser usar atividades aeróbias tradicionais, eu recomendo praticá-las em outro momento do dia, separadamente do treino metabólico. Por exemplo: você pode fazer um tipo de exercício pela manhã e outro à tarde. Essa estratégia é especialmente útil se você está usando um treino aeróbio temporariamente para perder gordura de forma rápida ou como atividade de lazer. Se não consegue treinar duas vezes no mesmo dia, ou prefere fazer tudo em um único treino, pode adicionar o exercício aeróbio ao final do seu treino de musculação, porque a atividade aeróbia é menos intensa e complexa do que o treino metabólico. Mas não faça o exercício aeróbio primeiro, porque começar um treino de musculação intenso em um estado de semifadiga vai interferir no seu desempenho.

Os conceitos de treino metabólico que você vai conhecer nos próximos capítulos são mais seguros e eficazes do que o treino aeróbio tradicional. Além disso, eles são mais interessantes e menos monótonos do que fazer a mesma atividade no mesmo ritmo por um longo período de tempo.

Como foi mencionado no início deste capítulo, qualquer programa de condicionamento físico, para ter sucesso, deve ser complementado com uma boa alimentação. Como você sabe, quanto maior a qualidade do combustível com que você abastece seu carro, mais saudável ele será e melhor será seu desempenho. Infelizmente, as dietas da moda e os planos de dietas complexos e restritivos com que somos constantemente bombardeados deixaram muitas pessoas frustradas e confusas com relação a um processo que não deve ser muito mais complicado do que abastecer seu carro com combustível de qualidade.

capítulo

3

Nutrição para perda de gordura

Convenhamos: o que você come e como você come pode ser o fator decisivo do seu programa, não importa o quanto ele seja bom. Como dizem, você pode até ficar em forma, mas os treinos nunca vão compensar uma dieta pobre quando se trata de perda de gordura (ou seja, melhorar sua aparência física). Neste capítulo, vou compartilhar algumas estratégias de nutrição fáceis de falar e de fazer para garantir que cada refeição ajude a acelerar seu metabolismo, queimar gordura, construir massa muscular de forma mais eficaz e melhorar sua saúde em geral.

Conhecimento é poder. E aplicar o que você sabe é usar poder! Não quero que você siga os conselhos deste livro só porque o Treinador Nick mandou. Quero ajudá-lo a ser um consumidor bem informado. O objetivo deste capítulo é dar poder a você, com fundamentos sólidos não só sobre o que comer, mas por que comer. Também quero que entenda que as informações nutricionais neste livro são baseadas exclusivamente em princípios comprovados do funcionamento do corpo humano, e não em opiniões, dietas da moda ou alegações sem fundamento.

COMO O CORPO PROCESSA OS ALIMENTOS

Assim como para o exercício, existem alguns princípios gerais sobre a forma com que o corpo processa os alimentos. Vamos dar uma olhada.

Metabolismo

O metabolismo é a velocidade com que o seu corpo queima os alimentos que você consome. Embora não seja possível escapar da genética, algum controle nós temos sobre a velocidade do nosso metabolismo. Junto com idade e gênero, existem três fatores que regulam a taxa metabólica:

1. *Nível de atividade*: a frequência e a intensidade com que você pratica atividades físicas.
2. *Função tireoidiana*: uma caloria é uma medida de calor, o corpo é uma máquina de calor, e a tireoide regula a temperatura corporal. Logo, é óbvio que a função tireoidiana influencia a velocidade do seu metabolismo. Então, aqueles que foram

diagnosticados com hipotireoidismo podem ter uma função metabólica mais lenta. A boa notícia é que esse problema pode ser resolvido com medicamentos receitados por um médico que agem na normalização da função tireoidiana.
3. *Composição corporal*: trata-se do que compõe o seu corpo, incluindo músculos, gordura, água, e assim por diante. Você, obviamente, quer um corpo musculoso, porque, como já deixamos claro no capítulo anterior, quanto mais músculos você tiver, mais calorias irá queimar em um período de 24 horas, até mesmo enquanto dorme!

Como pode ver, dois desses três fatores são coisas sobre as quais nós temos controle. Se seguirmos um programa eficaz de treinamento metabólico, como os apresentados neste livro, para aumentar nosso nível de atividade e melhorar nossa composição corporal – junto com as estratégias nutricionais apresentadas a seguir –, podemos tomar o controle do nosso metabolismo e acelerá-lo o máximo que nosso potencial genético permite.

Individualidade

Além dos três fatores metabólicos enumerados na seção anterior, existem características específicas que podem afetar variáveis menores do seu programa de treinamento e das suas escolhas ao se alimentar. Eu me refiro à sua *individualidade*: é o que faz de você diferente dos outros. Algumas dessas variáveis incluem:

- metabolismo;
- genética;
- estilo de vida;
- níveis de estresse;
- profissão (ativa *versus* sedentária);
- alimentos preferidos (o que você gosta de comer);
- exercícios preferidos.

Apesar de sermos todos diferentes, somos feitos das mesmas matérias-primas, nossos corpos funcionam em muitos aspectos da mesma forma, e, por isso, os conceitos deste livro podem funcionar para todos. Algumas questões específicas explicadas aqui como aspectos da sua individualidade são trabalhados conforme você prossegue e descobre mais sobre si mesmo. Lembre-se: você é o maior especialista mundial sobre o *seu* corpo!

A VERDADE SOBRE AS DIETAS

Quando se trata de perda de gordura, a maioria das pessoas entra em algum tipo de dieta. Embora possa parecer que exista uma variedade infinita de dietas, elas podem ser classificadas nestes quatro tipos predominantes:

1. Dietas que cortam calorias.
2. Dietas que cortam gorduras.
3. Dietas que cortam carboidratos.
4. Dietas que cortam certos tipos de alimentos.

Em grande parte, eu não recomendo nenhuma delas. Deixe-me explicar por quê.

Dietas de restrição de calorias

Todo mundo conhece a palavra *caloria*. Muitas pessoas sabem até quantas calorias consomem por dia. Talvez você seja uma delas!

Primeiro, vamos começar explicando o que é uma caloria. Você sabe? Fico impressionado com quantas pessoas falam sobre as calorias que consomem, mas não sabem realmente o que é uma caloria. Uma caloria é uma unidade de energia igual à quantidade de calor necessária para aumentar a temperatura de 1 grama de água em 1 °C. Em resumo, uma caloria é uma unidade de calor, e o corpo é essencialmente uma máquina de calor – daí a expressão *queimar calorias*.

Agora, antes de prosseguir, quero esclarecer que a relação entre quantas calorias você consome por dia e quantas calorias queima por dia é o principal fator quando se trata de determinar se vai perder gordura ou não. O conceito de que você precisa estar em um *deficit* calórico para perder peso não é uma opinião pessoal, nem pode ser questionada pelos chamados gurus das dietas. Essa é a primeira lei da termodinâmica, a qual dita que a energia não pode ser criada, nem destruída (conservação de energia), apenas trocada de uma forma à outra. E isso é cientificamente comprovado, uma vez que pesquisas sobre dietas que enfatizam proteínas, gorduras ou carboidratos descobriram que dietas de redução de calorias resultam numa perda de gordura clinicamente significativa, independentemente de quais macronutrientes elas enfatizam.[1]

Apesar de estar bem estabelecido que a perda de gordura é determinada pela queima de mais calorias por dia do que você consume, tenho observado que a maioria das pessoas não precisa se preocupar em contar calorias, porque, se seguir o método de alimentação que eu recomendo, chamado *alimentação complementar*, acabará consumindo menos calorias e queimando mais sem ter de contá-las de fato, o que é uma enchação de saco. Explicarei sobre alimentação complementar mais adiante no capítulo.

O principal motivo para eu não ser um grande fã de contar calorias é o simples fato de que nem todas as calorias são iguais. Algumas contêm mais nutrientes do que outras; todos nós já ouvimos falar no termo *calorias vazias*.

Vamos a um exemplo de por que perder gordura corporal com sucesso não se trata apenas de quantas calorias você consome. Digamos que duas mulheres com altura e forma física semelhantes começaram o mesmo programa de treinamento, e que elas podem comer até 2.000 calorias por dia. A Mulher A só consome calorias de carnes magras, peixes, frutas e vegetais frescos, batata-doce e arroz. A Mulher B só consome calorias de doces, sorvete e *fast-food*. Depois de 6 semanas, quem você acha que terá a melhor aparência, o melhor desempenho e a maior disposição? É claro que é a Mulher A, porque as calorias que ela vem consumindo contêm mais nutrientes e, portanto, contribuem muito mais para a energia, força, digestão etc. As duas mulheres podem muito bem perder peso se queimarem mais calorias do que consomem todos os dias. No entanto, a Mulher A ainda terá mais chances de perder peso mais rápido, manter mais massa muscular e ter uma saúde muito melhor no geral, porque o seu combustível (alimentação) manteve seus níveis de insulina normais e deu a ela mais energia para suas atividades. Convenhamos, você não precisa ser nutricionista para prever que, muito embora as duas mulheres tenham treinado da mesma forma e consumido o mesmo número de calorias, elas quase certamente irão acabar com resultados diferentes. Você entende isso porque é fácil ver como alguém pode estar bem alimentado, porém, mal nutrido.

É por isso que, quando se trata de calorias, minha abordagem é a de primeiro enfatizar a qualidade (densidade de nutrientes) dos alimentos que você come em vez da quantidade (número de calorias) e mostrar aonde você pode chegar com isso – sucesso garantido para a maioria das pessoas. É certamente possível consumir calorias demais em alimentos nutritivos de alta qualidade. Por isso, vou abordar a contagem de calorias mais adiante neste capítulo, como uma segunda estratégia para se tentar depois que você já usou o plano de refeições que também será apresentado adiante neste capítulo, pois, como mencionei, quando você se concentra na *qualidade* das calorias que consome, acaba ingerindo menos calorias totais porque a maioria dos alimentos de alta qualidade (por exemplo, peito de frango e vegetais) é de baixa caloria. Mas, para aqueles que sentem que atingiram um platô, ou ainda nem começaram a ver muita perda de gordura, contar calorias é o próximo passo a se seguir.

Dietas de restrição de gorduras

Basicamente, qualquer tipo de gordura em excesso adiciona calorias à dieta. Porém, simplesmente eliminar toda a gordura da sua dieta também não é uma boa ideia. Tenha em mente que 1 grama de gordura equivale a 9 calorias, ao passo que 1 grama de proteína ou de carboidrato equivale a apenas 4 calorias.

Assim, se a sua dieta atual consiste em 30% de gordura (ou mais) e você decide simplesmente eliminá-las, você acaba de eliminar uma porção significativa do seu consumo geral de calorias. Se reduzir demais suas calorias, irá diminuir drasticamente seu metabolismo, e é provável que seu corpo comece a se alimentar do seu tecido muscular para conseguir a energia que ele não está mais obtendo da sua alimentação. De fato, muitos estudos mostraram que quanto maior o seu *deficit* calórico, mais massa muscular você perde.[2-8]

Quando o seu corpo começa a se alimentar do tecido muscular, isso se chama *estado catabólico*. Isso não é bom, porque, como vimos, os músculos não são só tecido metabolicamente ativo – o lugar no qual a gordura é metabolizada –, mas, também, o que lhe dá um corpo atlético e forte.

Além disso, todos sabemos o que é se sentir mal por não comer o suficiente e ficar mal nutrido. Fica difícil se concentrar em uma conversa simples, mais ainda se concentrar no trabalho, esforçar-se na academia ou participar de competições esportivas.

Dietas de restrição de carboidratos

No plano de nutrição apresentado mais adiante neste capítulo, darei conselhos sobre minimizar seu consumo de carboidratos para maximizar a perda de gordura. Dito isso, manipular o consumo de carboidratos e eliminá-lo completamente são duas coisas muito diferentes.

Para entender melhor por que simplesmente cortar carboidratos não é a resposta para perda de gordura, você deve entender alguns fatos básicos sobre carboidratos:

- O corpo humano é movido a glicose. Qualquer alimento precisa ser convertido em glicose antes de ser usado como combustível.
- Carboidratos são mais facilmente convertidos em glicose do que proteínas ou gorduras. São a fonte preferida de energia do corpo, e a fonte essencial de energia do cérebro.
- A glicose é armazenada nos músculos e no fígado como glicogênio.
- Um grama de glicogênio contém aproximadamente 3 gramas de água.

Não é de se espantar que pessoas que cortam carboidratos percam peso tão rapidamente: o glicogênio tem mais do que o dobro do seu peso em água. Portanto, é provável que elas percam peso principalmente na forma de água. É por isso que usar apenas a balança para medir o seu progresso é uma má ideia: a balança não sabe a diferença entre massa muscular, massa da água, entre outras. Em outras palavras, existe perda de peso e existe perda de gordura. Quando as pessoas dizem que querem perder peso, estão realmente dizendo que querem perder gordura.

Conforme você utiliza glicogênio ao longo do dia, comer carboidratos completa o seu tanque. Se você parar de encher o tanque de repente, seu corpo ainda vai precisar de uma fonte de combustível para o cérebro, então, ele produz seu próprio glicogênio quebrando o tecido muscular e usando-o como energia. Novamente, esse é um estado catabólico, o que não é bom!

Dietas de eliminação de alimentos

Toda dieta da moda sempre tem um inimigo específico. Nessas dietas, não é um tipo de nutriente (gordura, carboidrato etc.) que é o inimigo, mas, sim, um tipo específico de alimento. Muitas dessas dietas usam alimentos que causam alergias em uma pequena fração da população, como os que contêm glúten ou lactose, e aconselham todo mundo a parar de consumi-los também, o que não é apenas cientificamente injustificável, é também generalizar dizendo que, se algumas pessoas são alérgicas a determinado alimento, ninguém deveria comê-lo. Outras dietas exigem que você elimine toda uma gama de alimentos comuns que elas afirmam ser a "causa" de doenças. O interessante é que essas dietas, muitas vezes, fazem alegações contraditórias sobre quais comidas causam doenças e quais elas afirmam que "previnem" doenças.

Em outras palavras, alguns dos mesmos alimentos que estão na lista dos proibidos em determinada dieta mágica são enfatizados como "do bem" em outra dieta mágica. Se isso não for o suficiente para destacar por que esse tipo de dieta milagrosa se baseia mais no bom *marketing* do que na boa ciência, tenha em mente que, a cada ano, parece haver uma nova dieta milagrosa que alega ser melhor do que a última. Não é nenhuma surpresa que essas dietas nunca ganhem nenhuma credibilidade com a comunidade científica e médica de respeito. Convenhamos, se essas dietas funcionassem tão bem quanto prometem, as pessoas que as inventam ganhariam o Prêmio Nobel e seus métodos seriam a prática comum na Medicina e na Nutrição.

O fato é que todas essas dietas de eliminação abordam de forma muito radical problemas que podem ser resolvidos com a boa e velha moderação. Resumindo, a menos que você tenha uma alergia alimentar de verdade – diagnosticada por um médico de verdade –, não há necessidade de eliminar completamente qualquer tipo de comida ou ingrediente da sua dieta. Você só precisa consumir com moderação os alimentos que não são tão saudáveis. Se existe alguma exceção, eu diria para eliminar a gordura trans de óleos parcialmente hidrogenados, uma vez que mesmo pequenas quantidades de gordura trans na dieta podem causar efeitos prejudiciais à saúde. Para cada 2% a mais de calorias de gorduras trans por dia, o risco de doença arterial coronariana aumenta em 23%.[9]

A SOLUÇÃO DA DIETA SEM DIETA

Essencialmente, a solução em longo prazo não é simplesmente cortar alguns alimentos da sua dieta, mas substituir o que você come agora por alimentos melhores e mais termogênicos que seu corpo pode utilizar. Isso é o que eu chamo de *alimentação complementar*. A alimentação complementar é uma estratégia de alimentação simples, prática e realista que você pode usar para garantir que cada uma das suas refeições ajude a queimar gordura, construir massa muscular e melhorar sua saúde geral de forma mais eficaz.

O que é alimentação complementar?

Uma refeição complementar consiste de quatro componentes:

1. Proteínas (ovos, frango, carne etc.).
2. Carboidratos fibrosos (frutas e vegetais).
3. Carboidratos complexos (batata-doce, arroz, aveia etc.).
4. Gorduras (abacate, nozes, azeite de oliva etc.).

Chamamos essa estratégia de *alimentação complementar* porque cada componente da refeição complementa os outros para maximizar os benefícios nutricionais.

- As proteínas são os blocos que constroem os músculos.
- Os carboidratos complexos são uma ótima fonte de energia.
- Os carboidratos fibrosos são os que carregam tudo isso pelo corpo e fornecem energia.
- As gorduras reduzem inflamações, melhoram a saúde das articulações e do coração, ajudam na prevenção de doenças e na função cognitiva.

Além disso, a alimentação complementar pode incentivá-lo a escolher frutas e vegetais locais e frescos, bem como carnes, ovos e peixes de alta qualidade, ao passo que evita alimentos processados, açúcares simples, óleos hidrogenados e álcool. Não há nada de errado em tomar uma taça de vinho ou uma cerveja de vez em quando se você está tentando perder gordura. Apenas entenda que o álcool é o açúcar mais simples que existe.

O Quadro 3.1 traz uma lista de alimentos recomendados com base na ideia da alimentação complementar. Não se trata de uma lista completa, mas apenas de algumas escolhas a priorizar.

Quadro 3.1 Alimentos recomendados para a alimentação complementar

PROTEÍNAS
Peito de frango
Peru (lombo, peito ou carne branca magra moída)
Salmão
Tilápia
Linguado
Atum (fresco ou enlatado)
Peixe-relógio
Camarão
Búfalo
Carne magra moída
Cortes magros de carne vermelha
Ovos
Porco

CONDIMENTOS
Mostarda
Molho de pimenta

CARBOIDRATOS COMPLEXOS
Arroz integral ou branco
Arroz jasmim
Aveia
Farelo de aveia
Quinoa
Semente de chia (experimente colocar no *shake*)
Batata-doce
Feijão-preto
Flocos de arroz

GORDURAS
Azeite de oliva
Azeite de trufas
Óleo de peixe
Manteiga de amendoim (natural) ou pasta de amêndoas
Abacate
Amêndoas e outras castanhas

VEGETAIS
Brócolis
Espinafre
Aspargos
Pimentão
Abobrinha
Cogumelos
Vagem
Cebola
Pepino

FRUTAS
Damasco
Amora
Figo
Toranja
Laranja
Mamão
Pêssego
Ameixa
Framboesa
Morango
Mirtilo
Tomate

Para manter uma alimentação complementar, experimente fazer de três a quatro refeições por dia. O tamanho da refeição é diferente para cada pessoa e deve se basear em como você se sente e de quanto combustível seu corpo precisa naquele dia. Em geral, divida suas refeições complementares da seguinte forma:

- Faça que as proteínas e os vegetais fibrosos sejam a maior parte do seu prato. (Observação: refeições ricas em proteínas criam uma sensação de saciedade, o que ajuda a reduzir o consumo excessivo de calorias e promove a perda de gordura.)
- Os carboidratos complexos e as frutas devem ser em menor quantidade do que as proteínas e os vegetais.
- As gorduras saudáveis devem ser a menor porção no seu prato.

Se sentir fome em até uma hora depois de terminar sua refeição, provavelmente você não comeu o suficiente. Em contrapartida, se você se sente cheio durante horas, provavelmente comeu demais. Use o bom senso e a intuição, e simplesmente escute o seu corpo. Além disso, o conceito de fazer de cinco a seis refeições por dia é irreal para a maioria das pessoas, e as evidências não apoiam esse hábito alimentar. Pesquisas mostraram que aqueles que fazem seis refeições por dia exibiram níveis de açúcar no sangue significativamente maiores do que os que fazem três refeições por dia.[15] Isso significa que fazer menos refeições ao longo do dia permite que seu corpo reduza os níveis de açúcar no sangue de forma mais eficaz e crie um ambiente fisiológico mais propício à perda de gordura.

Como funciona a alimentação complementar?

Como já discutimos, uma caloria é uma medida de calor, e o seu corpo é uma máquina de calor. O termo *efeito térmico do alimento* (ETA) é usado para descrever a energia gasta pelo nosso corpo para consumir (morder, mastigar e engolir) e processar (digerir, transportar, metabolizar e armazenar) alimentos. Em outras palavras, alguns alimentos nos fazem gastar mais calorias do que outros só no processo de comê-los. Veja um resumo geral:

- *Gorduras* são fáceis de digerir. O seu corpo simplesmente vai quebrando a gordura em moléculas cada vez menores, o que não exige muito esforço. Elas têm uma taxa de 100:5, o que significa que, para cada 100 calorias de gordura ingeridas, você utiliza, aproximadamente, 5 calorias apenas no processo digestivo.
- *Carboidratos complexos* exigem mais esforço para serem digeridos por causa das moléculas de glicose. Eles têm uma taxa de 100:10, o que significa que para cada 100 calorias ingeridas, você utiliza cerca de 10 durante a digestão.
- *Proteínas* exigem cerca de 25% mais energia para digerir, porque são feitas de 20 diferentes aminoácidos – 9 dos quais são aminoácidos essenciais fornecidos por meio da alimentação. Elas têm uma taxa de 100:25, o que significa que, para cada 100 calorias ingeridas, você utiliza, aproximadamente, 25 para digerir as proteínas.[16]

Índice glicêmico

A maioria de nós já está familiarizada com o índice glicêmico, que foi pensado como uma forma rápida e conveniente de descobrir com que velocidade o seu nível de glicose no sangue sobe depois de comer diferentes alimentos que contêm carboidratos.

Muitos de nós ouviram que precisam comer alimentos com baixo índice glicêmico. O que você provavelmente não ouviu é que o índice glicêmico só se aplica quando o alimento é consumido isoladamente. Em outras palavras, se você comer uma fruta – por exemplo, morangos – isoladamente, sua produção de insulina vai disparar.[10] Porém, se comer os morangos com queijo *cottage*, sua produção de insulina vai aumentar muito menos por causa das proteínas do queijo. Então, se for comer frutas, coma junto com alguma proteína. Carboidratos complexos também causam um pico de insulina quando consumidos isoladamente. Por isso é tão importante fazer refeições complementares, como foi apresentado anteriormente neste capítulo.

Ademais, a maioria dos vegetais, em especial os verdes, não aumentam muito seu nível de insulina. Então, pode abusar das verduras!

Com base no ETA, se a maioria das suas refeições for complementar, fica fácil ver como você acaba consumindo menos calorias e queimando mais. Além disso, você não vai precisar fazer dietas irreais nem contar cada caloria!

Como já mencionamos, a perda de gordura se resume a entrada *versus* saída de calorias (a primeira lei da termodinâmica). E, uma vez que um quilo de gordura tem cerca de 7.000 calorias, você precisa de um *deficit* calórico de 1.000 calorias por dia para perder um quilo de gordura.[11]

Existem duas maneiras de criar um *deficit* calórico: você pode comer menos calorias ou pode comer a mesma quantidade de calorias e aumentar o seu nível de atividade para gastar mais calorias. Esse é mais um motivo pelo qual o treinamento aeróbio funciona mais rápido do que a musculação nesses estudos em curto prazo que comparam o treino aeróbio ao treino de musculação para perda de gordura, porque o aeróbio queima mais calorias durante o treino do que a musculação. Porém, em vez de gastar o tempo extra fazendo treino aeróbio para queimar, digamos, 300 calorias, você pode simplesmente cortar 300 calorias por dia da sua dieta e ter o mesmo resultado, sem se preocupar com os possíveis efeitos colaterais e tédio envolvidos no treino aeróbio, que eu abordei no capítulo anterior. Esse é mais um motivo para o treino aeróbio não ser enfatizado no sistema de musculação para perda de gordura, já que, em muitos casos, você elimina essa necessidade (em questão de perda de gordura) quando simplesmente consome menos calorias para criar um *deficit*.

Como mencionei anteriormente neste capítulo, não recomendo contar calorias logo de cara quando você começa a integrar a estratégia da alimentação complementar na sua rotina, porque apenas usar essa estratégia já faz você consumir menos e queimar mais calorias. Entretanto, se você chegar a um ponto em que está seguindo a estratégia da alimentação complementar e não está perdendo cerca de meio quilo de gordura por semana, eu diria que é hora de começar a contar calorias para garantir o *deficit* calórico necessário para queimar gordura.

Vale mencionar que, da mesma forma que é preciso um *deficit* calórico para perder gordura, é necessário um *superavit* calórico para ganhar massa muscular. Então, é lógico que não é possível ganhar massa muscular enquanto se perde gordura. No entanto, saiba que gordura armazenada é energia acumulada, então, as calorias dessa gordura armazenada estão disponíveis para o corpo usar como combustível no processo de construção de massa muscular. Não, seu corpo não consegue transformar gordura em músculo e vice-versa. Gordura é gordura e músculo é músculo. Porém, se você está acima do peso, ele consegue usar sua energia armazenada (a gordura armazenada é o *superavit* calórico) para abastecer o processo de construção de massa muscular quando esse combustível não estiver vindo do consumo adicional de alimentos. Isso também condiz com a primeira lei da termodinâmica.

Contudo, se você já é razoavelmente magro, geralmente, um *deficit* calórico alto o fará perder alguma massa muscular, mesmo com a musculação e as proteínas adequadas.[12,13] Assim, o objetivo, especialmente se você não estiver acima do peso, mas quiser apenas perder aquelas gordurinhas a mais, é garantir que sua dieta ofereça proteínas suficientes e que você esteja fazendo musculação regularmente, como eu ensino neste livro. Quando fizer isso, você vai limitar muito a perda de massa muscular.

TUDO SOBRE SUPLEMENTOS

Uma coisa que até os profissionais da área da Saúde veem de forma distorcida são os suplementos. Basicamente, suplementos devem ser consumidos para *suplementar* alguma coisa; eles não são a coisa em si. Dito isso, uma vez que você esteja familiarizado com a alimentação complementar e com um programa de treinamento completo, existem alguns suplementos cientificamente seguros e eficazes que nós recomendamos para dar um gás no seu desempenho nos treinos, o que vai ajudar a acelerar sua perda de gordura.

Proteínas
Proteínas em pó de alta qualidade podem servir como as proteínas de uma refeição, lanche ou *shake* pré ou pós-treino. Recomendamos *whey protein* isolada ou uma combinação de caseína e *whey*, pois pesquisas mostraram que essas são as melhores formas de proteína. Se, por qualquer que seja a razão, você não estiver interessado na *whey protein*, outros suplementos, como soja e ovos, também se mostram benéficos.

Entrar nos mínimos detalhes acerca da proteína vai além do escopo deste livro. Mas vou lhe dizer que existem muitos mitos e equívocos sobre a proteína em questão de quantidades excessivas, potenciais efeitos colaterais, e assim por diante. Eu abordo a ciência das proteínas no livro The protein report, que você pode fazer o *download* gratuitamente no *site* <www.freeproteinreport.net> (em inglês).

Creatina

A creatina mono-hidratada é um dos suplementos mais pesquisados no mercado. Também é um dos mais mal compreendidos: as evidências científicas não se alinham com muitas das alegações que sempre ouvimos sobre seus efeitos colaterais ou possíveis riscos.

Estudos científicos mostraram claramente que a creatina mono-hidratada é 100% segura para homens, mulheres e, até mesmo, para crianças. É eficaz em estimular seu desempenho nos treinos, trazendo melhores resultados ao seu treino. Além disso, a creatina funciona mais rápido e é acessível. Se quiser saber mais, escrevi um livro completo e acessível sobre o assunto, chamado *The creatine report*, que você pode obter gratuitamente em <www.freecreatinereport.com> (em inglês).

Cafeína

Se você bebe muito café, como eu, vai adorar saber que pesquisas mostraram que:

- 400 miligramas ou menos aumentam a força e a resistência musculares, atenuam a dor e metabolizam mais gordura;[14]
- a cafeína ajuda a mobilizar a gordura;
- a cafeína realmente aumenta seus batimentos cardíacos, mas isso não é um problema se você for saudável e não tiver problemas de pressão ou do coração;
- a cafeína *não* gera desidratação;
- 100 miligramas por dia antes de treinar são eficazes se você não for um consumidor regular de cafeína. Quanto mais cafeína consumir, maior a dose necessária para que ela faça efeito.

Eis o que eu recomendo que seja feito para aproveitar melhor esses suplementos, incluindo-os na sua nutrição pré-treino para garantir o máximo desempenho em todos os treinamentos. De 30 a 60 minutos antes de malhar, consuma o seguinte:

- de 100 a 400 miligramas de cafeína (no café ou em suplementos);
- 20 gramas de uma proteína de rápida digestão, como a *whey*;
- de 20 a 40 gramas de um carboidrato de digestão lenta, como frutas vermelhas (opcional);
- 5 gramas de creatina mono-hidratada.

É claro, existem inúmeros suplementos no mercado, mas muitos, como as dietas da moda, tem base em muito *marketing* e em pouca ciência. Então, faço uma advertência: aposte nos suplementos que são bastante pesquisados e de eficácia comprovada – como os que eu listei anteriormente. Pesquise bem os estudos sobre qualquer outro suplemento antes de sequer pensar em gastar seu suado dinheiro.

Antes de encerrarmos este capítulo, é importante observar que, embora o título deste livro seja *Musculação para perda de gordura*, todos os programas e planos de exercícios apresentados também são ótimos para melhorar sua capacidade de trabalho (ou seja, condicionamento). Normalmente, há pouca diferença entre exercícios para perda de gordura e exercícios de condicionamento metabólico; ambos são de natureza intensa e exigem um esforço de todo o corpo durante períodos prolongados, que é o que você terá com os treinos mostrados neste livro. A única coisa que separa um programa de condicionamento de um programa de perda de gordura é a dieta. Você certamente pode melhorar sua capacidade de trabalho sem entrar em nenhuma dieta de restrição de calorias. Porém, para perder gordura corporal, alguns ajustes à dieta precisam ser feitos e seguidos (a regra

> ### Enfiando o pé na jaca
>
> Não dá para falar sobre alimentação para perder gordura e não discutir alguns exageros. Sempre temos algum prato gorduroso de alta caloria que adoramos. E, se quiser manter a sanidade e uma alimentação (saudável) realista, de vez em quando, você definitivamente precisa comer as coisas não tão saudáveis que você ama. Meu conselho é seguir a regra 85-15. Isso significa que, se em 85% do tempo você come da maneira que descrevi neste capítulo, então, nos outros 15% do tempo, você pode comer o que quiser. Nos termos do mundo real, isso é cerca de uma em cada sete refeições. E, se você fizer quatro refeições por dia, isso é uma refeição a cada dois dias. É assim que a moderação funciona e é assim que você faz uma dieta sem dieta!
>
> Se estiver efetivamente treinando para uma competição de fisiculturismo ou outra competição esportiva, talvez você precise ser um pouco mais rígido do que a regra 85-15 durante seu período de preparação. Mas, na maior parte do tempo, a vida é muito curta para estar sempre estressado e infeliz por não poder comer do que você mais gosta.

85-15), bem como as recomendações nutricionais oferecidas neste capítulo.

Finalmente, ir até o fim só depende de você. Ninguém é perfeito, muito menos as situações que a vida nos apresenta no trabalho, em viagens e nas responsabilidades com a família. Não espero que cada uma das suas refeições seja perfeita, e você também não deveria esperar! Apenas tente usar as estratégias simples de alimentação deste capítulo para fazer o melhor que puder, fazer melhor do que já fez antes, e dar a si mesmo a capacidade de distinguir entre as informações confusas dos comerciais, as dietas da moda e os jargões da indústria. Não é de se espantar que até mesmo os profissionais da área da Saúde estejam confusos sobre o que comer quando existem livros de 500 páginas sobre nutrição que raramente trazem mais conhecimento sobre a alimentação do que eu trouxe aqui em um único capítulo.

capítulo

4

Circuitos

O treino em circuito é um conceito clássico do treino metabólico que envolve múltiplos exercícios usando diversos equipamentos de treinamento, desde pesos livres até aparelhos e peso corporal, realizados um atrás do outro com pouco tempo de descanso. O treinamento em circuito também forma a base dos programas de treinamento apresentados neste livro. Este capítulo discute um estilo que chamamos de *grandes circuitos*.

TREINAMENTO EM GRANDES CIRCUITOS

Grandes circuitos são sequências que envolvem três, quatro ou cinco principais exercícios compostos (ou seja, exercícios que usam um grande número de músculos, ao contrário de exercícios isolados) com pesos maiores. Os circuitos alternam exercícios dos membros superiores e dos membros inferiores, para assegurar que cada grupo muscular possa obter a máxima recuperação, o que garante a sua capacidade de manter a máxima intensidade do exercício e o máximo controle de cada exercício em cada rodada do circuito. Isso é crucial, porque a chave para maximizar o custo metabólico nesses grandes circuitos é trabalhar com uma intensidade consistentemente alta. Quando você voltar a trabalhar o mesmo grupo muscular na próxima rodada do circuito, vários minutos já terão se passado, dando a esses músculos tempo suficiente para se recuperar completamente e se preparar para dar a máxima intensidade a cada série.

Além de sequenciar exercícios dos membros superiores e inferiores de maneira alternada, exercícios unilaterais também são usados neste método de treinamento em circuito das seguintes formas:

- *Circuito esquerda-direita*: como o nome indica, esse circuito divide o corpo entre esquerda e direita. Ele incorpora exercícios unilaterais e envolve realizar todas as repetições de um determinado exercício do lado esquerdo do seu corpo antes de trocar de lado e realizar todas as repetições do lado direito.
- *Circuito unilateral*: esse circuito também incorpora exercícios unilaterais. Porém, ao contrário do circuito esquerda-direita, cada exercício é realizado apenas de um lado do corpo. Depois, todas as repetições são realizadas do outro lado do corpo. Uma pausa pode ser feita na transição entre os dois lados.

Existem dois benefícios exclusivos dos exercícios de musculação unilaterais, além de simplesmente aumentarem a massa muscular e acelerarem o metabolismo. Primeiro, os músculos abdominais são mais utilizados. Sempre que você levanta uma carga pesada de um lado do corpo e não do outro, os músculos abdominais entram em ação para contrabalancear a carga. Isso significa que circuitos unilaterais são metabólicos e de condicionamento dos músculos do tronco em um só programa completo. Segundo, você pode eliminar desequilíbrios de força. A maioria das pessoas tem um lado mais forte do que o outro. Exercícios unilaterais permitem que você enfatize um lado de cada vez, o que ajuda a desenvolver seu lado mais fraco e construir um corpo mais equilibrado.

Os grandes circuitos são estruturados da maneira a seguir:

Circuito Big Three

O circuito *Big Three* é uma ótima opção para iniciantes, porque entre todos os grandes circuitos, ele é o que tem menos exercícios. Assim, você não exagera e ainda deixa espaço para aumentar a carga, primeiro, adicionando peso aos exercícios do circuito *Big Three*, e, depois, incluindo mais exercícios usando circuitos como o *Big Four* ou *Big Five*. O *Big Three* consiste nestas três estações:

1. Membros superiores: exercício de puxada.
2. Membros inferiores: exercício de perna ou quadril.
3. Membros superiores: exercício de extensão.

Circuito Big Four

O circuito *Big Four* segue o mesmo conceito do circuito anterior, mas com a adição de um exercício dos membros superiores na quarta estação. O *Big Four* é um ótimo ponto de partida para qualquer pessoa com um condicionamento físico intermediário (ou seja, se você já se exercita e esse tipo de treino metabólico é novo para você), porque permite trabalhar em escalas. Em outras palavras, você tem espaço não só para gradualmente aumentar as repetições para cargas usadas dentro do circuito *Big Four*, mas, também, para progredir adicionando outro exercício e passando para o circuito *Big Five*. O circuito *Big Four* consiste nestas quatro estações:

1. Membros superiores: exercício de puxada.
2. Membros inferiores: exercício de perna.
3. Membros superiores: exercício de extensão.
4. Membros inferiores: exercício de quadril.

Circuito Big Five

A última etapa do conceito de circuitos é o *Big Five*. No *Big Five*, adicionamos uma quinta estação, que integra um exercício dos músculos abdominais. O circuito *Big Five* é o mais exigente dos grandes circuitos, porque é o que envolve mais exercícios, exigindo, portanto, um maior volume de trabalho total para completar cada rodada do circuito. Se você é um praticante avançado – alguém que pratica exercícios semelhantes regularmente –, pode passar direto ao circuito *Big Five*. Se não, como já dissemos, você pode progredir gradualmente até o *Big Five* depois de trabalhar seu condicionamento físico usando o circuito *Big Four*. O circuito *Big Five* consiste nestas cinco estações:

1. Membros superiores: exercício de puxada.
2. Membros inferiores: exercício de perna.
3. Membros superiores: exercício de extensão.
4. Membros inferiores: exercício de quadril.
5. Exercício dos músculos abdominais.

Até mesmo atletas e praticantes avançados podem se beneficiar da incorporação dos circuitos *Big Three* ou *Big Four* em seu plano de exercícios (*vide* Capítulo 9). Se seu treino envolve realizar combinações ou complexos metabólicos que exigem um alto volume de trabalho, faz sentido reduzir o volume em seus circuitos, realizando o circuito *Big Three* para minimizar o risco de *overtraining*. E, se você aumentar o volume de trabalho do seu treinamento em circuitos (progredir do *Big Four* para o *Big Five*), é aconselhável reduzir o volume em outro complexo de musculação ou programa de combinações.

CIRCUITOS

A seguir, estão alguns exercícios com pesos livres e aparelhos para extensão dos membros superiores, puxada dos membros superiores, pernas, quadris e músculos abdominais. Eles podem ser incorporados aos estilos de treino em circuitos que discutimos anteriormente. Com exceção de alguns dos exercícios abdominais, exercícios com peso corporal não foram incluídos aqui porque serão abordados no capítulo sobre treino com peso corporal (Capítulo 7). Além disso, alguns exercícios isolados estão incluídos neste capítulo. Observe, também, que muitos desses exercícios são usados nos programas do Capítulo 9, *Programas de treinamento para perda de gordura*.

Você pode fazer os exercícios em um determinado treino em circuito durante um tempo específico ou contando repetições, das seguintes formas:

- 25 a 40 segundos por exercício;
- 6 a 12 repetições por exercício.

Você vai realizar de 3 a 5 rodadas completas por circuito. Como já foi especificado, o tipo de circuito que você usa (*Big Three*, *Big Four* ou *Big Five*) é determinado por dois fatores: seu condicionamento físico e o volume de trabalho exigido dos outros programas de exercícios do seu treino. Recomenda-se que iniciantes comecem pelo *Big Three* e, gradualmente, passem ao *Big Four* e *Big Five* conforme seu condicionamento melhora. Para prevenir o *overtraining*, se você adicionar volume ao seu treino com combinações ou complexos, deve reduzir seu volume de trabalho no circuito.

Os exercícios dentro de um dado circuito são realizados com o mínimo de descanso necessário entre eles. Para garantir um progresso contínuo a cada treino em circuito, você pode aumentar o peso usado nos exercícios, aumentar o tempo de trabalho em cada estação (ou seja, cada exercício), ou reduzir o tempo de descanso entre os circuitos.

Exercícios de extensão dos membros superiores

A seguir, trazemos uma variedade de exercícios de extensão dos membros superiores. Eles envolvem pegar algo que está próximo de você e afastá-lo nas direções horizontal, diagonal ou vertical.

SUPINO COM HALTERES

Deite-se sobre um banco, com os pés firmemente apoiados no chão para manter a estabilidade. Segure um halter em cada mão em alinhamento com os ombros, mantendo os braços estendidos (Figura a). Desça lentamente os halteres às laterais do corpo até que seus cotovelos estejam a um ângulo de 90 graus (Figura b). Erga os halteres, em alinhamento com os ombros. Você também pode realizar este exercício em um banco inclinado a um ângulo de, aproximadamente, 45 graus.

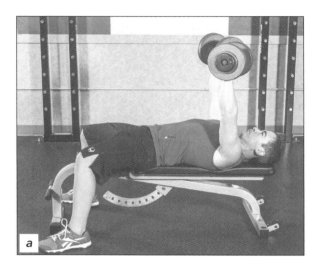
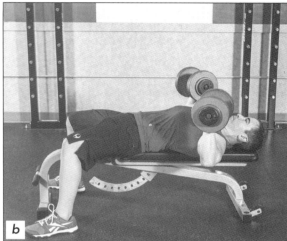

SUPINO INCLINADO COM HALTERES

Deite-se sobre um banco inclinado a um ângulo de, aproximadamente, 45 graus, com os pés firmemente apoiados no chão, para manter a estabilidade. Segure um halter em cada mão, acima da cabeça, ligeiramente além da largura dos ombros (Figura a). Desça lentamente os halteres às laterais do corpo, até que seus cotovelos estejam em um ângulo de 90 graus (Figura b). Repita o movimento, levantando os halteres.

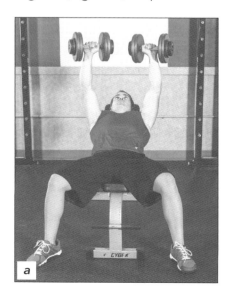
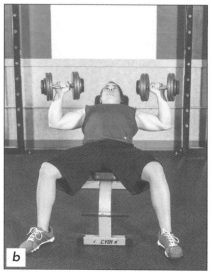

SUPINO COM BARRA

Deite-se sobre um banco, com os pés firmemente apoiados no chão, para manter a estabilidade. Retire do suporte uma barra olímpica, segurando-a de maneira que suas mãos fiquem um pouco mais afastadas do que a largura dos ombros (Figura a). Lentamente, abaixe a barra até o peito, mantendo os cotovelos a um ângulo de 45 graus em relação ao corpo (Figura b). Levante a barra sobre o peito.

Assim como com os halteres, você também pode realizar o supino inclinado em um banco que esteja inclinado a cerca de 45 graus.

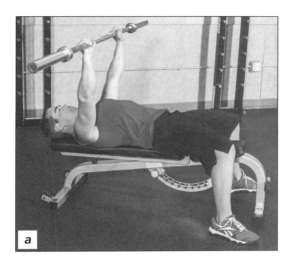
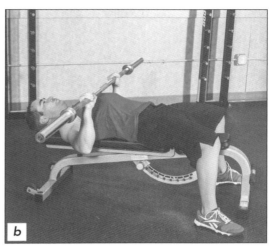

DESENVOLVIMENTO UNILATERAL COM HALTER

Fique em pé, com os pés levemente afastados na largura dos ombros, e segure um halter à frente do ombro (Figura a). Eleve o halter, mantendo o tronco o mais estável possível (Figura b). Lentamente, abaixe o halter de volta para a altura do ombro.

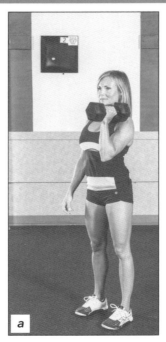
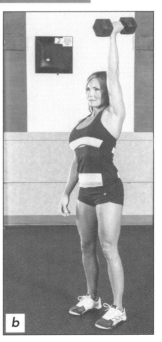

Circuitos

DESENVOLVIMENTO UNILATERAL COM HALTER E AGACHAMENTO PARCIAL

Fique em pé, com os pés levemente afastados na largura dos ombros, e segure um halter à frente do ombro (Figura *a*). Flexione levemente os joelhos (Figura *b*) e, rapidamente, reverta a posição, impulsionando rapidamente o halter para cima, usando o braço e as pernas coordenadamente, mantendo o tronco o mais estável possível (Figura *c*). Lentamente, abaixe o halter de volta para a altura do ombro.

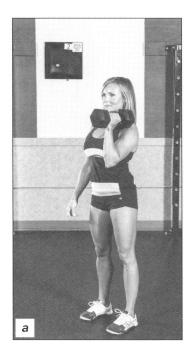
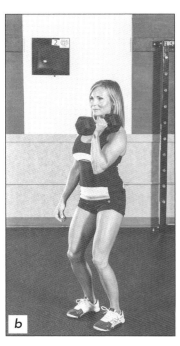
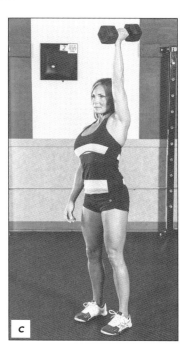

DESENVOLVIMENTO COM ROTAÇÃO DE TRONCO

Fique em pé, com os pés afastados ligeiramente além da largura dos ombros, e segure um halter em cada mão, um na frente de cada ombro (Figura a). Eleve um halter, ao mesmo tempo que gira para o lado oposto (Figura b). Reverta o movimento, depois, levante o outro halter enquanto gira para o outro lado. Para que seus quadris girem mais facilmente neste exercício, quando você girar, levante do chão o calcanhar do mesmo lado da mão que está levantando o halter.

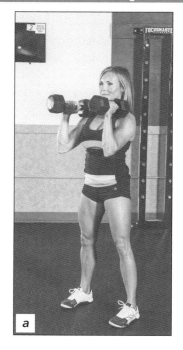
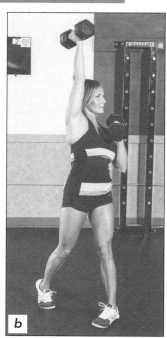

DESENVOLVIMENTO UNILATERAL COM ROTAÇÃO DE TRONCO

Fique em pé, com os pés afastados ligeiramente além da largura dos ombros, e segure um halter à frente do ombro (Figura a). Eleve o halter, ao mesmo tempo que gira para o lado oposto (Figura b). Para que seus quadris girem mais facilmente neste exercício, quando você girar, levante do chão o calcanhar do mesmo lado da mão que está levantando o halter.

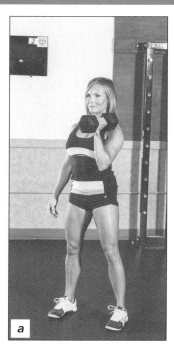
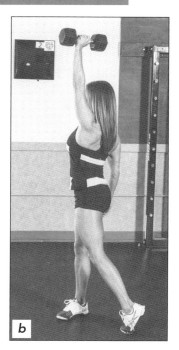

DESENVOLVIMENTO UNILATERAL COM BARRA INCLINADA

Fique em pé, com os pés paralelos e afastados ligeiramente além da largura dos ombros, ou com uma perna à frente da outra, distribuindo o peso. Encaixe uma ponta de uma barra em um aparelho Sorinex Landmine (store.sorinex.com) e segure a outra ponta (Figura a). Eleve a barra, afastando-a de você, sem deixar o quadril ou os ombros girarem (Figura b). Lentamente, reverta o movimento e abaixe a barra de volta à altura dos ombros.

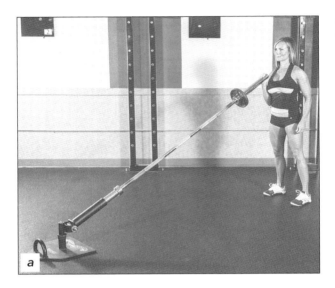
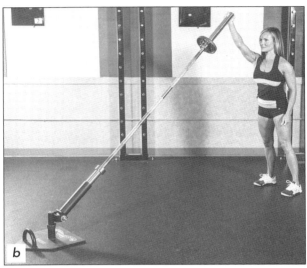

SUPINO UNILATERAL NA POLIA

Você vai precisar de uma polia ajustável para realizar este exercício. Fique em pé, com as costas voltadas para a polia, que deve estar na altura dos ombros. Segurando o cabo com a mão direita, distribua seu peso, posicionando a perna direita atrás da perna esquerda (Figura a). Estenda o cabo à sua frente em linha reta (Figura b). Reverta o movimento, lentamente trazendo o cabo de volta em direção ao corpo, sem girar os ombros ou os quadris.

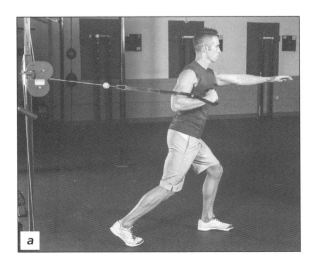
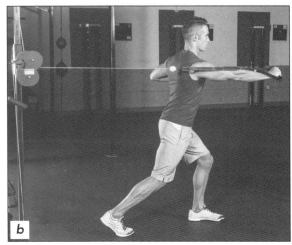

SUPINO COM POLIA E BARRA

Você vai precisar de uma polia ajustável e uma barra para realizar este exercício. Fique em pé, com as costas voltadas para a polia, segurando a barra na altura do peito, com as mãos um pouco mais afastadas do que a largura dos ombros. Com o cabo encaixado na ponta direita da barra, distribua seu peso posicionando a perna direita atrás da perna esquerda (Figura a). Estenda a barra em linha reta à sua frente (Figura b). Reverta o movimento lentamente, trazendo o cabo de volta em direção ao corpo, sem girar os ombros ou os quadris.

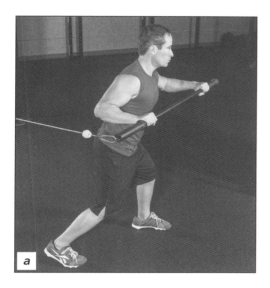
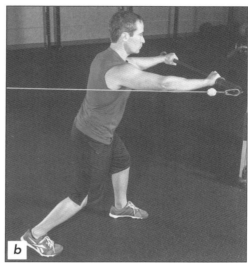

TRÍCEPS-TESTA COM HALTERES

Deite-se sobre um banco, segurando um halter em cada mão, com os braços estendidos para o alto, na largura dos ombros (Figura a). Flexione os cotovelos, abaixando os halteres em direção à testa, com as palmas das mãos voltadas uma para a outra (Figura b). Não deixe que os halteres atinjam sua cabeça. Quando os cotovelos chegarem a um ângulo de 90 graus, reverta o movimento e estenda os cotovelos, até que estejam quase retos novamente, completando uma repetição.

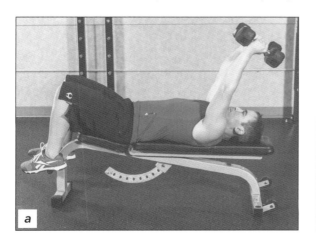
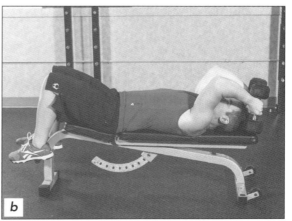

TRÍCEPS PULLEY COM CORDA

Você vai precisar de uma polia ajustável para realizar este exercício. Fique em pé, voltado para a polia, com uma corda encaixada na altura dos olhos. Segure uma ponta da corda em cada mão, com os braços nas laterais do corpo e os cotovelos em um ângulo mais fechado do que 90 graus (Figura *a*). Com os joelhos levemente flexionados, puxe a corda para baixo, movimentando os cotovelos, até ficar com os braços estendidos (Figura *b*). Certifique-se de não movimentar os ombros para a frente ao puxar a corda em cada repetição.

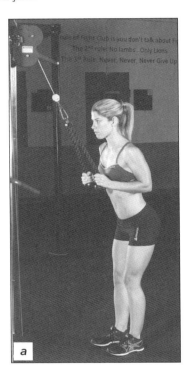
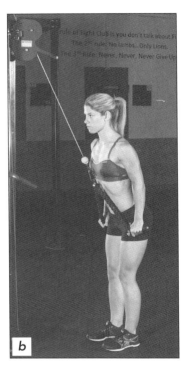

Exercícios de puxada dos membros superiores

Exercícios de puxada dos membros superiores são o oposto dos exercícios de extensão dos membros superiores. Esses exercícios exigem que você pegue algo que está distante e puxe-o para perto de você nas direções vertical, diagonal ou horizontal.

PUXADA NA BARRA PELA FRENTE (MÃOS SUPINADAS)

Pendure-se em uma barra reta com as mãos em supinação (Figura a). A pegada supinada é normalmente considerada a mais firme para a maioria das pessoas. Puxe o corpo para cima em direção à barra (Figura b). Lentamente e mantendo o controle, abaixe o corpo.

Para variar um pouco, você pode realizar puxadas com a pegada pronada ou mudando o afastamento entre as mãos. Você pode realizá-las em uma barra reta ou ligeiramente curvada. Outra ótima opção é uma pegada neutra, em que as palmas das mãos ficam voltadas uma para a outra. Puxadas com pegada neutra exigem uma barra que permita essa opção. Além disso, algumas pessoas que sentem desconforto nos

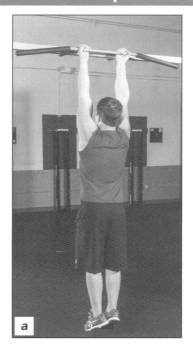
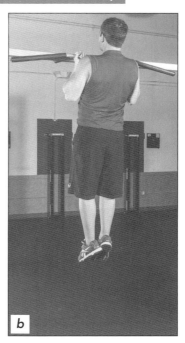

ombros ao realizarem puxadas consideram uma pegada neutra mais confortável. Com ou sem problemas nos ombros, muita gente simplesmente acha a pegada neutra mais firme. Experimente com vários tipos de pegada e evite posições desconfortáveis.

PUXADA NA POLIA ALTA COM MÃOS SUPINADAS

Posicione-se imediatamente atrás de uma barra de puxada com polia e segure-a com a pegada supinada (Figura a). Puxe a barra até a parte superior do peito, mantendo as costas retas e os cotovelos seguindo uma linha reta (Figura b). Lentamente, reverta a posição de maneira controlada.

Você também pode usar uma pegada supinada mais ampla para tornar este exercício mais difícil. Para facilitar o exercício, você pode usar uma pegada neutra, trocando a barra por um puxador que faça que as palmas das mãos fiquem voltadas uma para a outra e na largura dos ombros. Muitas pessoas que sentem leves dores nos ombros acham a pegada neutra mais confortável.

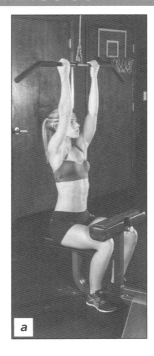
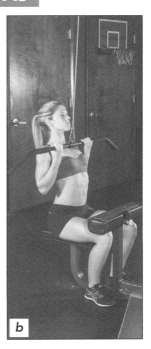

REMADA CURVADA NA BARRA T

Encaixe a extremidade de uma barra em um aparelho Sorinex Landmine e fique em pé sobre a outra ponta da barra. Acople um puxador de remada sob a barra, abaixo das anilhas. Agarre cada puxador com uma mão, de cada lado da barra (Figura a). Mantenha as costas retas, o tronco estável e puxe a barra o máximo possível em direção ao peito (Figura b). Abaixe a barra lentamente, até que os braços fiquem estendidos, sem deixar a barra tocar o chão, até o final da série.

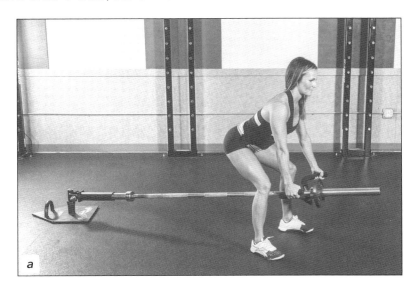

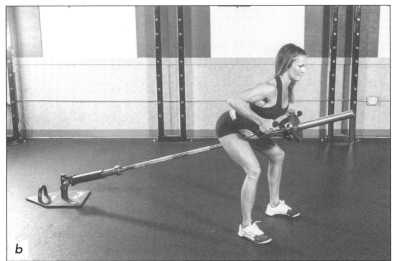

REMADA CURVADA COM BARRA (PEGADA SUPINADA)

Fique em pé, com os pés afastados na largura dos quadris. Segure a barra com uma pegada supinada, com as mãos um pouco mais afastadas do que a largura dos ombros. Incline o corpo para a frente, flexionando os quadris, mantendo as costas retas, de modo que o tronco fique paralelo ao chão e os joelhos fiquem flexionados a um ângulo de 15 a 20 graus (Figura a). Puxe a barra num movimento de remada em direção ao meio do tronco, entre o peito e o umbigo (Figura b). Lentamente, abaixe a barra para completar uma repetição. Você pode fazer este exercício usando uma pegada pronada, que algumas pessoas consideram mais firme.

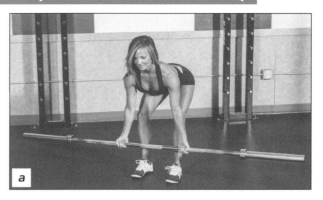
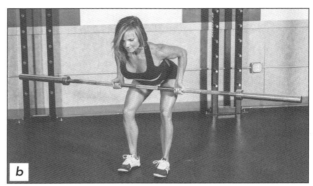

REMADA CURVADA COM BARRA (PEGADA ABERTA)

Fique em pé, com os pés afastados na largura dos ombros. Segure a barra com cada mão distante cerca de 30 cm de cada quadril. Incline o corpo para a frente, flexionando os quadris, mantendo as costas retas, de modo que o tronco fique paralelo ao chão e os joelhos fiquem flexionados a um ângulo de 15 a 20 graus (Figura a). Puxe a barra num movimento de remada em direção ao meio do tronco, entre o peito e o umbigo (Figura b). Lentamente, abaixe a barra, sem deixar que ela toque o chão, até completar a série.

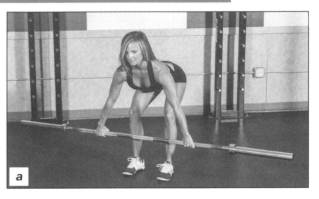
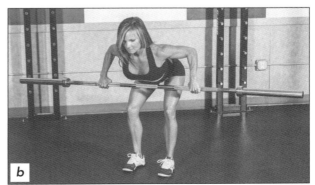

REMADA UNILATERAL COM HALTER

Distribua seu peso sobre os pés, com a perna direita na frente da esquerda e os dois joelhos ligeiramente flexionados. Com a mão esquerda, segure o halter em uma posição neutra, de modo que a palma da mão fique voltada para o corpo. Deixe o outro braço pender na lateral do corpo. Incline o corpo à frente, flexionando os quadris, mantendo as costas retas, de modo que o tronco fique paralelo ao chão (Figura a). Realize um movimento de remada puxando o halter em direção ao corpo, sem girar os ombros nem os quadris, sentindo a escápula se mover em direção à coluna, de maneira controlada (Figura b). Mantenha a coluna estável e as costas retas durante todo o exercício. Lentamente, abaixe o halter, sem deixar que ele toque o chão. Complete todas as repetições de um lado antes de trocar para o outro.

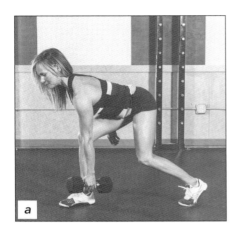
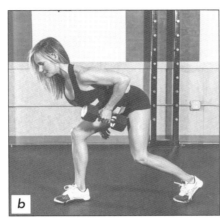

REMADA UNILATERAL COM APOIO NO BANCO E HALTER

Você vai precisar de um banco comum de academia para realizar este exercício. Fique em pé, voltado para o banco, com a mão direita sobre ele, segurando um halter com a mão esquerda (Figura a). Os pés devem estar afastados na largura dos quadris, os joelhos, levemente flexionados e as costas, retas, quase paralelas ao chão. Realize um movimento de remada, puxando o halter em direção ao corpo, de modo que o cotovelo esquerdo termine a um ângulo de cerca de 90 graus, enquanto a escápula vai em direção à coluna (Figura b). Lentamente, abaixe o halter até que o braço esteja estendido, sem deixar que ele toque o chão.

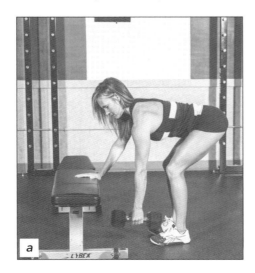
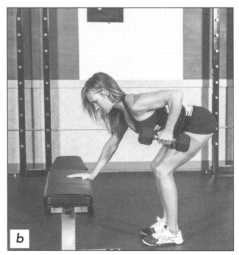

REMADA UNILATERAL NA POLIA

Você vai precisar de uma polia ajustável para realizar este exercício. Fique em pé, com a perna esquerda atrás da direita, com as costas retas, distribuindo o peso nas duas pernas, com os joelhos levemente flexionados, voltado para a polia ajustada na altura dos ombros. Com a mão esquerda, segure o puxador com uma pegada neutra (palma da mão voltada para o corpo) e posicione a perna esquerda atrás da perna direita (Figura *a*). Faça uma remada, puxando a polia em direção a seu corpo, levando seu ombro para trás, de modo que se retraia no fim do movimento (Figura *b*). Mantenha a coluna estável, sem deixar que os ombros e os quadris girem durante o exercício. Lentamente, reverta o movimento, projetando a escápula com a extensão do braço.

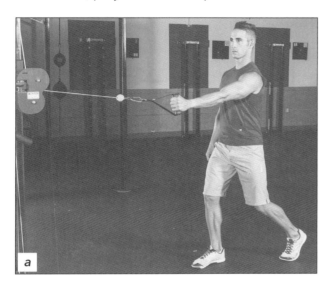
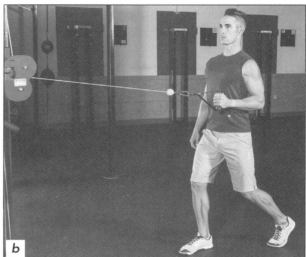

REMADA CURVADA UNILATERAL NA POLIA

Você vai precisar de uma polia ajustável para realizar este exercício. Fique em pé, voltado para a polia, com os pés afastados na largura dos ombros, com a perna esquerda atrás da direita, distribuindo o peso sobre as duas pernas, com a polia na altura do peito. Com a mão esquerda, segure o puxador com uma pegada neutra (palma da mão voltada para o corpo) e flexione os quadris e os joelhos levemente, de modo que o tronco fique paralelo ao chão e ao cabo (Figura *a*). Traga o puxador em direção ao corpo, mantendo o braço alinhado com o cabo (Figura *b*). Complete todas as repetições de um lado antes de trocar para o outro.

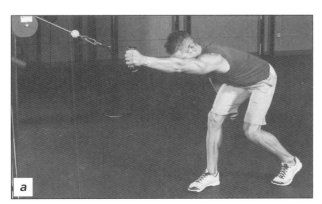
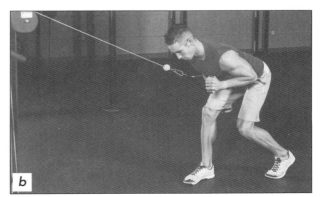

REMADA COMPOSTA COM PUXADA NA POLIA

Você vai precisar de uma polia ajustável para realizar este exercício. Fique em pé, voltado para a polia, com os pés afastados na largura dos ombros, distribuindo o peso sobre as duas pernas, com a perna direita à frente da esquerda e os joelhos levemente flexionados. Com a mão esquerda, segure o puxador com uma pegada neutra (palma da mão voltada para o corpo) (Figura a). Flexione os quadris, estendendo o braço esquerdo acima da cabeça, alinhado com a polia (Figura b). Reverta o movimento, realizando uma remada (Figura c). Você deve finalizar a remada ao mesmo tempo que volta a ficar em pé. Lentamente, reverta o movimento, flexionando os quadris e estendendo o braço de maneira ritmada. Complete todas as repetições de um lado antes de trocar para o outro.

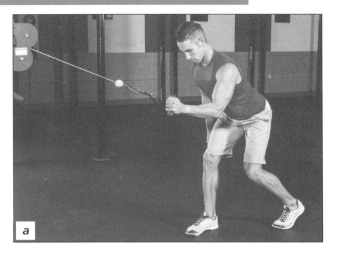

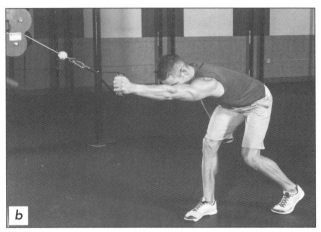

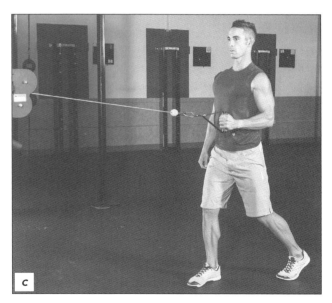

REMADA NA POLIA COM BARRA

Você vai precisar de uma polia ajustável e de uma barra para realizar este exercício. Fique em pé, voltado para a polia, segurando a barra na altura dos ombros, as mãos afastadas além da largura dos ombros. Com o cabo encaixado na extremidade esquerda da barra, distribua o peso, com a perna esquerda atrás da direita (Figura a). Puxe a barra em direção ao corpo com o braço esquerdo, enquanto o cotovelo direito permanece levemente flexionado (Figura b). Lentamente, reverta o movimento, deixando que o braço esquerdo se estenda, sem girar os ombros e os quadris. Complete todas as repetições de um lado antes de trocar para o outro.

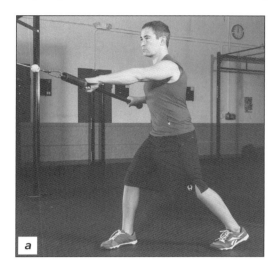
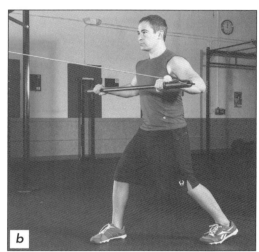

REMADA SENTADO EM APARELHO

Este exercício exige um aparelho especialmente desenhado para remada, disponível na maioria das academias. Sente-se com os pés afastados na largura dos quadris, apoiados nas plataformas, com os joelhos levemente flexionados e a coluna reta. Segure o puxador com uma pegada neutra (ou com uma pegada ampla, usando uma barra) (Figura a). Leve o puxador em direção ao corpo (Figura b). Lentamente, reverta o movimento. Certifique-se de não puxar as costas para trás durante a remada.

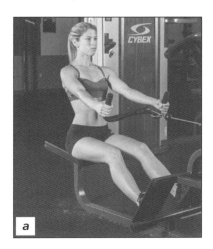
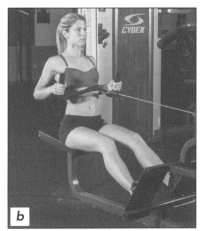

CRUCIFIXO INVERTIDO NO APARELHO

Este exercício exige um aparelho especialmente desenhado, disponível na maioria das academias. O aparelho permite que você movimente os puxadores horizontalmente, afastando-os do corpo. Sente-se com a coluna reta, com o peito voltado para o aparelho, e segure os puxadores com uma pegada neutra, pronada ou supinada, dependendo das opções que o aparelho oferece (vide Figura a para um exemplo de pegada neutra). Encontre uma posição confortável para os pés que lhe permita realizar o exercício com a técnica adequada. Com os cotovelos ligeiramente flexionados, abra os braços nas laterais do corpo (Figura b). Lentamente, reverta o movimento. Certifique-se de manter a coluna reta e não puxar demais as costas para trás ao realizar este exercício.

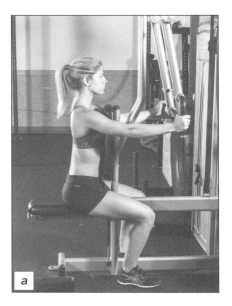
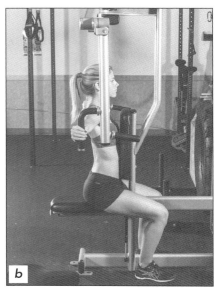

ROSCA BÍCEPS COM HALTERES

Fique em pé, com os pés afastados na largura dos quadris, segurando um halter em cada mão, nas laterais dos quadris (Figura a). Leve os halteres para perto dos ombros, sem que os cotovelos se movam para a frente (Figura b). Com as mãos na frente dos ombros, reverta o movimento, abaixando lentamente os halteres até a lateral do corpo. Você também pode realizar este movimento alternando os braços.

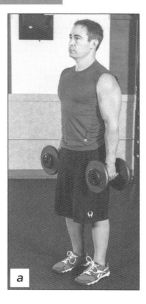
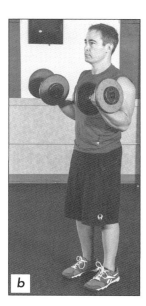

ROSCA BÍCEPS NA CORDA

Você vai precisar de uma polia ajustável para realizar este exercício. Fique em pé, voltado para a polia, com uma corda encaixada abaixo do joelho. Segure cada ponta da corda, com os braços nas laterais do corpo e os cotovelos levemente flexionados (Figura a). Com os joelhos também levemente flexionados, leve as mãos até os ombros (Figura b). Certifique-se de não movimentar os ombros para a frente ao puxar a corda em cada repetição.

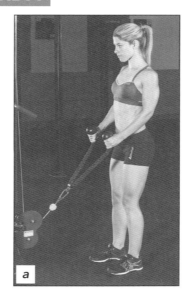
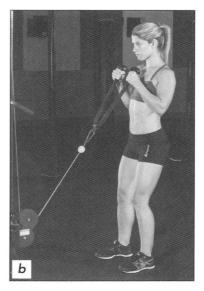

Exercícios dos membros inferiores com foco nos quadris

Como normalmente todos os músculos dos membros inferiores são trabalhados quando realizamos exercícios compostos dos membros inferiores, muitas vezes, é difícil associar qualquer exercício composto dos membros inferiores a músculos específicos. Dito isso, alguns exercícios compostos dos membros inferiores envolvem maior movimentação da articulação dos quadris do que da dos joelhos. São o que chamamos de exercícios dos membros inferiores com foco nos quadris. Agora, veremos uma grande variedade de exercícios desse tipo usados nesse sistema de musculação para perda de gordura.

STIFF

Fique em pé, com os pés afastados na largura dos quadris, segurando uma barra diante das coxas, com os braços estendidos (Figura a). Mantendo a coluna reta, incline o corpo para a frente, flexionando os quadris, em direção ao chão, conservando os joelhos flexionados a um ângulo de 15 a 20 graus (Figura b). Conforme o tronco vai para a frente, os quadris vão para trás, sem que as costas se curvem. Quando o tronco estiver quase paralelo ao chão ou as anilhas estiverem quase tocando o chão, leve os quadris para a frente em direção à barra, revertendo o movimento e terminando em pé, completando, assim, uma repetição.

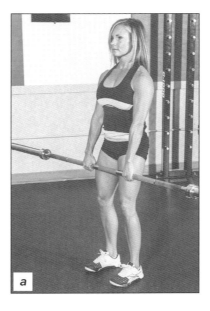
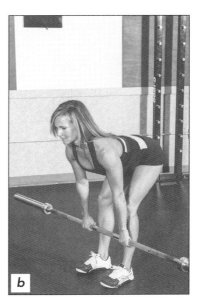

STIFF UNILATERAL COM BARRA

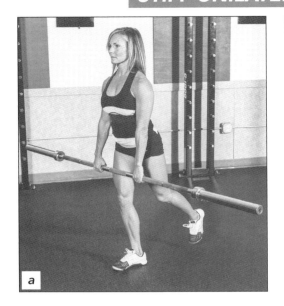

Esta é a versão do *stiff* com barra feito com uma perna só, e é realizado usando a mesma mecânica. Fique em um pé só, segurando uma barra diante da perna estendida, com os braços também estendidos (Figura *a*). Mantendo a coluna reta, incline o corpo para a frente, flexionando o quadril, conservando o joelho da perna estendida flexionado a um ângulo de 15 a 20 graus (Figura *b*). Conforme o tronco vai para a frente, eleve a perna livre para trás, de modo que fique alinhada com as costas. Certifique-se de manter a lombar reta. Quando o tronco e a perna livre estiverem quase paralelos ao chão ou as anilhas estiverem quase tocando o chão, leve os quadris para a frente em direção à barra, revertendo o movimento e terminando em pé, completando, assim, uma repetição.

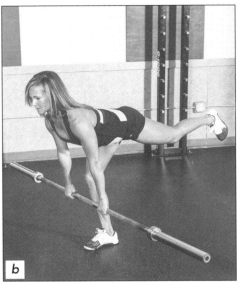

Você também pode realizar este exercício com um par de halteres (ou apenas com um halter) usando a mesma técnica, porém, realizá-lo com uma barra exige mais estabilidade do que com halteres, porque é mais difícil contrabalancear uma barra longa de um só lado do que halteres. Assim, se você tiver dificuldades de equilíbrio, tente usar halteres.

STIFF UNILATERAL COM HALTER

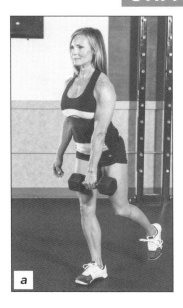
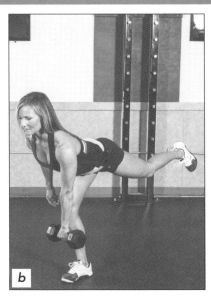

Fique em um pé só, segurando, do lado oposto, um halter na mão (Figura *a*). Mantendo a coluna reta e o braço estendido, incline o corpo para a frente, flexionando o quadril, conservando o joelho da perna que está apoiada no chão flexionado a um ângulo de 15 a 20 graus (Figura *b*). Conforme o tronco vai para a frente, eleve a perna livre para trás, de modo que fique alinhada com as costas. Certifique-se de manter a lombar reta. Na posição final (quando o tronco estiver quase paralelo ao chão), não gire os quadris. Quando o tronco e a perna livre estiverem quase paralelos ao chão, reverta o movimento, levando o quadril para a frente e terminando em pé, completando, assim, uma repetição.

STIFF UNILATERAL NA POLIA

Este exercício é realizado exatamente como o *stiff* com halter unilateral, mas se utiliza uma polia baixa para mudar o vetor de resistência para um ângulo de 45 graus. Fique em um pé só, segurando o cabo na mão oposta a esse pé (Figura *a*). Mantendo a coluna reta e o braço estendido, incline o corpo para a frente, flexionando o quadril, em direção ao chão, conservando o joelho da perna estendida flexionado a um ângulo de 15 a 20 graus (Figura *b*). Ao inclinar-se para a frente, eleve a perna livre para trás, de modo que fique alinhada com as costas. Certifique-se de manter a lombar reta. Na posição final (quando o tronco estiver quase paralelo ao chão), certifique-se de não girar os quadris. Quando o tronco e a perna livre estiverem a um ângulo de quase 45 graus com o chão, reverta o movimento, levando o quadril para a frente e terminando em pé, completando, assim, uma repetição.

Observe que a amplitude do movimento é menor usando o cabo, porque a força contra a qual você está trabalhando fica a um ponto mais alto quando se usa o halter. O halter puxa você em direção ao chão, ao passo que o cabo puxa em um ângulo de 45 graus.

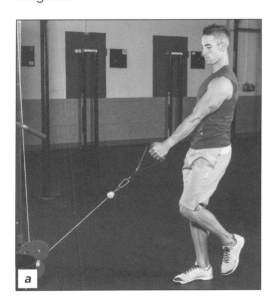
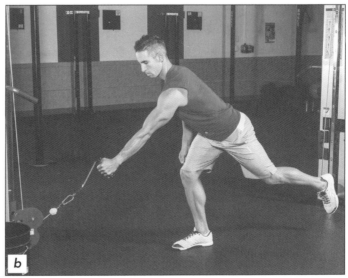

BOM-DIA

Fique em pé, com os pés afastados na largura dos quadris, e posicione uma barra sobre os ombros, atrás da cabeça (Figura a). Com a coluna reta, incline o corpo à frente, flexionando os quadris, conservando os joelhos flexionados a um ângulo de 15 a 20 graus (Figura b). Conforme o tronco vai para a frente, leve os quadris para trás e mantenha a lombar reta. Quando o tronco estiver paralelo ao chão, leve os quadris à frente, revertendo o movimento e terminando em pé, completando uma repetição.

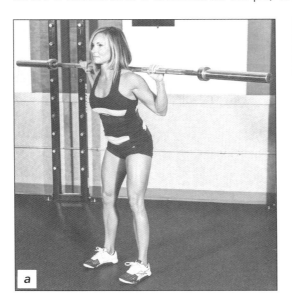 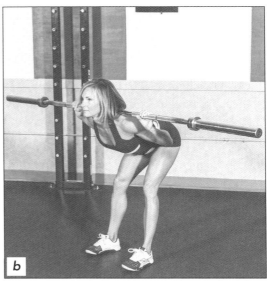

SWING COM KETTLEBELL

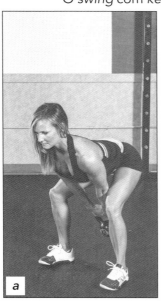 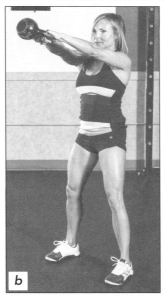

O *swing* com *kettlebell* é realizado usando a mesma mecânica do *stiff*. A única diferença é que este movimento é realizado com maior velocidade. Com os pés afastados ligeiramente além da largura dos ombros, segure um *kettlebell* com as duas mãos. Mantendo as costas retas e os braços estendidos, leve o *kettlebell* entre as pernas como um pêndulo e incline o corpo para a frente, flexionando os quadris, conservando os joelhos flexionados a um ângulo de cerca de 15 a 20 graus (Figura a). Quando os antebraços estiverem em contato com as coxas, reverta o movimento com um rápido impulso, levando, simultaneamente, os quadris para a frente (Figura b) e balançando o *kettlebell* até a altura dos olhos, completando, assim, uma repetição.

ELEVAÇÃO DOS QUADRIS

Sente-se no chão com as costas apoiadas em um banco, segurando uma barra sobre os quadris. Flexione os joelhos a 90 graus, mantendo as pernas ligeiramente afastadas na largura do quadril (Figura a). Eleve os quadris o máximo possível, sem arquear demais a lombar (Figura b). Na posição final, os quadris devem estar aproximadamente na altura dos ombros, de forma que o corpo forme uma posição parecida com uma mesa. Lentamente, abaixe os quadris até o chão e repita o movimento. Antes de realizar o exercício, certifique-se de que o banco em que suas costas estão apoiadas esteja seguro e estável. Você também pode enrolar a barra em uma toalha grossa ou usar um acessório acolchoado adequado, para que o exercício fique mais confortável nos quadris. Se você não tem um banco, também pode realizar este exercício deitado no chão.

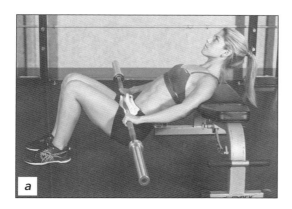
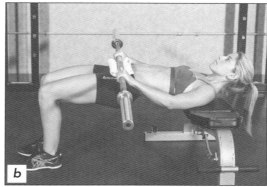

ELEVAÇÃO UNILATERAL DE QUADRIL

Sente-se no chão com as costas apoiadas em um banco ou em uma cadeira, apoie os ombros e a cabeça no banco e abra os braços para as laterais, com as palmas voltadas para cima. Posicione as pernas de modo que os joelhos fiquem a 90 graus e os pés fiquem diretamente abaixo dos joelhos. Mantendo o joelho direito flexionado a 90 graus, levante-o acima do quadril (Figura a). Eleve os quadris, de forma que o corpo forme uma linha reta do joelho até o nariz (Figura b). Conservando a perna direita elevada, abaixe os quadris até o chão, completando uma repetição. Você pode dificultar o exercício adicionando peso: tente segurar uma barra com anilha sobre os quadris.

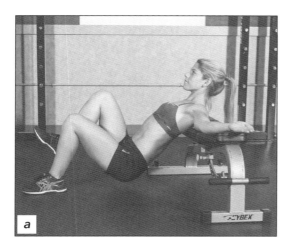
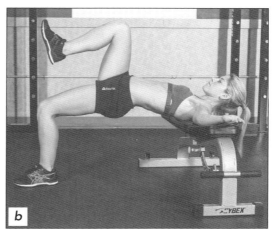

EXTENSÃO DO TRONCO

Para realizar este exercício, você vai precisar de um aparelho especialmente desenhado para extensão do tronco. Apoie as coxas no apoio, de forma que ele fique abaixo dos ossos dos quadris, e cruze os braços diante do peito (Figura a). Com os pés afastados na largura dos quadris, flexione-os, mantendo a coluna reta (Figura b). Reverta o movimento, estendendo os quadris, sem arquear demais a lombar, puxando o corpo de volta, de forma que ele forme uma linha reta dos ombros até os quadris e até os tornozelos. Você também pode realizar uma versão unilateral do exercício, removendo uma perna e colocando-a por cima do apoio de tornozelos, em vez de por baixo.

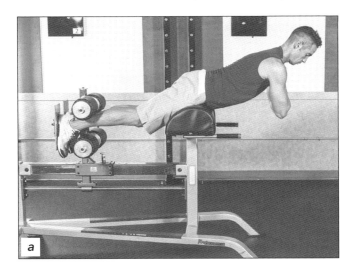
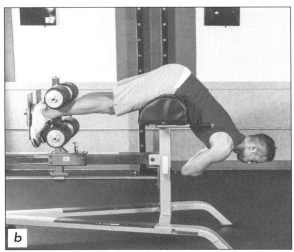

EXTENSÃO DOS QUADRIS

Para realizar este exercício, você vai precisar de um aparelho especialmente desenhado para extensão dos quadris. Voltado para a parte traseira do aparelho, deite-se sobre o apoio, segurando-se no aparelho, de forma que suas pernas fiquem penduradas, sem arredondar a lombar (Figura a). Com os pés afastados na largura dos quadris, estenda-os, levantando as pernas até que seu corpo forme uma linha reta (Figura b). Conforme você levanta as pernas, afaste também os pés, mantendo as pernas estendidas.

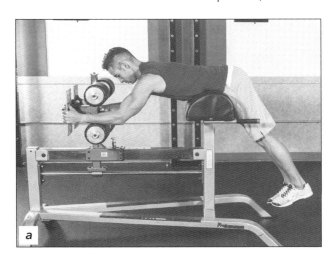
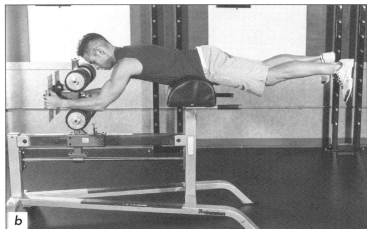

PASSADA À FRENTE COM INCLINAÇÃO DO TRONCO E HALTERES

Fique em pé, segurando um halter de cada lado do corpo, com os pés afastados na largura dos quadris (Figura a). Dê um passo à frente com uma perna, mantendo o joelho da frente flexionado a um ângulo de 15 a 20 graus e o joelho de trás estendido ou levemente flexionado. Quando o pé dianteiro tocar o chão, incline-se para a frente, flexionando os quadris, deixando o calcanhar do pé que está atrás levantar do chão (Figura b). O tronco não deve passar de uma linha paralela ao chão, e a coluna deve ficar reta. Reverta o movimento, dando um passo para trás, de modo que seus pés fiquem unidos e você volte a uma posição de sentido. Em seguida, realize o mesmo movimento dando um passo à frente com a outra perna. Não deixe os halteres tocarem o chão em nenhum momento durante este exercício.

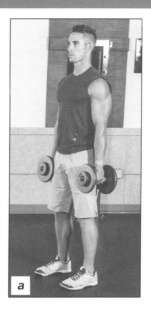
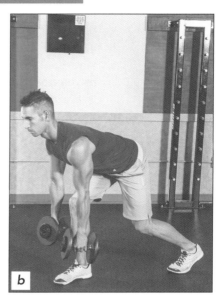

AFUNDO COM HALTERES E PÉ APOIADO NO BANCO

Fique em pé, segurando um halter de cada lado do corpo. Coloque o pé esquerdo sobre um banco ou uma cadeira atrás de você, distribuindo o peso (Figura a). Baixe o corpo em direção ao chão sem deixar que o joelho encoste no chão (Figura b). Conforme o tronco desce, mantenha a coluna reta e incline o corpo levemente para a frente a um ângulo de cerca de 45 graus. Impulsione o corpo de volta para cima com o calcanhar direito, voltando à posição inicial e completando uma repetição. Realize todas as repetições de um lado antes de trocar para o outro.

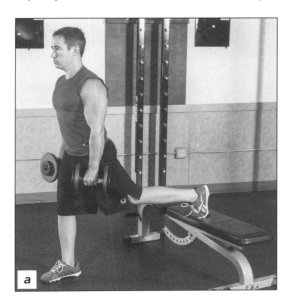
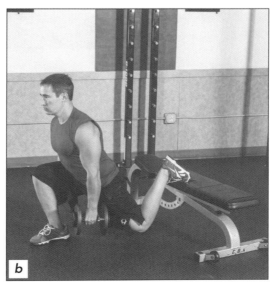

FLEXÃO DE PERNAS DEITADO

Para realizar este exercício, você vai precisar de um aparelho especial. Deite-se com a articulação dos quadris sobre o ponto mais elevado do apoio. Ajuste o apoio dos pés, de modo que ele fique na parte inferior das panturrilhas (Figura a). Segure-se nos apoios e, com as pernas afastadas na largura dos quadris, puxe os calcanhares o máximo possível em direção aos glúteos (Figura b). Lentamente, reverta o movimento de forma controlada.

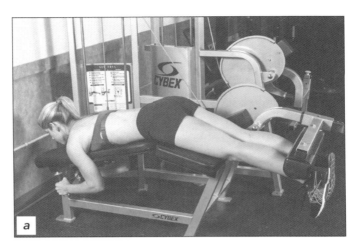

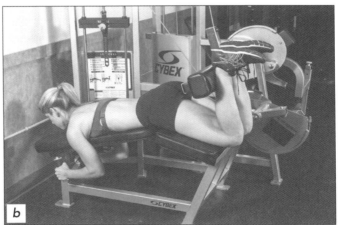

Exercícios para membros inferiores

Para garantir um programa de exercícios completo, é interessante não só realizar exercícios dos membros inferiores que envolvam movimentos na articulação dos quadris, mas, também, incluir exercícios que foquem nas pernas e no movimento da articulação dos joelhos. A seguir, estão alguns exercícios com foco em membros inferiores que são usados dentro deste sistema de musculação para perda de gordura.

AGACHAMENTO COM BARRA ATRÁS

Coloque uma barra sobre os ombros (mas não sobre o pescoço) e fique em pé, com os pés um pouco mais afastados do que a largura dos ombros e as pontas dos pés voltadas para fora, em um ângulo de 10 a 15 graus (Figura *a*). Flexione os joelhos e os quadris, agachando o máximo possível (Figura *b*). Os calcanhares não devem sair do chão e a coluna deve ficar reta. Além disso, certifique-se de manter os joelhos afastados, apontando na mesma direção dos pés. Não deixe o corpo simplesmente pender na direção dos joelhos. Quando chegar ao agachamento máximo que você conseguir, reverta o movimento e fique em pé.

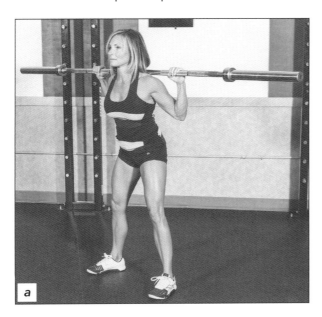
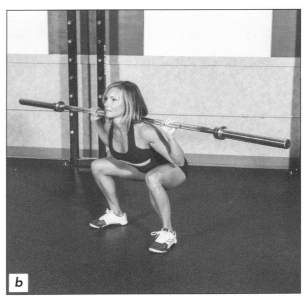

AGACHAMENTO COM BARRA PELA FRENTE

O agachamento com barra pela frente é realizado da mesma forma que o agachamento com barra atrás, a única diferença é a posição da barra. Apoie uma barra olímpica sobre o peito e fique em pé, com os pés um pouco mais afastados do que a largura dos ombros e as pontas dos pés voltadas para fora, em um ângulo de 10 a 15 graus (Figura a). Certifique-se de abrir o peito para criar um apoio para a barra, em vez de segurá-la apenas com os braços. Flexione os joelhos e os quadris, agachando o máximo possível (Figura b). Enquanto desce, preste atenção para que os cotovelos fiquem em direção ao teto. Os calcanhares não devem sair do chão e a coluna deve ficar reta. Além disso, mantenha os joelhos afastados, apontando na mesma direção dos pés. Não deixe o corpo simplesmente pender na direção dos joelhos. Quando chegar ao agachamento máximo que você conseguir, reverta o movimento e fique em pé.

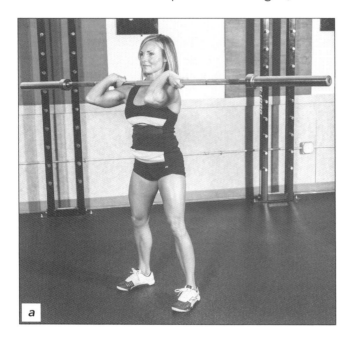
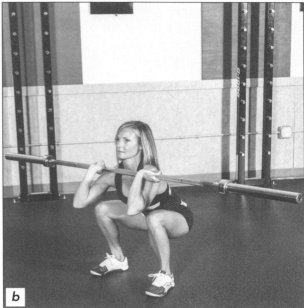

AGACHAMENTO COM TRAP BAR

Para realizar este exercício, você precisa de uma barra especialmente desenhada comumente chamada de *trap bar*. Embora essa barra seja um equipamento fantástico, por oferecer uma variação exclusiva de agachamento, talvez você não a encontre em muitas academias. Dito isso, vou incluir este exercício aqui para encorajar você a usar a *trap bar*, caso tenha acesso a uma.

Fique dentro da barra, com os pés afastados na largura dos ombros, em posição de agachamento, com as mãos segurando a barra (Figura *a*). Mantenha os pés apoiados no chão, os joelhos alinhados com os dedos dos pés e a lombar reta. Fique em pé, de forma que suas mãos fiquem nas laterais dos quadris (Figura *b*). Lentamente, volte à posição de agachamento até que as anilhas usadas com a barra encostem no chão, ou até que você não consiga mais manter a lombar reta.

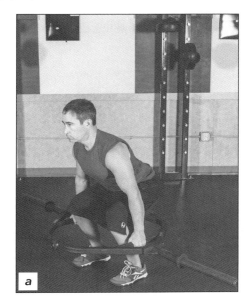
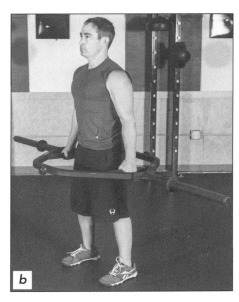

AGACHAMENTO COM HALTER PELA FRENTE

Fique em pé, com os pés afastados na largura dos ombros, as pontas dos pés voltadas para fora, em um ângulo de 10 graus (Figura *a*). Segure um halter verticalmente diante do peito com ambas as mãos. Feche os cotovelos nas laterais do halter. Faça um agachamento flexionando os joelhos, como que sentando-se sobre o quadris (Figura *b*). Desça o máximo que puder, sem arredondar a lombar. Preste atenção para que os calcanhares não saiam do chão e os joelhos se mantenham afastados, apontando na mesma direção dos pés.

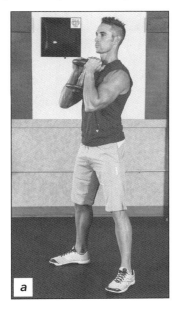
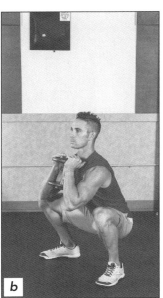

PASSADA À FRENTE COM HALTERES

Com os pés afastados na largura dos ombros, segure um halter em cada mão (Figura a). Dê um largo passo à frente e abaixe o corpo, de forma que o joelho que está atrás toque o chão levemente (Figura b). Fique em pé novamente, ao mesmo tempo, trazendo a perna que está atrás para junto da perna que está na frente, e dê um passo à frente com a perna que estava atrás de você na última repetição (Figura c). Ao final de cada afundo, o corpo pode ficar ligeiramente inclinado para a frente com a coluna reta, uma vez que isso força um pouco menos os joelhos (e ajuda a usar os glúteos). Repita enquanto caminha pela sala.

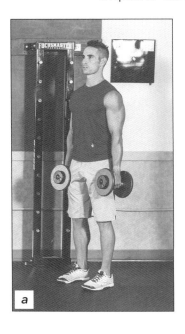
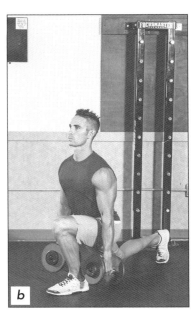
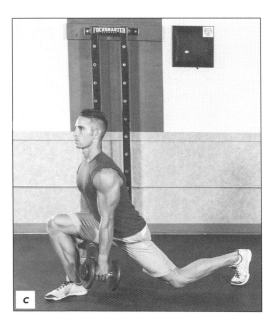

PASSADA PARA TRÁS COM HALTERES

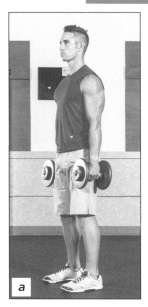
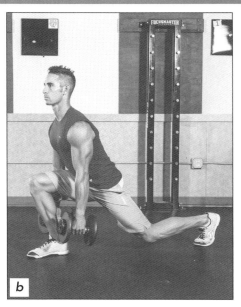

O funcionamento da passada para trás é semelhante ao do afundo; a diferença é que você não caminha pela sala, mas, sim, dá um passo para trás, em vez de à frente. Com os pés afastados na largura dos ombros, segure um halter em cada mão (Figura a). Dê um passo para trás com o pé esquerdo e abaixe o corpo, de forma que o joelho toque levemente o chão (Figura b). Reverta o movimento, levando o pé esquerdo para a frente e voltando à posição inicial. Faça o exercício com a outra perna.

AFUNDO COM SLIDE

O movimento e o funcionamento do afundo com *slide* são os mesmos da passada para trás, porém, nesse caso, você realiza todas as repetições em uma perna, porque o outro pé está apoiado sobre um prato de papel ou qualquer outra superfície que permita que ele deslize no chão. Segurando um halter em cada mão, coloque a ponta do pé esquerdo sobre um prato de papel, mantendo o calcanhar levantado (Figura a). Deslize a perna esquerda para trás e abaixe o corpo, até a posição de passada para trás (Figura b). Reverta o movimento, puxando o pé que está atrás para junto do outro pé. Faça todas as repetições de um lado antes de trocar e repetir do outro lado.

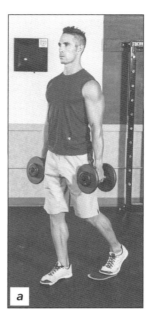
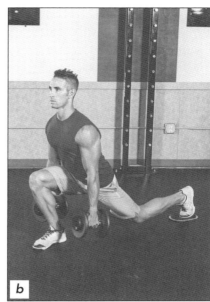

AGACHAMENTO UNILATERAL COM HALTERES PELA FRENTE

Fique em pé com o joelho direito flexionado um pouco atrás da perna esquerda e os braços estendidos à sua frente, para manter o equilíbrio (*vide* Figura a para um exemplo usando halteres). Lentamente, agache, até encostar ligeiramente o joelho no chão (Figura b). Reverta o movimento e fique em pé novamente. Não tem problema se você não conseguir realizar o agachamento até encostar o joelho no chão. Vá até o seu limite, sem permitir que o pé que está atrás (o que não está sustentando peso) encoste no chão.

Você também pode realizar este exercício segurando um halter sobre cada ombro (Figuras a e b). Além disso, usar uma caixa de 10 a 15 cm para apoiar o joelho pode facilitar o exercício. Faça todas as repetições na mesma perna antes de trocar de lado.

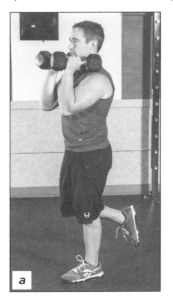
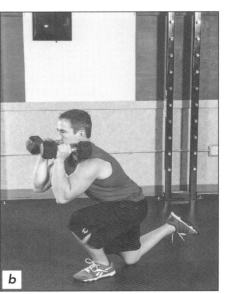

SUBIDA NO BANCO COM HALTERES

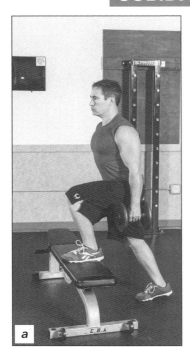
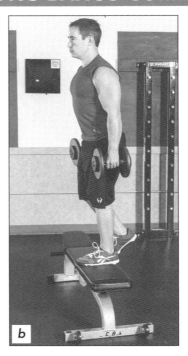

Fique em pé, com os pés levemente afastados, voltado para um banco, segurando um halter em cada mão, nas laterais dos quadris. Coloque o pé esquerdo sobre o banco (Figura *a*) e dê um passo, como se subisse um degrau, estendendo o joelho esquerdo (Figura *b*). Uma vez em cima do banco, deixe que o pé direito toque o banco levemente, para manter o equilíbrio, então, reverta o movimento, dando um passo para baixo com o pé direito tocando o chão primeiro. Depois, leve o pé esquerdo para o chão e coloque a perna direita sobre o banco, para repetir com a outra perna. Essencialmente, você está subindo e descendo um degrau usando a mesma perna a cada vez, trocando a perna que está trabalhando – com a qual você está pisando – no chão, não em cima do banco.

Exercícios abdominais

Até agora, quem ditou os movimentos foram nossas extremidades: os membros superiores, com puxada e extensão, e os membros inferiores, com pernas e quadris. Agora é hora de focar nos músculos que formam o centro do seu corpo: os abdominais.

Embora esta seção traga exercícios que enfatizam sua musculatura abdominal, as aplicações dos exercícios também envolvem os ombros e os quadris. Observe que exercícios como *stiff*, agachamento com barra pela frente, extensão de braço unilateral e extensão inclinada também podem ser considerados exercícios abdominais, porque trabalham os músculos que formam o seu tronco, e os exercícios que acabamos de ver, além de vários outros já apresentados, exigem que você use vários músculos do tronco para manter o alinhamento do corpo. Por exemplo, agachamentos e *stiffs* exigem um trabalho da musculatura lombar para segurar o peso dos halteres e impedir o arredondamento das costas. Músculos como os oblíquos, do lado esquerdo do corpo, precisam trabalhar para controlar seu tronco e mantê-lo centrado enquanto você realiza um desenvolvimento unilateral com halter ou um desenvolvimento unilateral com barra inclinada com o lado direito do corpo.

Em outras palavras, muitos dos exercícios apresentados até agora estimulam os músculos posteriores e laterais do tronco. O que os exercícios, a seguir, vão fazer é servir como um ótimo complemento para os exercícios anteriores, enfatizando os músculos anteriores do tronco: os abdominais.

REMADA EM PRANCHA COM HALTERES

Em posição de prancha, com os pés afastados na largura dos ombros, segure um halter em cada mão diretamente abaixo dos ombros (Figura a). Execute uma remada com um halter, até que ele toque as costelas (Figura b). Lentamente, retorne o halter para o chão e execute uma remada com o outro halter da mesma maneira. Mantenha o tronco o mais estável possível, e não deixe os quadris girarem em nenhum momento.

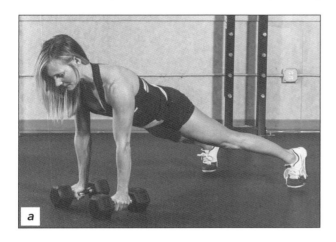 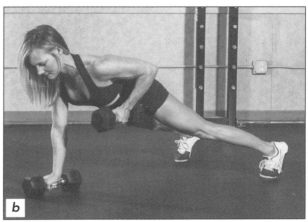

PRANCHA LATERAL COM LEVANTAMENTO LATERAL DE HALTER

Apoie o braço esquerdo sobre um banco, mantendo os pés no chão, um posicionado à frente do outro (Figura a). Mantenha todo o corpo em linha reta, desde o nariz, passando pelo umbigo, até os joelhos. Essa é a posição de prancha lateral. Mantenha essa posição enquanto realiza um levantamento lateral com o halter que você está segurando na mão direita. Comece com a mão direita sobre o quadril e eleve o braço, mantendo o cotovelo reto, até que o braço fique alinhado com os ombros (Figura b). Lentamente, abaixe a mão de volta para o quadril. Faça todas as repetições do mesmo lado antes de trocar de lado.

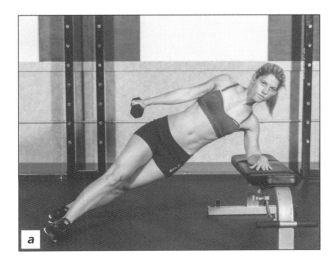 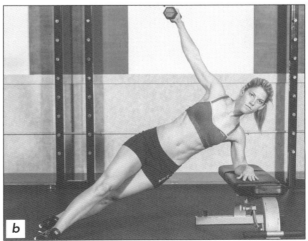

CAMINHADA DO FAZENDEIRO UNILATERAL

Com os pés afastados na largura dos quadris, segure um halter de peso razoável em um dos lados do corpo, na lateral do quadril (ou sobre o ombro) com a palma da mão voltada para o corpo (Figura a). Caminhe pela sala, mantendo o halter nessa posição e a postura ereta e estável (Figura b). Depois, passe o halter para a outra mão e repita o movimento.

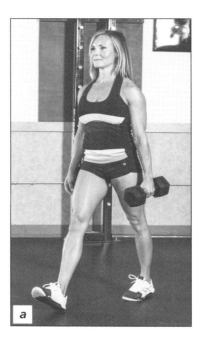
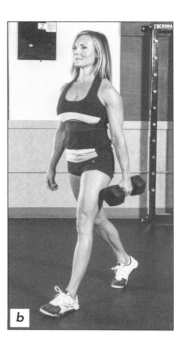

LEVANTAMENTO TURCO

Embora o levantamento turco tenha um único nome, na verdade, ele é uma combinação de vários exercícios que pode ser realizada segurando um halter (ou *kettlebell*). Se você nunca tentou o levantamento turco, prepare-se para um exercício sem igual.

Deite-se em decúbito dorsal no chão, segurando um halter (ou *kettlebell*) na mão esquerda. Estenda o braço em direção ao teto alinhado acima do ombro e flexione o joelho esquerdo (Figura *a*). Apoie-se sobre o cotovelo direito, mantendo o braço esquerdo estável (Figura *b*). Então, estenda o cotovelo direito, até chegar a uma posição sentada (Figura *c*). Eleve os quadris (Figura *d*) e deslize a perna direita para trás do corpo (Figura *e*), colocando o joelho direito no chão e ainda mantendo o braço esquerdo estendido e estável (Figura *f*). Depois, eleve o tronco, de modo que ele fique perpendicular ao chão (Figura *g*). Por fim, fique em pé, saindo da posição semiajoelhada (Figura *h*). Depois, lentamente, reverta cada movimento, passo a passo, até voltar à posição inicial, completando uma repetição. Repita do outro lado. Observe que você pode trocar de lado após cada repetição, ou após duas, três, quatro, e assim por diante – o que você achar necessário para manter a máxima intensidade e o máximo controle enquanto realiza este exercício.

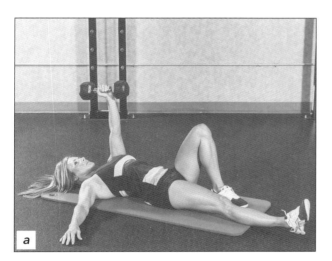
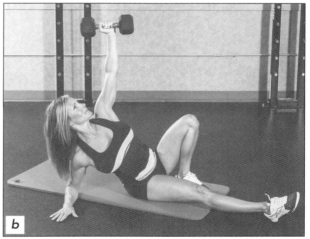
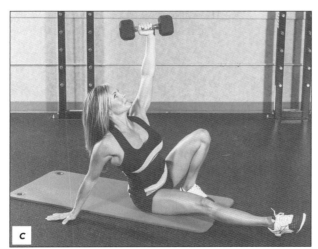
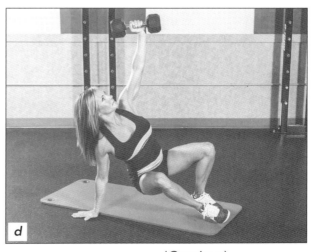

(*Continua*)

Circuitos

(*Continuação*)

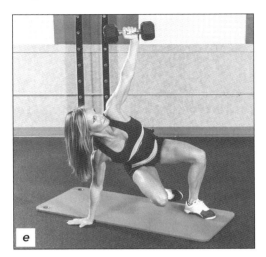
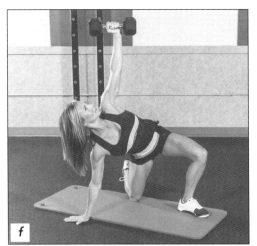
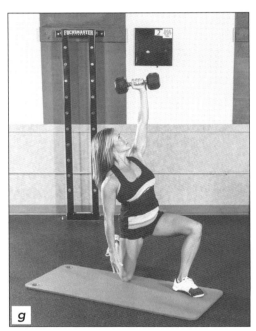
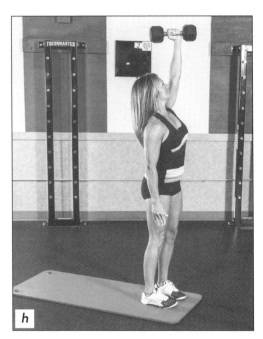

ARCO COM BARRA INCLINADA

Encaixe uma extremidade de uma barra em um canto da sala ou em um aparelho Sorinex Landmine, e segure a outra extremidade com ambas as mãos, ficando em pé com os pés afastados na largura dos ombros. Movimente a barra de um lado para o outro em um arco, enquanto gira os quadris e os ombros e mantém a coluna reta, de forma que o tronco fique voltado para a barra em todos os momentos (Figuras *a-c*).

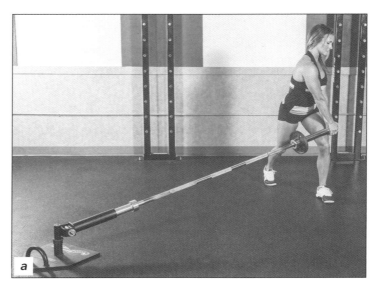

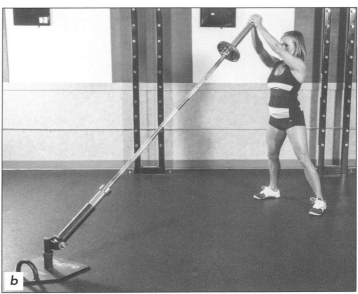

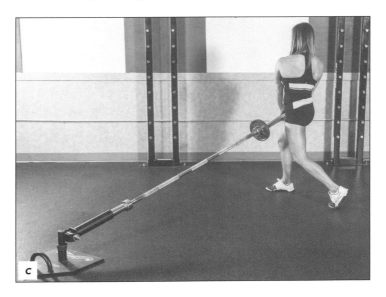

ARCO ESTREITO COM BARRA INCLINADA

Encaixe uma extremidade de uma barra em um canto da sala ou em um aparelho Sorinex Landmine, e segure a outra extremidade com ambas as mãos, ficando em pé com os pés afastados na largura dos ombros. Movimente a barra de um lado para o outro em um arco, sem deixar os quadris nem os ombros girarem, mantendo uma postura ereta (Figuras a-c). Ao longo do movimento, mantenha o tronco voltado para o ponto de ancoragem da barra.

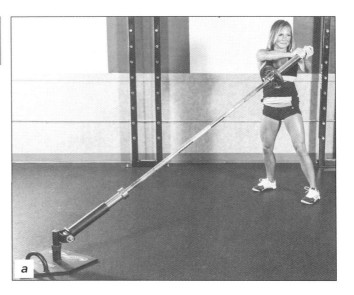

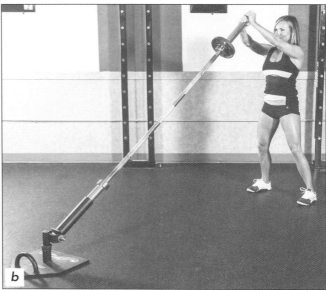

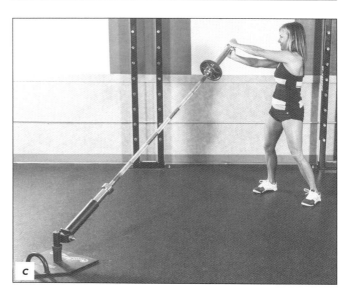

DESENROLAMENTO ABDOMINAL

Ajoelhe-se no chão, com os braços estendidos sobre uma bola suíça de 55 a 65 centímetros de diâmetro, com os joelhos e as mãos na largura dos quadris (Figura a). Empurre a bola para longe do corpo, estendendo os braços até a cabeça como se fosse mergulhar em uma piscina (Figura b). Empurre a bola o máximo que puder, sem deixar a cabeça ou a lombar penderem em direção ao chão (Figura c). Quando chegar ao ponto máximo que conseguir, ou quando seus braços estiverem bem alinhados com as costas, reverta o movimento e puxe a bola de volta à posição inicial, com as mãos um pouco à frente da cabeça. Para facilitar o exercício, basta começar com os antebraços apoiados sobre a bola e realizar o resto do exercício da forma descrita.

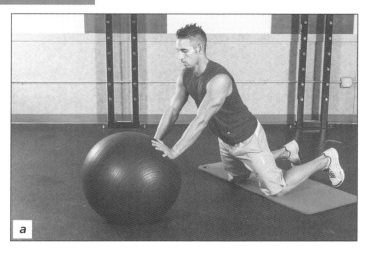

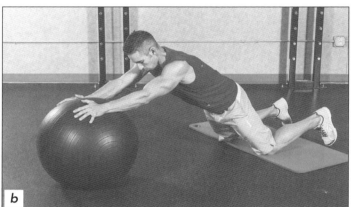

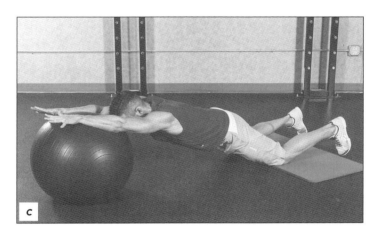

CALDEIRÃO COM BOLA SUÍÇA

Apoie ambos os antebraços sobre uma bola suíça e fique em posição de prancha, com o corpo em uma linha reta e os pés afastados na largura dos ombros (Figuras a, b). Faça movimentos circulares com os braços (Figuras c, d). Alterne entre círculos horários e anti-horários, sem deixar a cabeça ou os quadris penderem em direção ao chão.

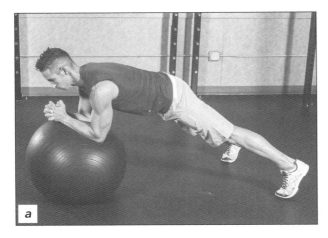
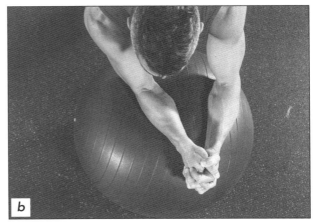
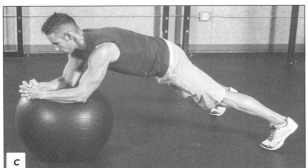
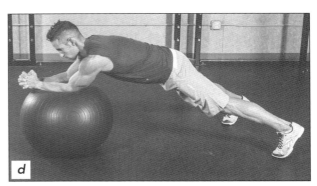

PONTE COM BOLA SUÍÇA

Fique em posição de prancha, com os pés apoiados sobre uma bola suíça de 55 a 65 centímetros de diâmetro (Figura a). Puxe os joelhos em direção ao corpo o máximo que puder, sem deixar que os ombros saiam do lugar (Figura b). Reverta o movimento, de modo que seu corpo fique alinhado novamente, completando uma repetição.

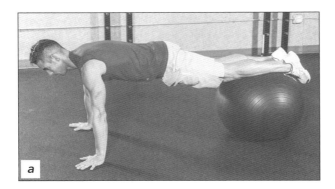
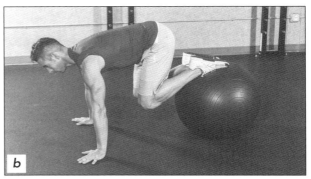

CANIVETE COM BOLA SUÍÇA

Fique em posição de prancha, com os pés apoiados sobre uma bola suíça de 55 a 65 centímetros de diâmetro (Figura a). Use os abdominais para levantar os quadris em direção ao teto, mantendo as pernas razoavelmente retas. Eleve os quadris até que fiquem alinhados com os dos ombros (Figura b). Lentamente, volte para a posição inicial (corpo em prancha).

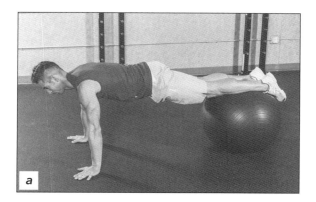
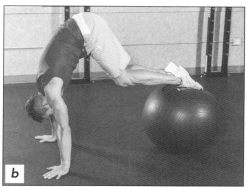

CANIVETE COM DESENROLAMENTO

Este exercício combina o canivete com bola e o desenrolamento abdominal em um único e completo exercício abdominal. Fique em posição de prancha, com os pés apoiados sobre uma bola suíça de 55 a 65 centímetros de diâmetro (para facilitar o exercício, posicione a bola mais próxima do umbigo). Com o corpo em posição de prancha (Figura a), mantenha as pernas estendidas e levante os quadris, mantendo a coluna reta (Figura b). Depois de alinhar os quadris e voltar à posição inicial, empurre o corpo de volta em direção à bola, até que os braços fiquem completamente estendidos à sua frente e as pernas, completamente estendidas atrás de você (Figura c). Reverta o movimento e repita o exercício.

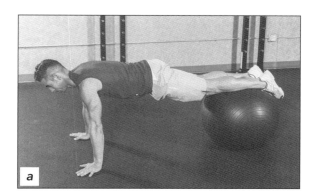
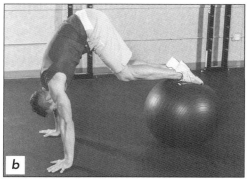
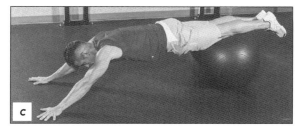

ABDOMINAL COM ANILHA E BOLA SUÍÇA

Deite-se com a lombar apoiada sobre uma bola suíça e segure uma anilha diretamente sobre o peito, com os braços estendidos (Figura a). Faça um abdominal, erguendo a anilha (Figura b). Lentamente, reverta o movimento, deixando que os músculos abdominais se estiquem sobre a bola. Ao realizar este exercício, cuide para que a bola não role em nenhum momento. Também evite sentar com o tronco perpendicular ao chão, porque isso tira a tensão do abdome.

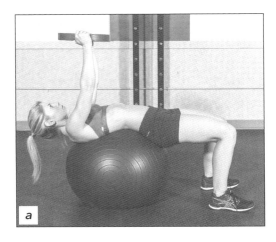
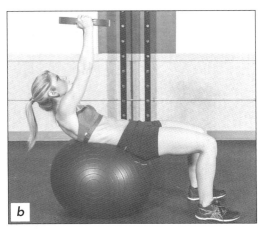

ROTAÇÃO NA POLIA

Para realizar este exercício, você vai precisar de uma polia ajustável. Fique em pé, com os pés afastados na largura dos ombros, com o puxador do cabo no seu lado direito. Segure o puxador com os cotovelos levemente flexionados (Figura a) e puxe-o para o seu lado esquerdo, até que ambos os braços tenham ultrapassado a linha do ombro esquerdo (Figura b). Mova os braços horizontalmente na direção oposta (à origem do cabo ou do elástico) até que ultrapassem a linha do ombro oposto. A amplitude de movimento neste exercício é pequena, aproximadamente, a distância entre os seus ombros. Cuide para permanecer com a coluna reta e não deixar os quadris girarem – eles devem ficar perpendiculares à polia durante todo o exercício.

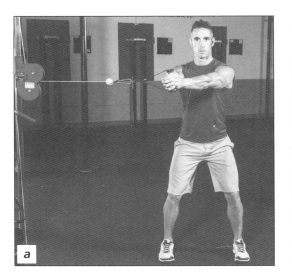
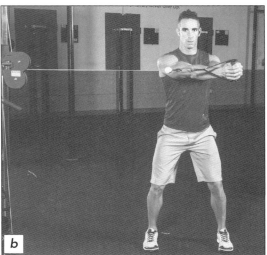

PUXADA NA POLIA BAIXA

Fique em pé, com os pés levemente mais afastados do que a largura dos ombros, perpendicular a uma polia que esteja ao seu lado, segurando o puxador com ambas as mãos; a polia deve estar regulada na posição mais baixa. Agache-se enquanto transfere o seu peso para a perna mais próxima da polia (Figura a). Fique em pé, ao mesmo tempo que transfere o peso para a outra perna, enquanto também puxa o cabo diagonalmente para cima (Figura b). Termine no alto, com os braços acima da cabeça, na lateral do corpo. Reverta o movimento até a posição inicial e repita o exercício. Certifique-se de manter a coluna neutra durante todo o exercício e de levar os quadris para trás na posição agachada.

O tronco deve ficar razoavelmente perpendicular à polia. Não gire o tronco quando puxar o cabo no final da amplitude do movimento. Fazer isso reduz muito a tensão nos músculos do tronco. Execute o exercício excêntrica e concentricamente, de maneira suave e coordenada. Você também pode realizar este exercício usando um elástico baixo.

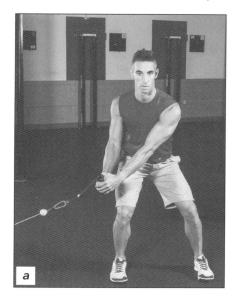
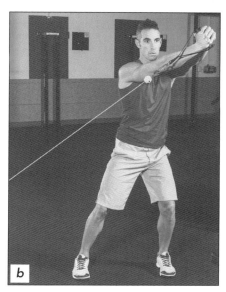

ABDOMINAL INVERTIDO

Deite-se em decúbito dorsal no chão com os joelhos flexionados e a lombar apoiada no chão. Com os cotovelos ligeiramente flexionados, segure um halter ou uma *medicine ball* no chão, acima da cabeça (Figura a). De maneira suave e controlada, realize um abdominal invertido, erguendo os quadris do chão, levando os joelhos em direção a seu queixo (Figura b). Lentamente, reverta o movimento, deixando sua lombar apoiar no chão uma vértebra de cada vez. Cuidado para não usar a inércia e jogar o corpo quando realizar este exercício. Além disso, segure um halter ou uma *medicine ball* com peso suficiente para não deixar que você a levante do chão. Por último, as pernas não devem se estender e a cabeça não deve levantar em nenhum momento.

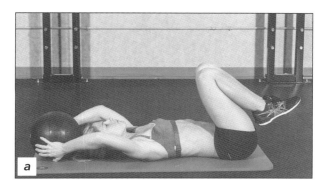
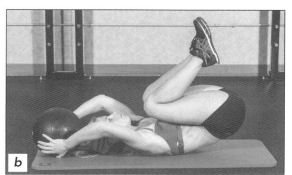

ABAIXAMENTO DE PERNAS

Deite-se em decúbito dorsal no chão, com os joelhos flexionados e a lombar apoiada no chão, os punhos pressionados contra o chão nas laterais da cabeça (Figura a). Lentamente, abaixe as pernas em direção ao chão, mantendo os joelhos flexionados e pressionando os punhos contra o chão (Figura b). Quando os calcanhares tocarem levemente o chão, reverta o movimento, trazendo os joelhos de volta sobre os quadris. Para tornar este exercício mais desafiador, basta estender as pernas ao mesmo tempo que as abaixa em direção ao chão. Basicamente, quanto mais você estender as pernas, mais difícil será o exercício. Tome cuidado para não deixar que a lombar perca o contato com o chão em nenhum momento.

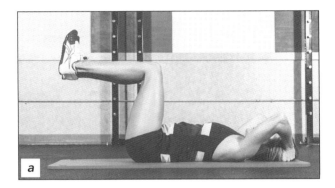
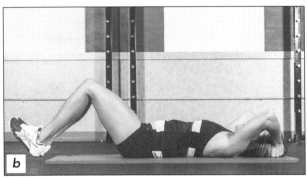

Claramente, o treinamento em circuitos é um método de musculação extremamente versátil e útil. Como foi mostrado neste capítulo, você tem não só uma ampla variedade de exercícios que pode ser usada como parte de um circuito, mas, também, diversas formas de estruturar seus grandes circuitos.

capítulo

5

Combinações

Como o nome sugere, o treinamento em combinações envolve múltiplos movimentos da musculação misturados de maneira contínua para criar um único exercício. Este capítulo abrange uma grande diversidade de combinações envolvendo barras, halteres e *kettlebells*.

TREINAMENTO EM COMBINAÇÕES

Os treinamentos em combinações apresentados neste capítulo foram inspirados por conceitos de levantamento de peso olímpico, nos quais diversos movimentos com a barra são combinados para executar um movimento chamado levantamento olímpico. Embora o conceito de combinações seja originário desse levantamento, você não precisa ser um medalhista para executar as combinações deste capítulo. Além disso, embora alguns dos exercícios com barra em combinações envolvam exercícios de origem olímpica, neste livro, a intenção dessas atividades não é levantar o máximo de peso com o máximo de força, mas simplesmente adicionar maior versatilidade a várias combinações para torná-las mais interessantes, dinâmicas e metabólicas. Este livro simplesmente pegou o conceito de combinações e o desenvolveu, levando os exercícios muito além das barras, trazendo combinações usando halteres e *kettlebells* em exercícios bilaterais e unilaterais.

Muitas pessoas, até mesmo *personal trainers*, não entendem que um *treino* completo e um *exercício* completo não são necessariamente a mesma coisa. Um treino completo significa apenas que você trabalhou todas as principais partes do corpo dentro um dia de treinamento, ao passo que um exercício completo trabalha todas as principais partes do corpo dentro de uma repetição. As combinações do treino metabólico são exercícios completos no sentido mais puro da expressão, porque obrigam cada articulação do corpo a trabalhar em conjunto para executar uma repetição da combinação. Em relação ao treino metabólico, circuitos (abordados no capítulo anterior) e complexos (abordados no próximo capítulo) envolvem a execução de grupos de diversos exercícios, cada um enfatizando um grupo muscular diferente, um após o outro. Por isso, os programas de treinamento neste livro associam combinações, circuitos e complexos para que cada treino seja o mais completo e eficaz possível, para trabalhar o seu corpo todo e deixar você mais magro, atraente e ágil.

Ademais, cada combinação usa o mesmo equipamento e o mesmo peso, o que faz delas opções úteis de treinamento quando você está em uma academia lotada. Com as combinações do treino metabólico, você pega um único equipamento e usa para treinar o corpo todo.

EXERCÍCIOS EM COMBINAÇÕES

A seguir, você vai encontrar uma variedade de combinações do treino metabólico. Algumas combinações envolvem mais movimentos em uma repetição do que outras. Quanto mais movimentos houver dentro de uma dada combinação, maior a dificuldade.

Antes de entrarmos nas combinações, primeiro vamos ver exatamente como você vai usá-las. Combinações são usadas de duas formas no sistema de treinamento de que trata este livro.

Método de combinação 1
O primeiro método é uma série cronometrada que envolve executar o máximo de repetições possível de um determinado exercício em combinação durante um período de 6 a 10 minutos. Se o exercício for um complexo unilateral (um lado de cada vez), divida o período em dois, e trabalhe de 3 a 5 minutos de cada lado. Depois de terminar todo o período, descanse de 3 a 4 minutos antes de começar uma nova série.

Método de combinação 2
O outro método para usar combinações usa a abordagem mais tradicional, com um número predefinido de séries e repetições. Esse método consiste em executar de 3 a 5 séries (por combinação) de 6 a 10 repetições. Depois, você descansa de 60 a 90 segundos entre séries de uma dada combinação. Se estiver executando uma combinação unilateral (um lado de cada vez), execute de 6 a 10 repetições por lado e depois descanse por aproximadamente 30 segundos antes de trocar de lado. Quando tiver terminado ambos os lados, completando uma volta, descanse por aproximadamente 90 segundos antes de começar a próxima.

Ao usar combinações, verifique se a carga é suficientemente pesada para criar um desafio para o número de repetições que você está usando, mas não tão pesada que o impeça de controlar o peso ou completar o número de repetições desejado. Você pode garantir o seu progresso aumentando a carga ou as repetições ou diminuindo o tempo de descanso.

Exercícios com barra livre
Não interessa quantas pesquisas científicas sejam feitas ou o quanto os métodos de treinamento modernos evoluem, o treinamento básico de força ainda reina supremo, com a barra livre servindo como um dos equipamentos de exercício mais eficazes disponíveis hoje. A seguir, estão diversas combinações metabólicas usando a barra livre.

Remada curvada com barra (pegada supinada)
▪ *Stiff* ▪ Arranque ▪ Desenvolvimento com barra pela frente

1 REMADA CURVADA COM BARRA (PEGADA SUPINADA)

Fique em pé, com os pés afastados na largura dos quadris. Segure a barra com uma pegada supinada, com as mãos um pouco mais afastadas do que a largura dos ombros. Incline o corpo para a frente, flexionando os quadris, mantendo as costas retas, de modo que o tronco fique paralelo ao chão e os joelhos fiquem flexionados em um ângulo de 15 a 20 graus (Figura *a*). Puxe a barra num movimento de remada em direção ao meio do tronco, entre o peito e o umbigo (Figura *b*). Lentamente, abaixe a barra, sem deixar que ela toque o chão. Você pode fazer este exercício usando uma pegada pronada, que algumas pessoas consideram mais firme.

Observação: após terminar as remadas, coloque a barra no chão e troque para uma pegada pronada, para executar o *stiff* e o resto dos exercícios desta combinação.

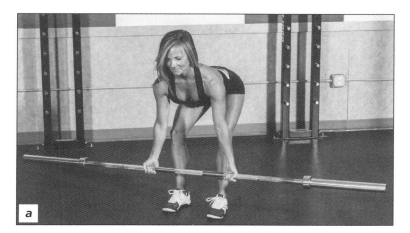
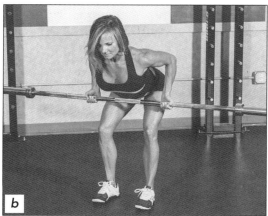

2 STIFF

Fique em pé, com os pés afastados na largura dos quadris, segurando uma barra diante das coxas, com os braços estendidos (Figura *c*). Mantendo a coluna reta, incline o tronco para a frente, flexionando os quadris, conservando os joelhos flexionados a um ângulo de 15 a 20 graus (Figura *d*). Conforme o tronco vai para a frente, os quadris vão para trás, sem que as costas fiquem arqueadas. Quando o tronco estiver quase paralelo ao chão ou as anilhas estiverem quase tocando o chão, leve os quadris para a frente em direção à barra, revertendo o movimento e terminando em pé.

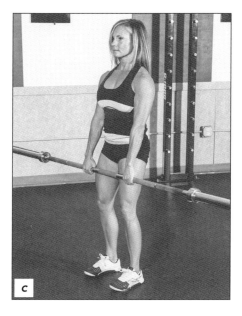
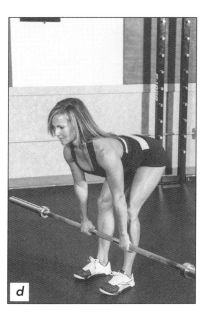

3 ARRANQUE

Fique em pé, com os pés afastados na largura dos ombros. Segure a barra com as mãos um pouco mais afastadas do que a largura dos ombros. Incline o corpo para a frente, flexionando os quadris, mantendo a barra pressionada contra as coxas (Figura e), e impulsione os quadris em direção à barra ao mesmo tempo que puxa a barra para cima (Figura f). Quando a barra chegar à altura dos ombros (Figura g), rapidamente, jogue os cotovelos para a frente, para segurar a barra sobre o peito (Figura h).

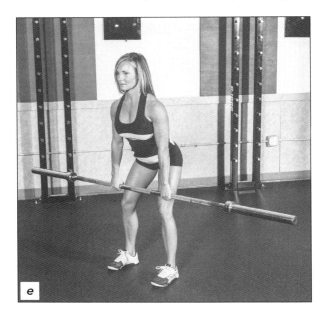
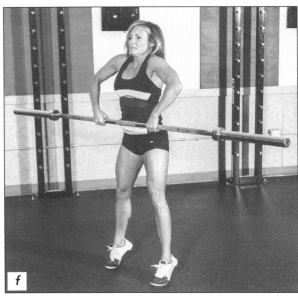
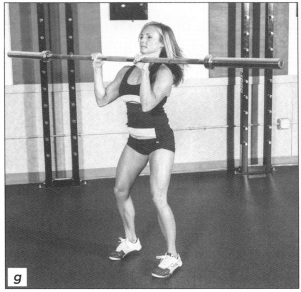
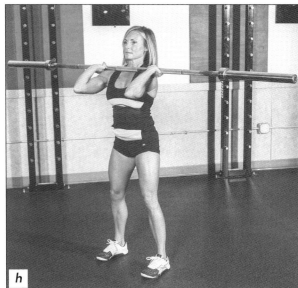

4 DESENVOLVIMENTO COM BARRA PELA FRENTE

Fique em pé, com os pés afastados na largura dos ombros, e segure a barra com as mãos um pouco mais afastadas do que a largura dos ombros (Figura i). Flexione levemente os joelhos (Figura j) e, depois, rapidamente, reverta o movimento, impulsionando a barra acima da cabeça usando os braços e as pernas de forma coordenada (Figura k). Quando a barra estiver completamente acima da cabeça, lentamente, reverta os movimentos anteriores, recolocando a barra no chão para completar uma repetição.

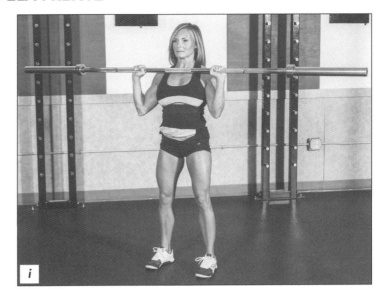

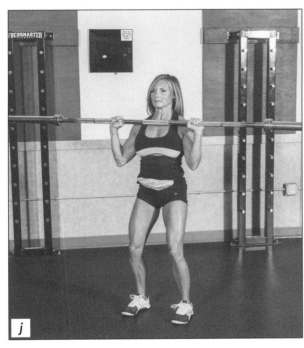

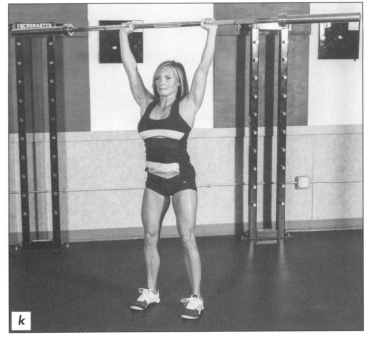

Remada curvada com barra (pegada supinada) ▪ *Stiff* ▪ Encolhimento de ombros com movimentação dos quadris ▪ Arranque ▪ Desenvolvimento com barra pela frente

1 REMADA CURVADA COM BARRA (PEGADA SUPINADA)

Fique em pé, com os pés afastados na largura dos quadris. Segure a barra com uma pegada supinada, com as mãos um pouco mais afastadas do que a largura dos ombros. Incline o corpo para a frente, flexionando os quadris, mantendo as costas retas, de modo que o tronco fique paralelo ao chão e os joelhos fiquem flexionados em um ângulo de 15 a 20 graus (Figura a). Puxe a barra num movimento de remada em direção ao meio do tronco, entre o peito e o umbigo (Figura b). Lentamente, abaixe a barra, sem deixar que ela toque o chão. Você pode fazer este exercício usando uma pegada pronada, que algumas pessoas consideram menos firme.

Observação: após terminar as remadas, coloque a barra no chão e troque para uma pegada pronada, para executar o *stiff* e o resto dos exercícios desta combinação.

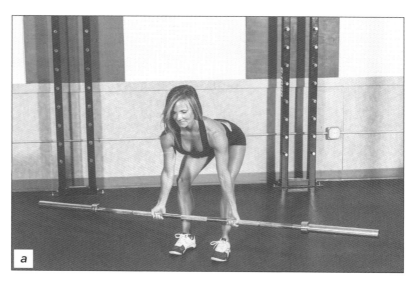

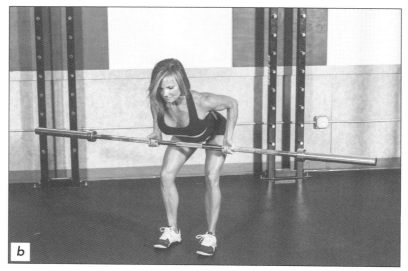

2 STIFF

Fique em pé, com os pés afastados na largura dos quadris, segurando uma barra diante das coxas, com os braços estendidos (Figura c). Mantendo a coluna reta, incline o tronco para a frente, flexionando os quadris, conservando os joelhos flexionados a um ângulo de 15 a 20 graus (Figura d). Conforme o tronco vai para a frente, os quadris vão para trás, sem que as costas fiquem arqueadas. Quando o tronco estiver quase paralelo ao chão ou as anilhas estiverem quase tocando o chão, leve os quadris para a frente, em direção à barra, revertendo o movimento e terminando em pé.

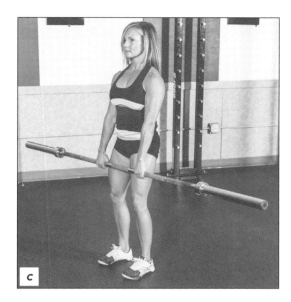 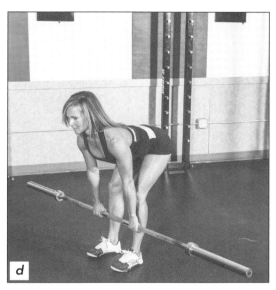

3 ENCOLHIMENTO DE OMBROS COM MOVIMENTAÇÃO DOS QUADRIS

Depois de completar o *stiff*, fique em pé (Figura e) e dê um pequeno salto no ar ao mesmo tempo que encolhe os ombros em direção às orelhas (Figura f).

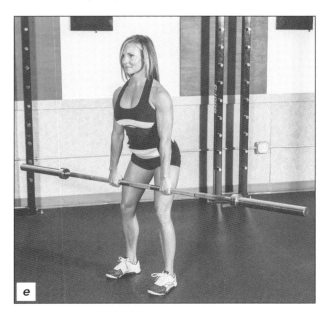 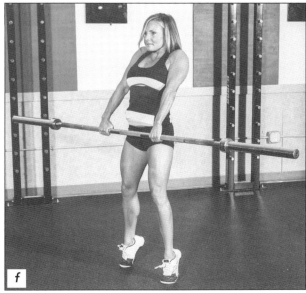

4 ARRANQUE

Fique em pé, com os pés afastados na largura dos ombros. Segure a barra com as mãos um pouco mais afastadas do que a largura dos ombros. Incline levemente o corpo para a frente, flexionando os quadris, mantendo a barra pressionada contra as coxas (Figura g), e impulsione os quadris em direção à barra ao mesmo tempo que puxa a barra para cima (Figura h). Quando a barra chegar à altura dos ombros (Figura i), rapidamente, jogue os cotovelos para a frente, para segurar a barra sobre o peito (Figura j).

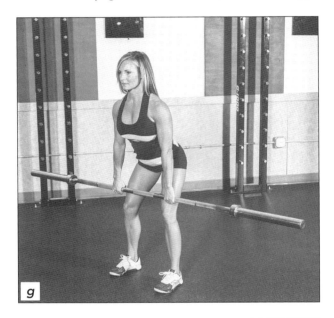
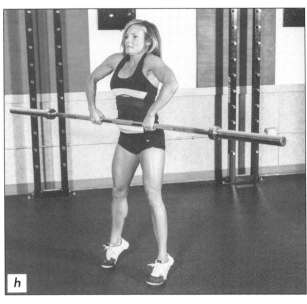
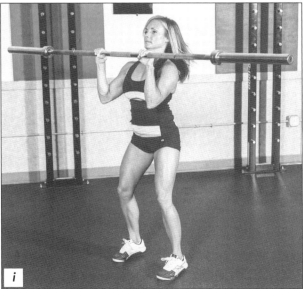
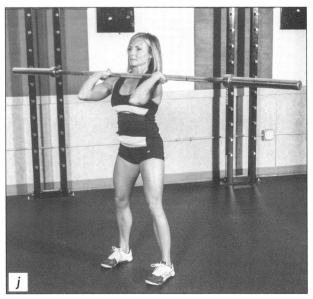

5 DESENVOLVIMENTO COM BARRA PELA FRENTE

Fique em pé, com os pés afastados na largura dos ombros, e segure a barra com as mãos um pouco mais afastadas do que a largura dos ombros (Figura k). Flexione levemente os joelhos (Figura l), e, depois, rapidamente, reverta o movimento, impulsionando a barra acima da cabeça, usando os braços e as pernas de forma coordenada (Figura m). Quando a barra estiver completamente acima da cabeça, lentamente, reverta os movimentos anteriores, recolocando a barra no chão para completar uma repetição.

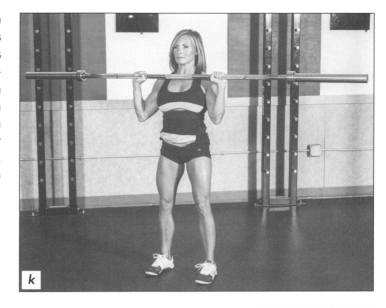

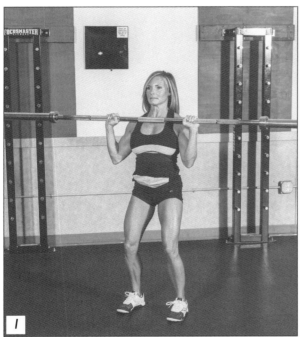

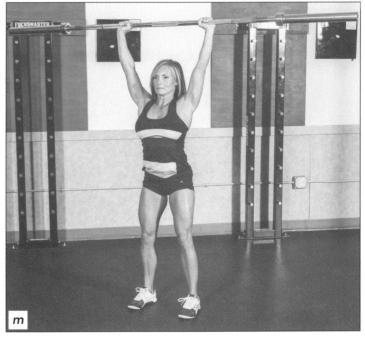

Stiff com pegada aberta ▪ Remada curvada com barra (pegada aberta) ▪ Remada alta com barra com movimentação dos quadris

1 *STIFF* COM PEGADA ABERTA

Fique em pé, com os pés afastados na largura dos ombros, segurando uma barra diante das coxas, com os braços estendidos e com cada mão 30 cm distante de cada quadril (Figura *a*). Com a coluna reta, incline o tronco para a frente, flexionando os quadris, conservando os joelhos flexionados a um ângulo de 15 a 20 graus (Figura *b*). Conforme o tronco vai para a frente, os quadris vão para trás, sem que as costas fiquem arqueadas.

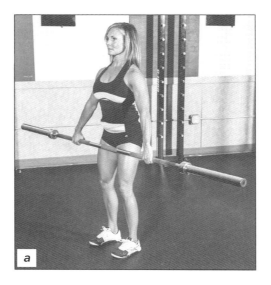
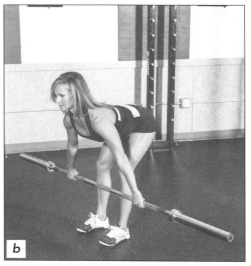

2 REMADA CURVADA COM BARRA (PEGADA ABERTA)

Fique em pé, com os pés afastados na largura dos quadris. Segure a barra com cada mão distante cerca de 30 cm de cada quadril. Incline o corpo para a frente, flexionando os quadris, mantendo as costas retas, de modo que o tronco fique paralelo ao chão e os joelhos fiquem flexionados a um ângulo de 15 a 20 graus (Figura *c*). Puxe a barra num movimento de remada em direção ao meio do tronco, entre o peito e o umbigo (Figura *d*). Lentamente, abaixe a barra e fique em pé.

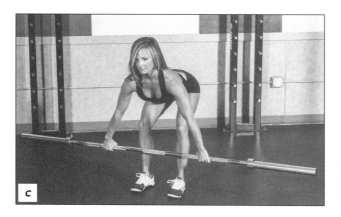
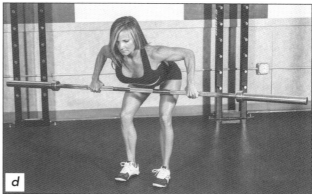

3 REMADA ALTA COM BARRA COM MOVIMENTAÇÃO DOS QUADRIS

Incline levemente o corpo para a frente, flaxionando os quadris, mantendo a barra pressionada contra as coxas (Figura e). Impulsione o corpo para cima, levantando a barra, usando os braços e pernas simultaneamente, até que os cotovelos fiquem na altura dos ombros (Figura f). Depois, abaixe a barra de volta à altura das coxas, de maneira controlada, para voltar ao início e começar sua próxima repetição.

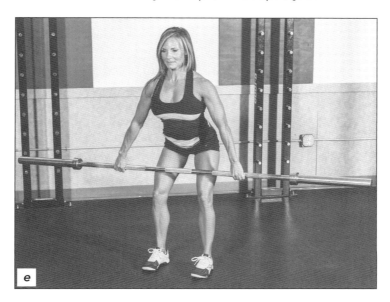

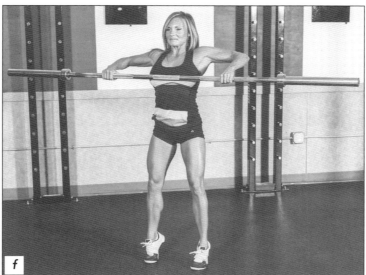

Clean angular ▪ *Press* circular angular

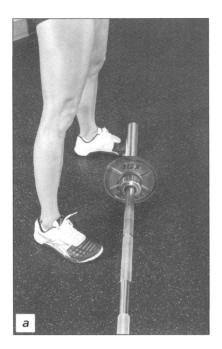

Esta combinação de exercícios pode ser realizada encaixando-se uma barra em um canto ou encaixando uma ponta da barra em um aparelho Sorinex Landmine (store.sorinex.com). A seguir, estão os exercícios para esta combinação.

1 *CLEAN* ANGULAR

Fique em pé, com os pés afastados na largura dos ombros, na extremidade da barra em que está a anilha, mais próxima do interior do pé esquerdo (Figura *a*). Segure a barra com uma pegada mista, a mão direita pronada e a mão esquerda supinada (Figura *b2*), e incline o corpo para a frente, flexionando os quadris, em posição de *stiff*, e os joelhos, mantendo a coluna reta (Figura *b1*). Fique em pé, levantando a barra do chão ao mesmo tempo que impulsiona os quadris para a frente em direção à barra (Figura *c*), usando os braços para puxar a barra até o ombro esquerdo, de forma que a extremidade da barra fique diante do peito e os cotovelos fiquem logo abaixo dela (Figura *d*).

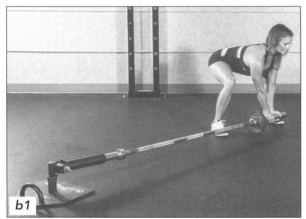

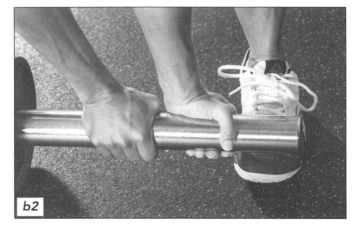

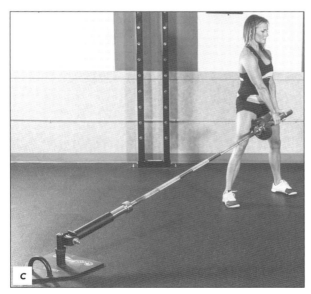

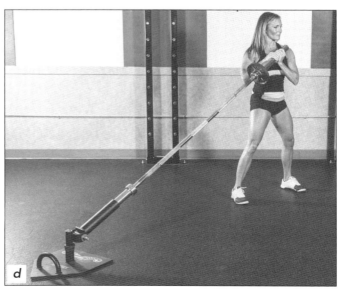

Musculação para perda de gordura

2 PRESS CIRCULAR ANGULAR

Fique em pé, com os pés afastados na largura dos ombros, com a barra diante do peito (Figura e). Gire o corpo (quadris e tronco) em direção à base da barra enquanto a empurra para longe do corpo, estendendo os dois braços (Figura f). Lentamente, reverta o movimento, descendo a barra primeiro em direção ao peito e, depois, em direção ao chão, completando uma repetição.

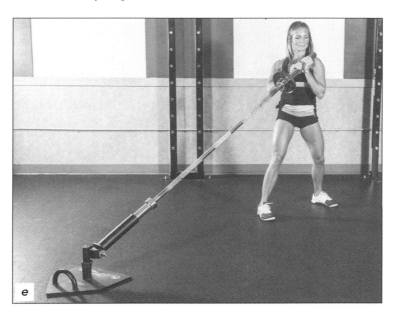

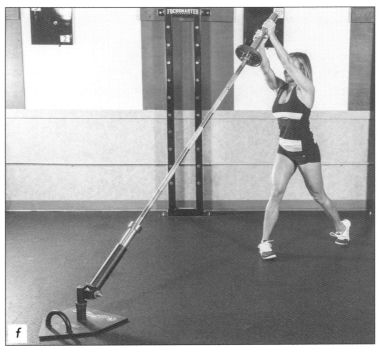

Exercícios com halteres

Usar halteres traz dois benefícios exclusivos. Um é conseguir adequar bem o movimento aos seus braços da maneira mais confortável, em vez de manter as mãos no mesmo lugar, como quando você usa a barra livre. O outro é trabalhar um só lado do corpo de cada vez. Quando você segura muito mais peso de um lado do corpo do que do outro, cria o que chamamos de *desequilíbrio muscular*. Quando você está em desequilíbrio muscular, os músculos do tronco automaticamente precisam entrar em ação para manter o alinhamento do corpo.

Remada unilateral com halter ▪ Agachamento com halter ▪ Arranque unilateral ▪ Desenvolvimento unilateral com halter e agachamento parcial

Essa combinação é unilateral, o que significa que você deve segurar um halter de um lado do corpo e realizar cada um dos exercícios da combinação desse mesmo lado. Depois de terminar uma repetição de cada um dos quatro exercícios dessa combinação, passe o halter para a mão oposta, posicione o corpo de acordo com o primeiro exercício e repita a sequência. Você também pode executar todas as repetições do mesmo lado primeiro, antes de trocar de lado. A seguir, estão os exercícios dessa combinação.

1 REMADA UNILATERAL COM HALTER

Distribua seu peso sobre os pés, com uma perna à frente da outra e os dois joelhos ligeiramente flexionados. Segure um halter com a mão do mesmo lado da perna que está atrás. Incline o corpo à frente, flexionando os quadris, mantendo as costas retas, de modo que o tronco fique paralelo ao chão (Figura a). Realize um movimento de remada puxando o halter em direção ao corpo, sem girar os ombros nem os quadris, sentindo a escápula mover-se em direção à coluna, de maneira controlada (Figura b). Mantenha a coluna estável e as costas retas durante todo o exercício. Lentamente, abaixe o halter, sem deixar que ele toque o chão.

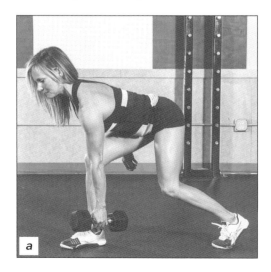
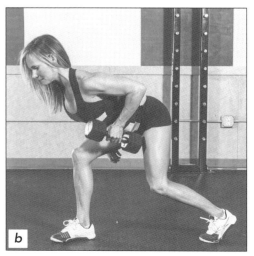

2 AGACHAMENTO COM HALTER

Com os pés afastados na largura dos ombros, segure um halter em uma mão ao lado de um dos quadris (Figura c). Flexione os joelhos, levando os quadris para trás, e abaixe o corpo em direção ao chão, sem deixar as costas se arredondarem (Figura d). Uma vez que o halter esteja abaixo do ponto médio da panturrilha, reverta o movimento e fique em pé, para completar uma repetição.

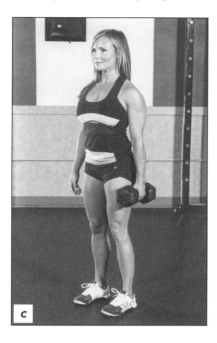
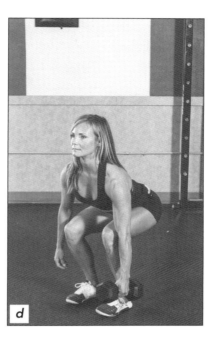

3 ARRANQUE UNILATERAL

Fique em pé, com os pés afastados na largura dos ombros, e segure um halter em uma mão, na lateral de um dos quadris (Figura e). Flexione levemente os joelhos e leve os quadris ligeiramente para trás, de forma que seus joelhos e quadris fiquem flexionados a, aproximadamente, 15 graus (Figura f). Impulsione o halter para cima rapidamente, usando o braço para puxá-lo até a altura do ombro, com o cotovelo alinhado com o ombro (Figura g). Ao trazer o halter até o ombro, simultaneamente, segure a parte de trás do halter com a outra mão, para dar assistência e garantir que o halter chegue até o ponto desejado (Figura h). Mantenha o halter sobre o ombro (Figura i) e passe para o próximo exercício.

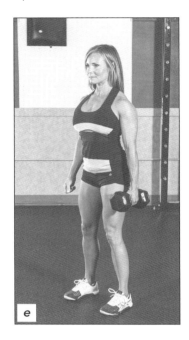
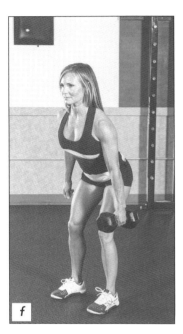
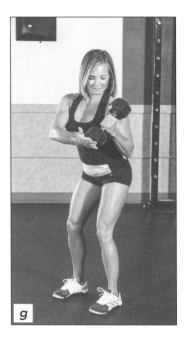
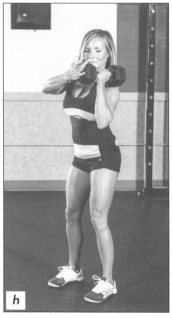
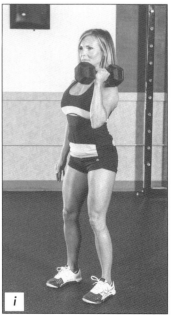

4 DESENVOLVIMENTO UNILATERAL COM HALTER E AGACHAMENTO PARCIAL

Fique em pé, com os pés afastados na largura dos ombros, e segure um halter em uma mão, na altura do ombro, com o cotovelo alinhado logo abaixo (Figura j). Flexione levemente os joelhos (Figura k) e use as pernas para impulsionar rapidamente o corpo para cima, ao mesmo tempo que levanta o halter acima da cabeça (Figura l). Lentamente, abaixe o halter até o ombro, para completar uma repetição.

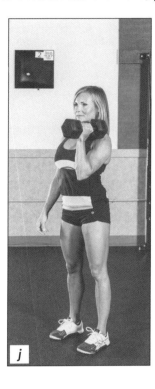
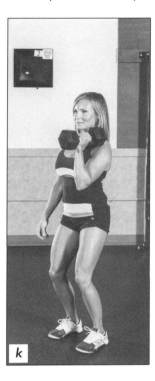
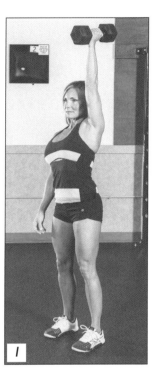

Swing unilateral com halter ▪ Arranque unilateral ▪ Agachamento unilateral com halter no ombro pela frente ▪ Desenvolvimento unilateral com halter e agachamento parcial

Essa é outra combinação unilateral que permite que você use um estímulo de treino diferente da barra livre. Depois de terminar uma repetição de cada um dos quatro exercícios dessa combinação, passe o halter para a mão oposta, posicione o corpo de acordo com o primeiro exercício e repita a sequência. Você também pode realizar todas as repetições do mesmo lado antes de trocar de lado. A seguir, estão os exercícios para esta combinação.

1 *SWING* UNILATERAL COM HALTER

Com os pés afastados na largura dos quadris, segure um halter em uma mão. Mantendo as costas e o braço retos, leve o halter entre as pernas, inclinando o corpo para a frente, flexionando os quadris, conservando os joelhos flexionados a um ângulo de, aproximadamente, 15 a 20 graus (Figura *a*). Assim que o antebraço tocar a coxa do mesmo lado, reverta o movimento rapidamente, com um impulso, levando os quadris para a frente ao mesmo tempo que balança o halter para cima, até a linha dos olhos, para completar uma repetição (Figura *b*).

Ao se inclinar para a frente, tome o cuidado de levar os quadris para trás, não deixando as costas se arquearem. Além disso, deixar que o antebraço encoste no interior da coxa do mesmo lado no final de cada balanço garante que você está realizando o exercício corretamente, enfatizando um forte envolvimento da musculatura inferior do corpo – pernas e quadris –, em vez de simplesmente levantar o halter com o braço.

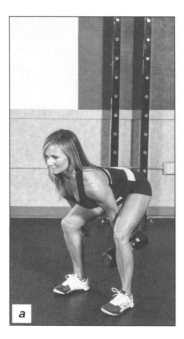
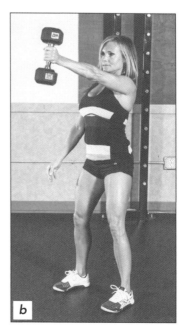

2 ARRANQUE UNILATERAL

Fique em pé, com os pés afastados na largura dos ombros, e segure um halter em uma mão ao lado de um dos quadris (Figura c). Flexione levemente os joelhos e leve os quadris ligeiramente para trás, de forma que seus joelhos e quadris fiquem flexionados em, aproximadamente, 15 graus (Figura d). Impulsione o halter para cima rapidamente, usando o braço para puxá-lo até a altura do ombro, com o cotovelo alinhado ao ombro (Figuras e). Ao trazer o halter até o ombro, simultaneamente, segure a parte de trás do halter com a outra mão, para dar assistência e garantir que o halter chegue até o ponto desejado (Figura f). Mantenha o halter sobre o ombro (Figuras g) e passe para o próximo exercício dessa combinação.

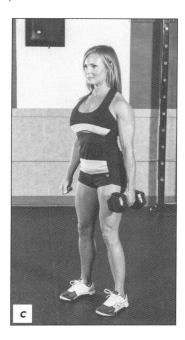
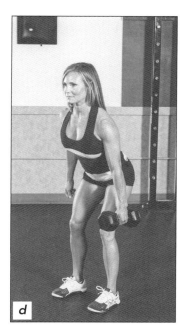
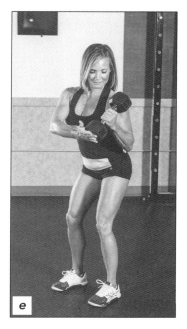
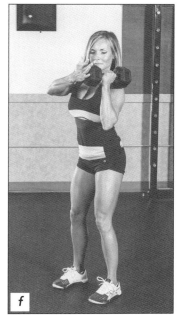
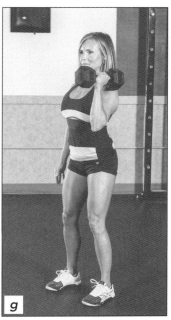

3 AGACHAMENTO UNILATERAL COM HALTER NO OMBRO PELA FRENTE

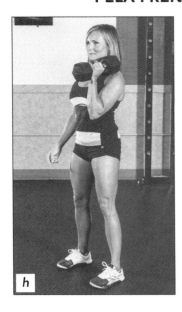
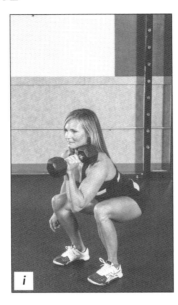

Fique em pé, com os pés afastados na largura dos ombros, e segure um halter em uma mão, na altura do ombro, com o cotovelo alinhado com o ombro (Figura h). Mantendo o corpo centrado, agache-se, flexionando os joelhos e os quadris, descendo o máximo possível sem arquear a lombar (Figura i). Reverta o movimento, voltando a ficar em pé.

4 DESENVOLVIMENTO UNILATERAL COM HALTER E AGACHAMENTO PARCIAL

Fique em pé, com os pés afastados na largura dos ombros, e segure um halter em uma mão, na altura do ombro, com o cotovelo alinhado com o ombro (Figura j). Flexione levemente os joelhos (Figura k) e use as pernas para impulsionar o corpo para cima rapidamente, ao mesmo tempo que levanta o halter acima da cabeça (Figura l). Lentamente, abaixe o halter até o ombro, para completar uma repetição.

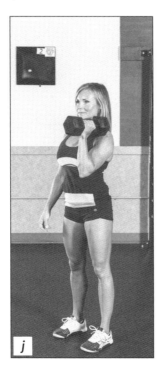
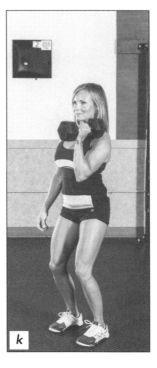
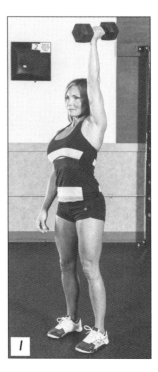

Arranque unilateral ▪ Desenvolvimento unilateral com rotação de tronco ▪ Swing unilateral com halter ▪ Burpee unilateral

Essa combinação pode ser considerada um exercício híbrido, no sentido de que é, ao mesmo tempo, um exercício de corpo inteiro e um exercício orientado para os membros inferiores. Depois de terminar uma repetição de cada um dos quatro exercícios da combinação, passe o halter para a outra mão, posicione o corpo para o primeiro exercício, e repita a sequência. Você também pode executar todas as repetições do mesmo lado antes de trocar de lado. A seguir, estão os exercícios dessa combinação.

1 ARRANQUE UNILATERAL

Fique em pé, com os pés afastados na largura dos ombros, e segure um halter em uma mão, ao lado de um dos quadris (Figura *a*). Flexione levemente os joelhos e leve os quadris ligeiramente para trás, de forma que seus joelhos e quadris fiquem flexionados em, aproximadamente, 15 graus (Figura *b*). Impulsione o halter para cima rapidamente, usando o braço para puxá-lo até a altura do ombro, com o cotovelo alinhado com o ombro. Ao trazer o halter até o ombro, simultaneamente, segure a parte de trás do halter com a outra mão, para dar assistência e garantir que o halter chegue até o ponto desejado (Figuras *c-d*). Mantenha o halter sobre o ombro (Figura *e*) e passe para o próximo exercício dessa combinação.

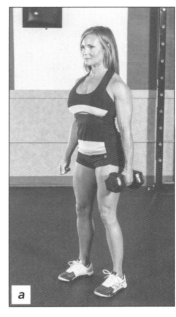
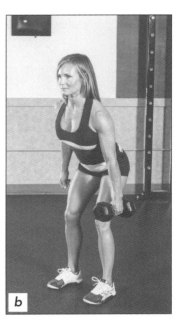
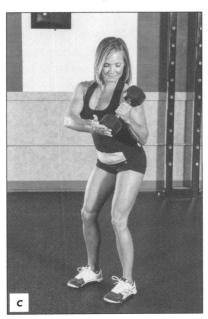
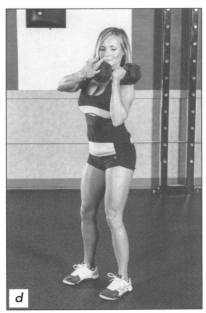
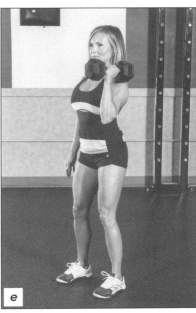

Combinações

2 DESENVOLVIMENTO UNILATERAL COM ROTAÇÃO DE TRONCO

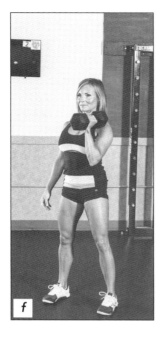
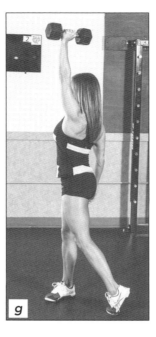

Fique em pé, com os pés afastados ligeiramente além da largura dos ombros, e segure um halter na altura do ombro (Figura f). Eleve o halter, ao mesmo tempo que gira o tronco para o lado oposto (Figura g). Para que seus quadris girem mais facilmente neste exercício, quando você girar, levante do chão o calcanhar do mesmo lado da mão que está levantando o halter.

3 *SWING* UNILATERAL COM HALTER

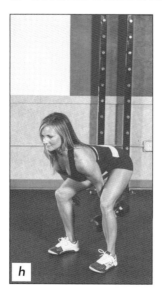
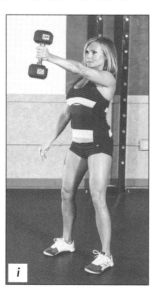

Com os pés afastados na largura dos quadris, segure um halter em uma mão. Mantendo as costas e o braço retos, leve o halter entre as pernas, inclinando o corpo para a frente, flexionando os quadris, conservando os joelhos flexionados a um ângulo de, aproximadamente, 15 a 20 graus (Figura h). Assim que o antebraço tocar a coxa do mesmo lado, reverta o movimento rapidamente, com um impulso, levando os quadris para a frente ao mesmo tempo que balança o halter para cima, até a linha dos olhos, para completar uma repetição (Figura i).

Ao se inclinar para a frente, tome o cuidado de levar os quadris para trás, não deixando as costas se arquearem. Além disso, deixar que o antebraço encoste no interior da coxa do mesmo lado no final de cada balanço garante que você está realizando o exercício corretamente, enfatizando um forte envolvimento da musculatura inferior do corpo – pernas e quadris –, em vez de simplesmente levantar o halter com o braço.

4 *BURPEE* UNILATERAL

Com os pés um pouco mais afastados do que a largura dos ombros, segure um halter em uma mão, com o braço estendido à frente do corpo, como se pendesse entre os dois pés (Figura *j*). Com os joelhos levemente flexionados e os quadris para a frente, posicione o halter no chão, com a mão diretamente alinhada com o ombro (Figura *k*), e salte, levando as pernas para trás (Figura *l*), terminando em uma posição de prancha em um braço só (Figura *m*). Certifique-se de que o corpo esteja formando uma linha reta e de que os quadris não fiquem pendendo em direção ao chão. Salte novamente, trazendo os pés em direção ao halter, e volte a ficar em pé, completando a repetição (Figura *n-p*).

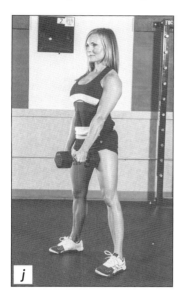
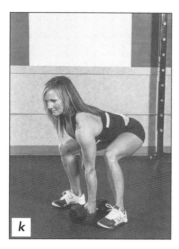
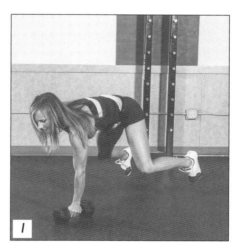
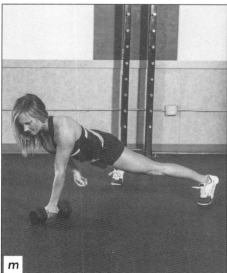
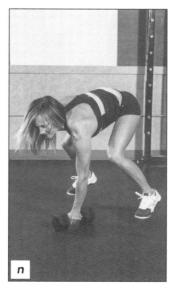
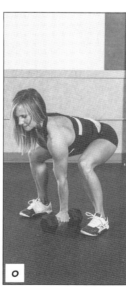
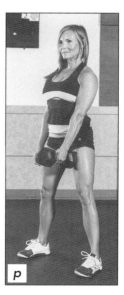

Combinações

Burpee unilateral ▪ Arranque unilateral ▪ Agachamento unilateral com halter no ombro pela frente ▪ Desenvolvimento unilateral com rotação de tronco

Esta é uma ótima combinação para qualquer pessoa que goste de enfatizar exercícios dos membros inferiores orientados para as pernas. Depois de terminar uma repetição de cada um dos quatro exercícios nessa combinação, passe o halter para a outra mão, posicione o corpo para o primeiro exercício e repita a sequência. Você também pode executar todas as repetições do mesmo lado antes de trocar de lado. A seguir, estão os exercícios dessa combinação.

1 *BURPEE* UNILATERAL

Com os pés um pouco mais afastados do que a largura dos ombros, segure um halter em uma mão, com o braço estendido à frente do corpo, como se pendesse entre os dois pés (Figura *a*). Com os joelhos levemente flexionados e os quadris para a frente, posicione o halter no chão, com a mão diretamente alinhada com o ombro (Figura *b*), e salte, levando as pernas para trás (Figura *c*), terminando em uma posição de prancha em um braço só (Figura *d*). Certifique-se de que o corpo esteja formando uma linha reta e de que os quadris não fiquem pendendo em direção ao chão. Salte novamente, trazendo os pés em direção ao halter (Figuras *e*, *f*), e volte a ficar em pé, completando a repetição.

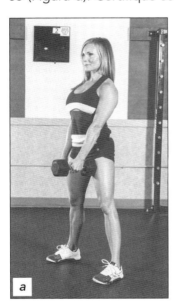
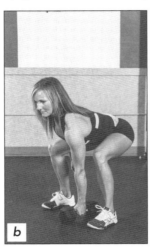
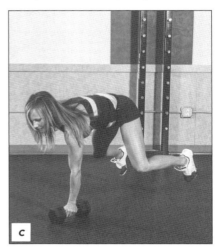
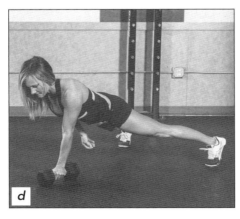
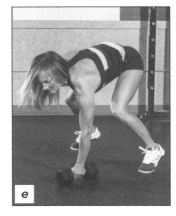
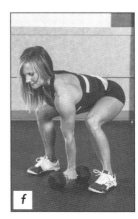

2 ARRANQUE UNILATERAL

Fique em pé, com os pés afastados na largura dos ombros, e segure um halter em uma mão, ao lado de um dos quadris (Figura g). Flexione levemente os joelhos e leve os quadris ligeiramente para trás, de forma que seus joelhos e quadris fiquem flexionados em, aproximadamente, 15 graus (Figura h). Impulsione o halter para cima, rapidamente, usando o braço para puxá-lo até a altura do ombro, com o cotovelo alinhado com o ombro. Ao trazer o halter até o ombro, simultaneamente, segure a parte de trás do halter com a outra mão, para dar assistência e garantir que o halter chegue até o ponto desejado (Figuras i, j). Mantenha o halter sobre o ombro (Figura k) e passe para o próximo exercício dessa combinação.

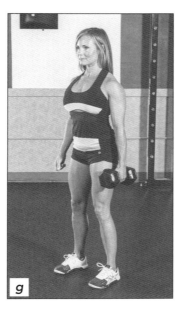
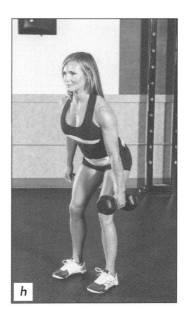
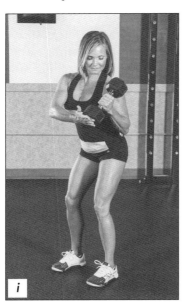
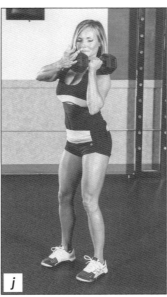
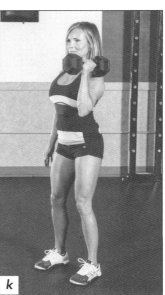

Combinações

3 AGACHAMENTO UNILATERAL COM HALTER NO OMBRO PELA FRENTE

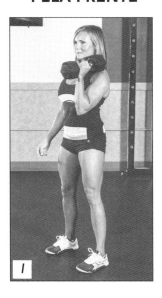
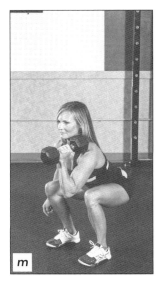

Fique em pé, com os pés afastados na largura dos ombros, e segure um halter em uma mão, na altura do ombro, com o cotovelo alinhado com o ombro (Figura *l*). Mantendo o corpo centrado, agache-se, flexionando os joelhos e os quadris, descendo o máximo possível sem arquear a lombar (Figura *m*). Reverta o movimento, voltando a ficar em pé.

4 DESENVOLVIMENTO UNILATERAL COM ROTAÇÃO DE TRONCO

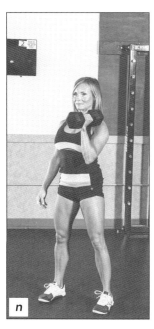
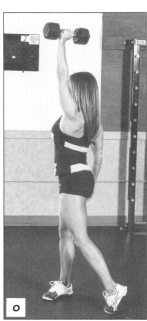

Fique em pé, com os pés afastados ligeiramente além da largura dos ombros, e segure um halter na altura do ombro (Figura *n*). Eleve o halter, ao mesmo tempo que gira o tronco para o lado oposto (Figura *o*). Para que seus quadris girem mais facilmente neste exercício, quando você girar, levante do chão o calcanhar do mesmo lado da mão que está levantando o halter.

Agachamento com desenvolvimento frontal ▪ *Swing* bilateral com halteres ▪ Descida em *burpee* com halteres ▪ Flexão de braços com halteres ▪ Remada em prancha com halteres ▪ Subida em *burpee* com halteres

Essa é a primeira combinação bilateral na categoria halteres. Isso significa que vamos usar dois halteres, um em cada mão. Essa combinação também traz uma nova dimensão ao exercício *burpee*, como você verá na descrição passo a passo. Depois de terminar uma repetição de cada um dos seis exercícios dessa combinação, posicione o corpo de acordo com o primeiro exercício e repita a sequência.

1 AGACHAMENTO COM DESENVOLVIMENTO FRONTAL

Fique em pé, com os pés afastados ligeiramente além da largura dos ombros, e segure um halter em cada mão, na frente dos ombros, com os cotovelos alinhados com os ombros (Figura *a*). Agache o máximo que puder, flexionando os joelhos e descendo os quadris, sem deixar os calcanhares saírem do chão nem a lombar se arquear (Figura *b*). Reverta o movimento, ficando em pé ao mesmo tempo que eleva os halteres acima da cabeça, de forma que os joelhos e braços se estendem ao mesmo tempo (Figura *c*).

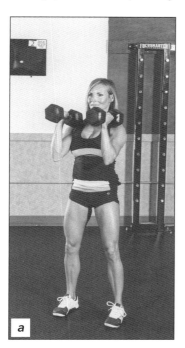
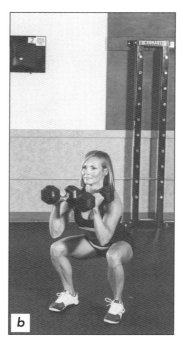
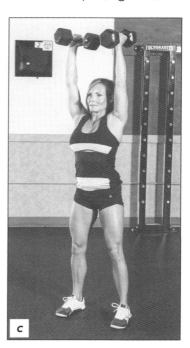

2 SWING BILATERAL COM HALTERES

Com os pés afastados ligeiramente além da largura dos quadris, segure um halter em cada mão. Mantendo as costas e os braços retos, leve os halteres entre as pernas, inclinando o corpo para a frente, flexionando os quadris, conservando os joelhos flexionados a um ângulo de, aproximadamente, 15 a 20 graus (Figura d). Assim que os antebraços tocarem as coxas, reverta o movimento rapidamente com um impulso, levando os quadris para a frente ao mesmo tempo que balança os halteres para cima, até a linha dos olhos, para completar uma repetição (Figura e).

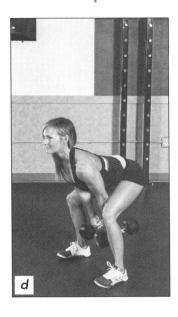
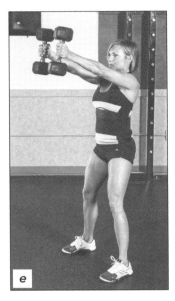

Ao se inclinar para a frente, tome o cuidado de levar os quadris para trás, não deixando as costas se arquearem. Além disso, deixe que os antebraços encostem no interior das coxas no final de cada balanço. Use os quadris para dar mais impulso na hora de elevar os halteres em cada repetição. Isso garante que você está realizando o exercício corretamente, enfatizando um forte envolvimento da musculatura inferior do corpo – pernas e quadris –, em vez de simplesmente levantar os halteres com os braços.

3 DESCIDA EM BURPEE COM HALTERES

Fique em pé, com os pés um pouco mais afastados do que a largura dos ombros, e segure um halter em cada mão na frente dos quadris, como se pendessem entre os dois pés. Flexione os joelhos e incline-se para a frente, flexionando os quadris, para posicionar os halteres no chão entre os pés, na largura dos ombros (Figura f). Salte, levando as pernas para trás, terminando em uma posição de prancha, com o corpo formando uma linha reta, sem deixar que os quadris pendam em direção ao chão (Figura g). Fique nessa posição e passe para o próximo exercício.

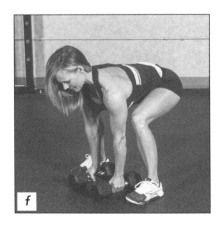
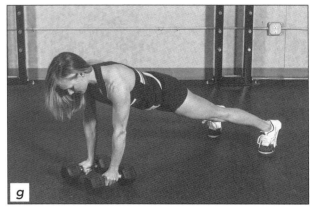

4 FLEXÃO DE BRAÇOS COM HALTERES

Segure cada halter com uma mão, diretamente alinhados com os ombros (Figura h). Faça uma flexão, levando o corpo até o chão e mantendo os cotovelos diretamente alinhados acima dos punhos a todo instante (Figura i). Quando as costelas tocarem os halteres, reverta o movimento, elevando o corpo. Certifique-se de não deixar a cabeça ou os quadris penderem em direção ao chão em nenhum momento.

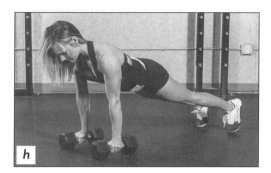
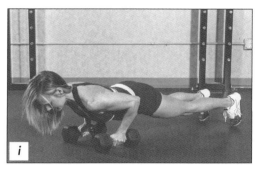

5 REMADA EM PRANCHA COM HALTERES

Na posição de flexão em prancha, com um halter em cada mão (Figura j), execute uma remada com um halter, até que ele toque as costelas (Figura k). Lentamente, retorne o halter para o chão e execute uma remada com o outro halter da mesma maneira. Mantenha o tronco o mais estável possível, e não deixe os quadris girarem em nenhum momento.

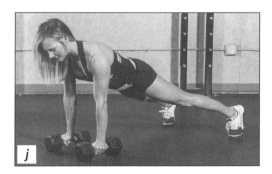
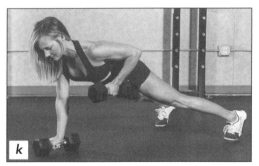

6 SUBIDA EM *BURPEE* COM HALTERES

Ainda na posição de flexão, com um halter em cada mão, salte, mantendo as mãos apoiadas no chão, e leve os pés até as laterais dos halteres (Figura l). Então, simplesmente, fique em pé (Figura m).

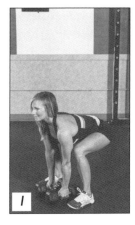
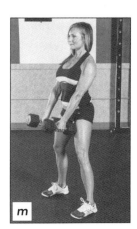

Combinações

Agachamento com salto com halteres • Descida em *burpee* com halteres • Flexão em T com halteres • Subida em *burpee* com halteres

Essa combinação também utiliza dois halteres, e é ótima para quem quer desafiar os músculos do tronco, especialmente os músculos abdominais anteriores. Depois de finalizar uma repetição de cada um dos quatro exercícios dessa combinação, posicione o corpo de acordo com o primeiro exercício e repita a sequência. A seguir, estão os exercícios dessa combinação.

1 AGACHAMENTO COM SALTO COM HALTERES

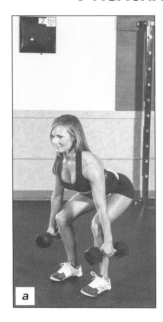
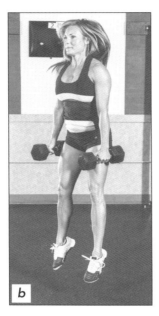

Com os pés afastados na largura dos ombros, fique em pé, segurando um halter em cada mão nas laterais dos quadris, e agache-se, de modo que as coxas fiquem paralelas, ou quase paralelas, ao chão, tomando cuidado para não arquear a coluna (Figura *a*). Dê um rápido impulso para cima, estendendo as pernas e saltando no ar (Figura *b*). Aterrisse o mais leve e silenciosamente possível, voltando à posição de agachamento. Certifique-se de que, ao se agachar, os joelhos fiquem na mesma linha dos dedos dos pés. Eles não devem se voltar para dentro em nenhum momento.

2 DESCIDA EM *BURPEE* COM HALTERES

Fique em pé, com os pés um pouco mais afastados do que a largura dos ombros, e segure um halter em cada mão na frente dos quadris, como se pendessem entre os dois pés. Flexione os joelhos e incline-se para a frente, flexionando os quadris, para posicionar os halteres no chão entre os pés, na largura dos ombros (Figura *c*). Salte, levando as pernas para trás, terminando em uma posição de prancha, com o corpo formando uma linha reta, sem deixar que os quadris pendam em direção ao chão (Figura *d*).

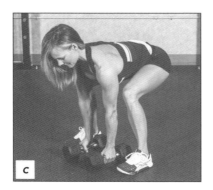
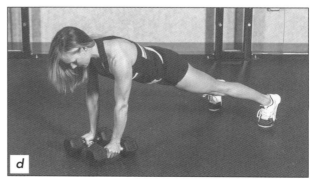

3 FLEXÃO EM T COM HALTERES

Em posição de flexão em prancha, segure cada halter com uma mão, alinhados com os ombros. Faça uma flexão, levando o corpo até o chão e mantendo os cotovelos alinhados com os punhos a todo instante (Figura e). Quando suas costelas tocarem os halteres, reverta o movimento, elevando o corpo (Figura f). A cada elevação, faça uma rotação em T, girando todo o corpo para um lado, formando a letra T (Figura g). Reverta o movimento, girando para o outro lado e levando o outro braço em direção ao teto. Depois, volte à posição de prancha. Certifique-se de não deixar a cabeça ou os quadris penderem em direção ao chão em nenhum momento.

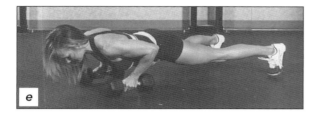

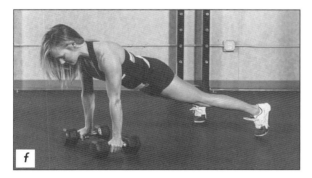

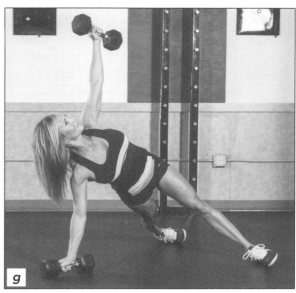

4 SUBIDA EM *BURPEE* COM HALTERES

Ainda na posição de flexão em prancha, com um halter em cada mão, salte, mantendo as mãos apoiadas no chão e leve os pés até as laterais dos halteres (Figura h). Então, simplesmente, fique em pé (Figura i).

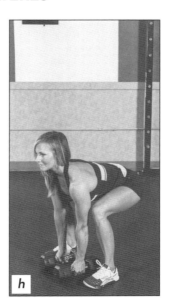
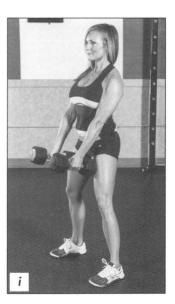

Levantamento turco

Embora o levantamento turco tenha um único nome, na verdade, ele é uma combinação de vários exercícios que pode ser realizada segurando um halter (ou *kettlebell*). Se você nunca tentou o levantamento turco, prepare-se para um exercício sem igual.

Deite-se em decúbito dorsal no chão, segurando um halter (ou *kettlebell*) na mão esquerda. Estenda o braço em direção ao teto diretamente acima do ombro e flexione o joelho esquerdo (Figura *a*). Apoie-se sobre o cotovelo direito, mantendo o braço esquerdo estável (Figura *b*). Então, estenda o cotovelo direito, até chegar a uma posição sentada (Figura *c*). Eleve os quadris (Figura *d*) e deslize a perna direita para trás do corpo (Figura *e*), colocando o joelho direito no chão e ainda mantendo o braço esquerdo estendido e estável (Figura *f*). Depois, eleve o tronco, de modo que ele fique perpendicular ao chão (Figura *g*). Por fim, fique em pé, saindo da posição semiajoelhada (Figura *h*). Depois, lentamente, reverta cada movimento, passo a passo, até voltar à posição inicial, completando uma repetição. Repita do outro lado. Observe que você pode trocar de lado após cada repetição, ou após duas, três, quatro, e assim por diante – o que você achar necessário para manter a máxima intensidade e o máximo controle enquanto realiza este exercício.

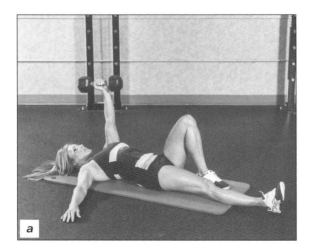
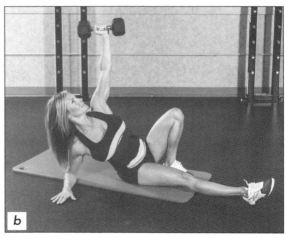
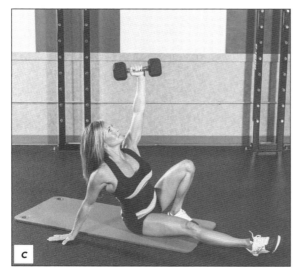
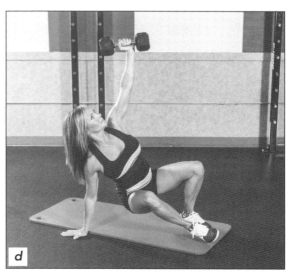

(*Continua*)

(Continuação)

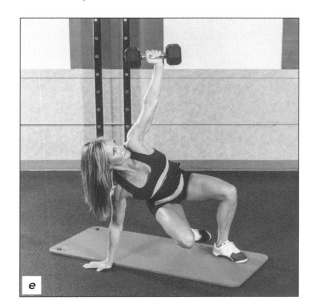
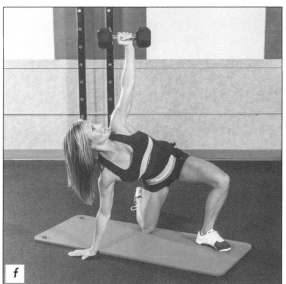
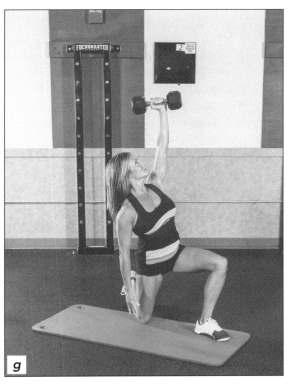
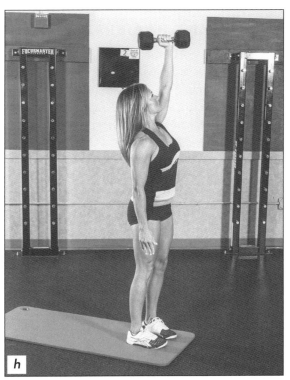

Combinações

Exercícios com *kettlebells*

Kettlebells são uma maneira natural e eficaz de praticar combinações, porque muitos movimentos que utilizam esses equipamentos seguem um bom fluxo, se realizados juntos. Dito isso, é preciso um pouco de prática para ficar confortável com os *kettlebells*. Quando for usá-los em uma academia, verifique se você tem espaço o suficiente ao seu redor, e preste atenção ao seu entorno. Seus colegas de academia podem não estar familiarizados com essa prática e acabar passando perto demais de você, correndo o risco de serem atingidos.

Swing bilateral com *kettlebells* ▪ *Swing clean* bilateral ▪ Agachamento com *kettlebells* pela frente ▪ Desenvolvimento com *kettlebells*

Essa combinação usa dois *kettlebells* e incorpora quatro exercícios básicos. A seguir, estão os exercícios para essa combinação.

1 SWING BILATERAL COM *KETTLEBELLS*

Com os pés afastados ligeiramente além da largura dos quadris, segure um *kettlebell* em cada mão. Mantendo as costas e os braços retos, leve os halteres entre as pernas, inclinando o corpo para a frente, flexionando os quadris, conservando os joelhos flexionados a um ângulo de, aproximadamente, 15 a 20 graus (Figura a). Assim que os antebraços tocarem as coxas, reverta o movimento rapidamente com um impulso, levando os quadris para a frente ao mesmo tempo que balança os *kettlebells* para cima, até a linha dos olhos, para completar uma repetição (Figura b).

Ao se inclinar para a frente, leve os quadris para trás e não deixe as costas se arquearem. Além disso, deixe que os antebraços encostem no interior das coxas no final de cada balanço. Use os quadris para dar mais impulso na hora de elevar os *kettlebells* em cada repetição. Isso garante que você está realizando o exercício corretamente, enfatizando um forte envolvimento da musculatura inferior do corpo – pernas e quadris –, em vez de simplesmente levantar os *kettlebells* com os braços.

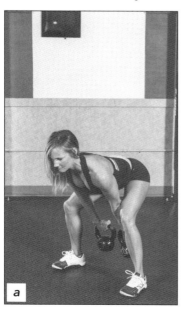
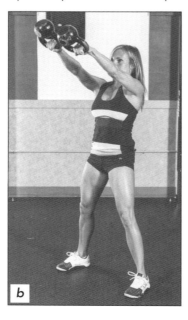

2 SWING CLEAN BILATERAL

Fique em pé, com os pés mais afastados do que a largura dos ombros, e segure um *kettlebell* em cada mão. Flexione levemente os joelhos e incline o corpo para a frente, flexionando também os quadris, permitindo que os *kettlebells* balancem entre as pernas (Figura c). Reverta o movimento rapidamente, levando os quadris para a frente e puxando os *kettlebells* para cima (Figura d). Quando os *kettlebells* estiverem na altura dos ombros, rapidamente leve os cotovelos para a frente, alinhando-os abaixo dos *kettlebells*, e relaxe o corpo, para receber o movimento dos pesos na sua direção, criando o máximo de amortecimento que puder (Figuras e, f). Em outras palavras, imagine que os *kettlebells* são como ovos e você não quer quebrá-los, absorvendo seu peso o mais gentilmente possível.

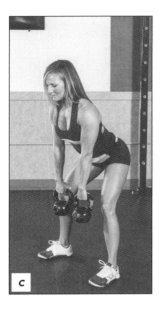
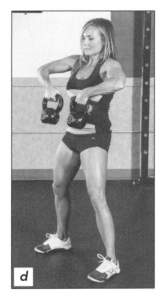
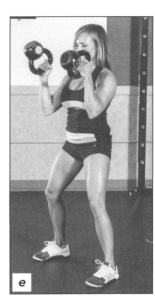
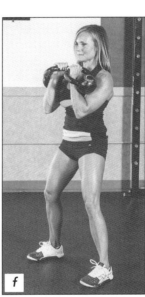

3 AGACHAMENTO COM *KETTLEBELLS* PELA FRENTE

Com os pés um pouco mais afastados do que a largura dos ombros e as pontas dos pés voltadas para fora a um ângulo de 10 a 15 graus, segure os *kettlebells* à sua frente, apoiando-os sobre o peito e os antebraços (Figura g). As mãos devem ficar mais próximas do centro do peito, e os cotovelos mais próximos da lateral do corpo, formando um triângulo. Mantenha a coluna reta e abra o peito, para criar um suporte para os *kettlebells*, em vez de tentar segurá-los usando apenas os braços. Agache-se, flexionando os joelhos e os quadris, descendo o máximo possível (Figura h). Os calcanhares não devem sair do chão, e a coluna deve ficar reta. Além disso, certifique-se de manter os joelhos afastados, apontando na mesma direção que os pés. Não deixe o corpo simplesmente pender na direção dos joelhos. Quando chegar ao agachamento máximo que você conseguir, reverta o movimento e fique em pé.

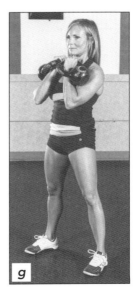
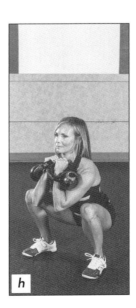

4 DESENVOLVIMENTO COM *KETTLEBELLS*

Fique em pé, com os pés afastados na largura dos ombros, e segure os *kettlebells* apoiados sobre o peito e os antebraços (Figura *i*). As mãos devem ficar mais próximas do centro do peito, e os cotovelos mais próximos da lateral do corpo, formando um triângulo. Flexione levemente os joelhos (Figura *j*), e, depois, rapidamente, reverta o movimento, impulsionando os *kettlebells* acima da cabeça usando os braços e as pernas de forma coordenada, finalizando com as palmas das mãos voltadas uma para a outra (Figura *k*). Quando os *kettlebells* estiverem completamente acima da cabeça, lentamente reverta o movimento, voltando os pesos à posição inicial.

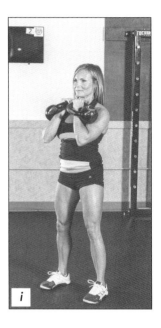 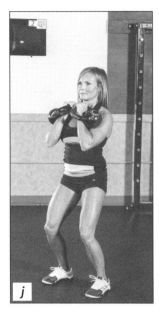 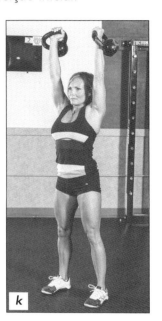

Swing unilateral com *kettlebell* ▪ *Swing clean* unilateral ▪ Agachamento com *kettlebell* pela frente ▪ Desenvolvimento unilateral com *kettlebell*

Esta combinação é realizada exatamente da mesma forma que a anterior, só que os exercícios são unilaterais, usando o mesmo braço para completar cada movimento. Este é um ótimo complexo se você gosta de usar *kettlebells* e busca exercícios que exigem mais do tronco, como os unilaterais. A seguir, estão os exercícios para esta combinação.

1 *SWING* UNILATERAL COM *KETTLEBELL*

Com os pés afastados na largura dos quadris, segure um *kettlebell* em uma mão, com o braço reto. Mantendo as costas e o braço reto, leve o *kettlebell* entre as pernas, inclinando o corpo para a frente, flexionando os quadris, conservando os joelhos flexionados a um ângulo de, aproximadamente, 15 a 20 graus (Figura *a*). Assim que o antebraço tocar a coxa, reverta o movimento rapidamente, com um impulso, levando os quadris para a frente ao mesmo tempo que balança o *kettlebell* para cima, até a linha dos olhos (Figura *b*).

Ao se inclinar para a frente, leve os quadris para trás e não deixe as costas se arquearem. Além disso, deixando que o antebraço encoste no interior da coxa no final de cada balanço, você usa os quadris para dar mais impulso na hora de elevar o *kettlebell* em cada repetição. Isso garante que você está realizando o exercício corretamente, enfatizando um forte envolvimento da musculatura inferior do corpo – pernas e quadris –, em vez de simplesmente levantar o *kettlebell* com o braço.

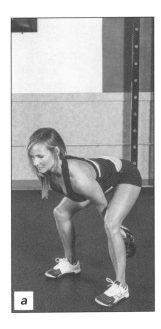
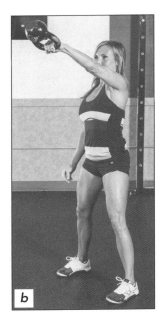

2 SWING CLEAN UNILATERAL

Fique em pé, com os pés mais afastados do que a largura dos ombros, e segure um *kettlebell* em uma mão. Flexione levemente os joelhos e incline o corpo para a frente, flexionando os quadris, permitindo que o *kettlebell* balance entre as pernas (Figura c). Reverta o movimento rapidamente, levando os quadris para a frente e puxando o *kettlebell* para cima (Figura d). Quando o *kettlebell* chegar à altura dos ombros, rapidamente leve o cotovelo para a frente, logo abaixo do *kettlebell*, e relaxe o corpo para receber o movimento do peso na sua direção, criando o máximo de amortecimento que puder (Figura e). Em outras palavras, imagine que o *kettlebell* é como um ovo e você não quer quebrá-lo, absorvendo seu peso o mais gentilmente possível.

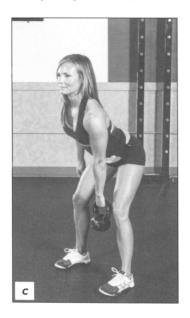 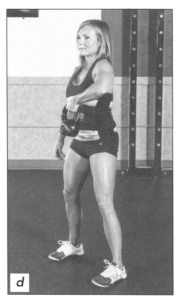 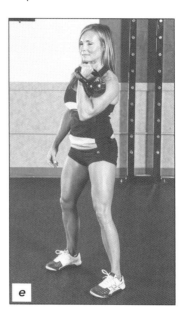

3 AGACHAMENTO COM *KETTLEBELL* PELA FRENTE

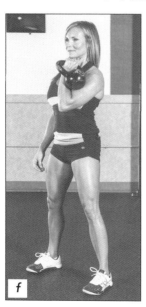 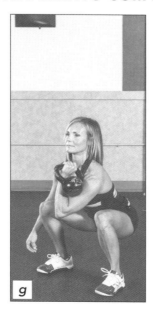

Com os pés um pouco mais afastados do que a largura dos ombros e as pontas dos pés voltadas para fora a um ângulo de 10 a 15 graus, segure um *kettlebell* à sua frente, apoiando-o sobre o peito e o antebraço (Figura f). A mão deve ficar mais próxima do centro do peito, e o cotovelo apontado para baixo, formando um triângulo. Mantenha a coluna reta e abra o peito, para criar um suporte para o *kettlebell*, em vez de tentar segurá-lo usando apenas o braço. Agache-se, flexionando os joelhos e os quadris, descendo o máximo possível (Figura g). Os calcanhares não devem sair do chão, e a coluna deve ficar reta. Além disso, certifique-se de manter os joelhos afastados, apontando na mesma direção que os pés. Não deixe o corpo simplesmente pender na direção dos joelhos. Quando chegar ao agachamento máximo que você conseguir, reverta o movimento e fique em pé.

4 DESENVOLVIMENTO UNILATERAL COM *KETTLEBELL*

Fique em pé, com os pés afastados ligeiramente além da largura dos ombros, e segure um *kettlebell* apoiado sobre o peito e o antebraço (Figura *h*). A mão deve ficar mais próxima do centro do peito, e o cotovelo, apontado para baixo, formando um triângulo. Flexione levemente os joelhos (Figura *i*), e, depois, rapidamente, reverta o movimento, impulsionando o *kettlebell* acima da cabeça usando os braços e as pernas, de forma coordenada (Figura *j*). Quando o *kettlebell* estiver completamente acima da cabeça, lentamente reverta o movimento, voltando à posição inicial.

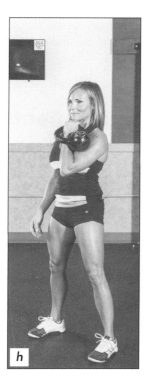
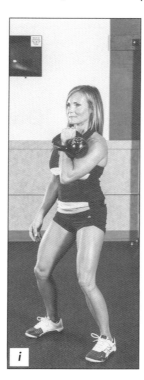
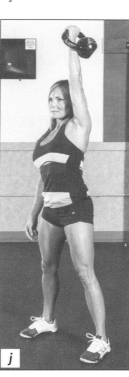

Exercícios com barra com anilha

A barra com anilha é uma barra de carga unilateral que, como o próprio nome diz, pode ser carregada com anilhas, ou ser acoplada a um cabo com polia ou elástico. O que torna a barra com anilha exclusiva é o fato de ela oferecer um treinamento de movimento recíproco – enquanto um lado empurra, o outro puxa, e vice-versa. Esse tipo de ação recíproca ocorre em uma variedade de atividades funcionais, desde caminhar até dar um soco – enquanto um lado vai para a frente, o outro vai na direção oposta. Em resumo, exercícios com barra, dois *kettlebells* ou dois halteres oferecem movimentos bilaterais. Exercícios com um *kettlebell* ou um halter oferecem movimentos unilaterais. E a barra com anilha oferece a oportunidade única de movimentos recíprocos. Além disso, a barra com anilha ainda oferece alguns exercícios que simplesmente não podem ser realizados com nenhum outro tipo de equipamento.

Movimento de cavar ▪ Desenvolvimento com barra com anilha e rotação de tronco

1 MOVIMENTO DE CAVAR

Fique em pé, com os pés afastados ligeiramente além da largura dos ombros. Com a mão esquerda, segure a parte inferior da barra com anilha com uma pegada pronada. Com a mão direita, segure a outra extremidade da barra com anilha (perto da carga) com uma pegada supinada. A carga da barra deve estar voltada para fora. Agache-se, de forma que a extremidade sem carga fique apoiada sobre a coxa esquerda e a mão esquerda fique ao lado do quadril esquerdo (Figura *a*). Empurre para baixo com a mão esquerda, ao mesmo tempo que puxa a outra extremidade para cima com a mão direita, e eleve a barra com anilha em direção ao ombro direito, como se estivesse usando uma pá (Figuras *b*, *c*).

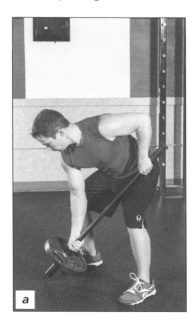
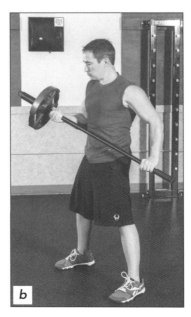
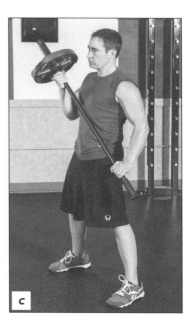

2 DESENVOLVIMENTO COM BARRA COM ANILHA E ROTAÇÃO DE TRONCO

Fique em pé, com os pés afastados ligeiramente além da largura dos ombros. Segure a barra com anilha com a carga perto do ombro direito, com a mão esquerda na extremidade inferior, a palma da mão voltada para o corpo, enquanto a mão direita fica no topo, logo abaixo da carga, com a palma também voltada para o corpo (Figura d). Flexione levemente os joelhos e, então, estenda as pernas ao mesmo tempo que levanta a barra, mantendo-o numa posição vertical (Figura e). Lentamente, volte a barra com anilha à posição inicial, de modo que você esteja pronto para realizar o movimento de cavar, com a carga da barra de volta ao chão e a extremidade sem carga novamente apoiada sobre a coxa esquerda, para começar a próxima repetição.

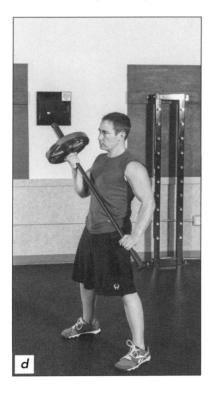
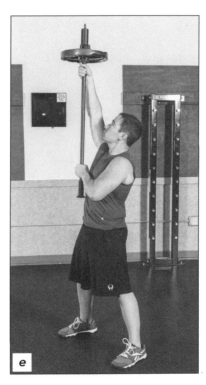

Todas as combinações metabólicas deste capítulo têm uma coisa em comum: cada exercício é estrategicamente colocado em uma ordem que proporciona uma transição suave para o exercício seguinte. Isso faz que essas combinações sejam não só mais fáceis de memorizar, mas, também, mais eficazes, uma vez que permitem realizar muitos exercícios de alta qualidade, integrando uma ampla variedade de movimentos em um curto período de tempo. Os complexos descritos no próximo capítulo têm essas mesmas qualidades.

capítulo

6

Complexos

Um complexo é uma série de exercícios de musculação em que cada um é realizado por um determinado número de repetições usando o mesmo equipamento. Assim como as combinações de treino metabólico que vimos no capítulo anterior, os complexos também envolvem realizar vários exercícios de musculação em sequência, com um fluxo suave entre um e outro, o que torna mais fácil memorizá-los. Porém, ao contrário das combinações, os complexos envolvem muitas repetições (agrupamentos) de um exercício dentro de um determinado complexo antes de passar ao próximo exercício, sem descansar entre cada um.

TREINAMENTO DE COMPLEXOS

Um complexo é um circuito completo em que todas as estações usam o mesmo equipamento, o que vem a calhar em uma academia lotada com várias pessoas tentando usar o mesmo equipamento. Você pode combinar qualquer número de exercícios para formar um complexo. Quanto mais exercícios, mais intenso se torna o complexo, em virtude do aumento do volume de atividade.

A carga usada para realizar esses complexos é mais leve do que a que usamos nos circuitos e nas combinações, porque complexos são realizados com maior velocidade e maior volume do que circuitos e combinações. Quando realizamos um complexo, o objetivo é mover o peso (ou seja, realizar uma repetição) em um ritmo rápido, sem perder o controle do peso nem da posição do corpo. Em outras palavras, você deve se mover rapidamente (para manter a intensidade alta), mas sem pressa: não é uma corrida, e você não quer fazer os exercícios malfeitos. Existem duas formas de aumentar a intensidade dos seus treinos e usar o máximo de unidades motoras: aumentar o peso ou a velocidade. Os programas de treino metabólico neste livro usam ambos os métodos, para garantir que seus treinos sejam bem completos e tenham a máxima eficácia – nos complexos, você se move rapidamente, com cargas mais leves, ao passo que nos circuitos e nas combinações você levanta cargas mais pesadas com menor velocidade.

Usando a mesma estratégia dos circuitos abordados no Capítulo 4, cada complexo descrito neste capítulo inclui estes padrões básicos de movimento:

- movimento de extensão dos membros superiores;

- movimento de puxada dos membros superiores;
- movimento dos membros inferiores – pernas (por exemplo, agachamentos);
- movimento dos membros inferiores – quadris (por exemplo, agachamento terra).

Ao realizar cada um desses padrões de movimento, você trabalha todos os grupos musculares de alguma forma, incluindo a musculatura do tronco, porque esses músculos trabalham toda vez que você precisa manter uma posição firme e estável, exigida para realizar qualquer complexo apresentado neste capítulo. E, como já vimos, quanto mais músculos são trabalhados, mais calorias são gastas – durante e depois do seu treino.

COMPLEXOS

Os complexos de treino metabólico que veremos a seguir incorporam quatro ou mais exercícios de musculação, abrangendo alguns dos padrões de movimentos diversas vezes com diferentes exercícios dentro do mesmo complexo. Para cada complexo, você deve realizar diversas repetições de um exercício antes de passar para o próximo daquele complexo.

Antes de aprender a realizar essa variedade de complexos, você precisa aprender o básico necessário:

- Use a carga mais pesada possível para completar as repetições, contanto que você possa se mover rapidamente, mantendo um bom controle do complexo.
- Faça de 6 a 15 repetições por exercício dentro de um dado complexo e de 2 a 5 séries por complexo.
- Não há descanso entre exercícios de um determinado complexo (só o suficiente para respirar um pouco). Porém, você deve descansar de 90 segundos a 3 minutos entre cada complexo (ou seja, depois de completar uma rodada completa de um complexo).
- Se estiver realizando um complexo unilateral (trabalhando um lado de cada vez), descanse de 30 a 90 segundos entre os lados, e descanse de 2 a 3 minutos depois de completar uma rodada completa de cada lado.

É recomendável que você faça um número *maior* de repetições nos exercícios mais fáceis dentro de um complexo, e um número *menor* de repetições nos exercícios mais difíceis. Para garantir um progresso constante, adicione mais carga e mais repetições, ou reduza o tempo de descanso entre os complexos.

A seguir, estão alguns complexos metabólicos bilaterais e unilaterais. Como você vai ver, algumas das sequências de combinações apresentadas no capítulo anterior também podem ser usadas como complexos.

Complexos com barra livre

A barra livre não é apenas uma ótima ferramenta para ganhar força e criar combinações de exercícios, mas, também, é eficaz para montar complexos de treino metabólico que vão fazer seus músculos saltarem e seu coração bater mais forte. A seguir, estão vários complexos de treino metabólico que mostram novas maneiras de usar uma ferramenta tradicional de treino e aplicar exercícios clássicos e comprovados.

Passada para trás ▪ Desenvolvimento com barra pela frente ▪ Remada curvada com barra (pegada aberta) ▪ *Stiff* com pegada aberta

1 PASSADA PARA TRÁS

Fique em pé, com os pés afastados na largura dos quadris e uma barra sobre os ombros, atrás da cabeça (Figura *a*). Dê um passo para trás com um pé e abaixe o corpo, de forma que o joelho toque levemente o chão (Figura *b*). Reverta o movimento, voltando da passada e trazendo o mesmo pé à frente, voltando à posição inicial. Realize o mesmo movimento com a outra perna.

Observação: após fazer a última repetição da passada para trás, use as pernas e os braços, de maneira coordenada, para levantar a barra e trazê-la para a frente do corpo, para, então, começar o próximo exercício.

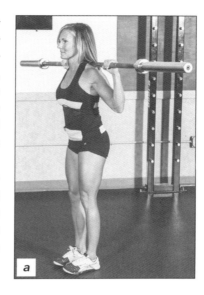
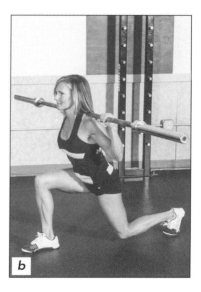

2 DESENVOLVIMENTO COM BARRA PELA FRENTE

Fique em pé, com os pés afastados na largura dos ombros, e segure a barra com as mãos um pouco mais afastadas do que a largura dos ombros (Figura *c*). Flexione levemente os joelhos (Figura *d*), e, depois, reverta o movimento rapidamente, impulsionando a barra acima da cabeça usando os braços e as pernas de forma coordenada (Figura *e*). Quando a barra estiver completamente acima da cabeça, lentamente, volte a abaixá-la, para completar uma repetição.

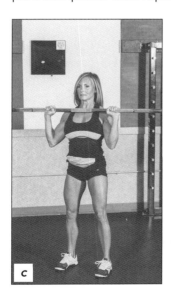
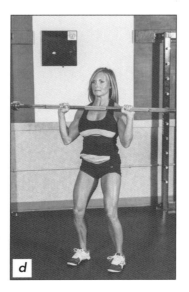
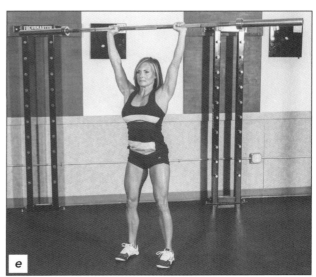

Complexos

3 REMADA CURVADA COM BARRA (PEGADA ABERTA)

Fique em pé, com os pés afastados ligeiramente além da largura dos ombros. Segure a barra com cada mão distante cerca de 30 cm de cada quadril. Incline o corpo para a frente, flexionando os quadris, mantendo as costas retas, de modo que o tronco fique paralelo ao chão e os joelhos fiquem flexionados a um ângulo de 15 a 20 graus (Figura f). Puxe a barra num movimento de remada em direção ao meio do tronco, entre o peito e o umbigo (Figura g). Lentamente, abaixe a barra, sem deixar que ela toque o chão, até completar a série.

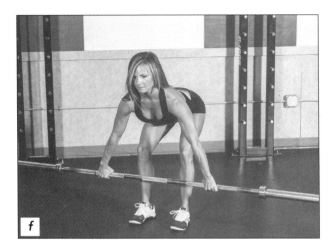
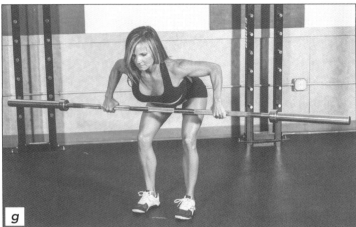

4 *STIFF* COM PEGADA ABERTA

Fique em pé, com os pés afastados na largura dos ombros, segurando uma barra diante das coxas, com os braços estendidos e com cada mão distante 30 cm de cada quadril (Figura h). Com a coluna reta, incline o tronco para a frente, flexionando os quadris, conservando os joelhos flexionados a um ângulo de 15 a 20 graus (Figura i). Conforme o tronco vai para a frente, os quadris vão para trás, sem que as costas fiquem arqueadas.

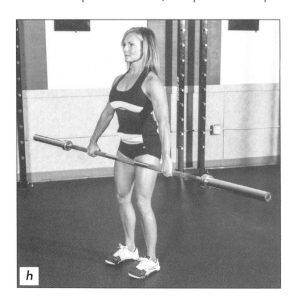
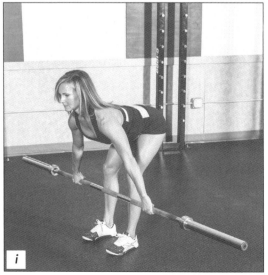

Remada curvada com barra (pegada supinada) ▪ *Stiff* ▪ Arranque ▪ Desenvolvimento com barra pela frente ▪ Agachamento com barra pela frente

1 REMADA CURVADA COM BARRA (PEGADA SUPINADA)

Fique em pé, com os pés afastados ligeiramente além da largura dos quadris. Segure a barra com uma pegada supinada, com as mãos um pouco mais afastadas do que a largura dos ombros. Incline o corpo para a frente, flexionando os quadris, mantendo as costas retas, de modo que o tronco fique paralelo ao chão e os joelhos fiquem flexionados a um ângulo de 15 a 20 graus (Figura *a*). Puxe a barra num movimento de remada em direção ao meio do tronco, entre o peito e o umbigo (Figura *b*). Lentamente, abaixe a barra, sem deixar que ela toque o chão. Você pode fazer este exercício usando uma pegada pronada, que algumas pessoas consideram menos firme.

Observação: após terminar as remadas, coloque a barra no chão e troque para uma pegada pronada para executar o *stiff* e o resto dos exercícios nesta combinação.

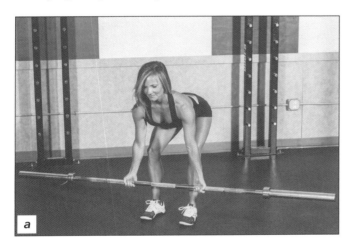
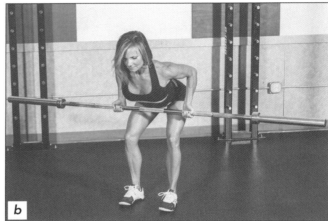

2 STIFF

Fique em pé, com os pés afastados na largura dos quadris, segurando uma barra livre diante das coxas, com os braços estendidos (Figura *c*). Mantendo a coluna reta, incline o tronco para a frente, flexionando os quadris, conservando os joelhos flexionados a um ângulo de 15 a 20 graus (Figura *d*). Conforme o tronco vai para a frente, os quadris vão para trás, sem que as costas fiquem arqueadas. Quando o tronco estiver quase paralelo ao chão ou as anilhas estiverem quase tocando o chão, leve os quadris para a frente, em direção à barra, revertendo o movimento e terminando em pé.

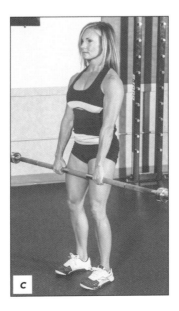
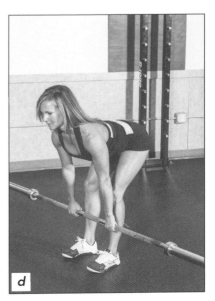

3 ARRANQUE

Fique em pé, com os pés afastados na largura dos ombros. Segure a barra com as mãos um pouco mais afastadas do que a largura dos ombros. Incline o corpo para a frente, flexionando os quadris, mantendo a barra pressionada contra as coxas (Figura e), e impulsione os quadris em direção à barra, ao mesmo tempo que puxa a barra para cima (Figura f). Quando a barra chegar à altura dos ombros (Figura g), rapidamente, jogue os cotovelos para a frente, para segurar a barra sobre o peito (Figura h).

Observação: após terminar todas as repetições, deixe a barra na altura dos ombros, preparando para começar o próximo exercício.

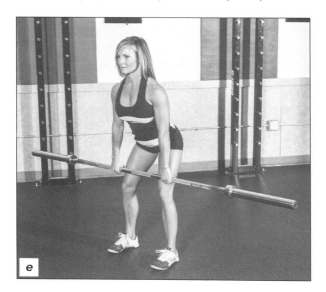
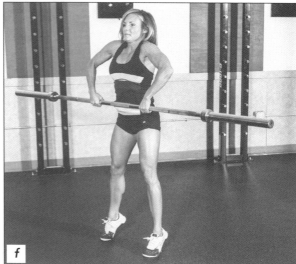
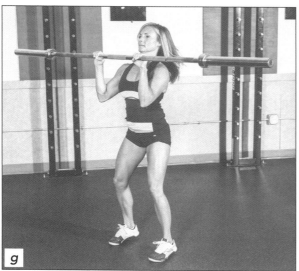
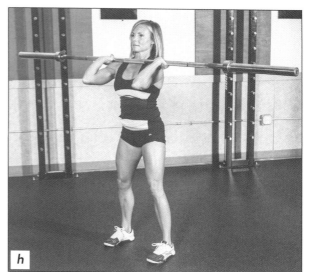

4 DESENVOLVIMENTO COM BARRA PELA FRENTE

Fique em pé, com os pés afastados na largura dos ombros, e segure a barra com as mãos um pouco mais afastadas do que a largura dos ombros (Figura i). Flexione levemente os joelhos (Figura j), e, depois, reverta o movimento rapidamente, impulsionando a barra acima da cabeça usando os braços e as pernas de forma coordenada (Figura k). Quando a barra estiver completamente acima da cabeça, lentamente, reverta os movimentos anteriores, recolocando a barra no chão, para completar uma repetição.

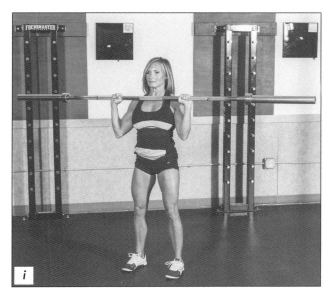
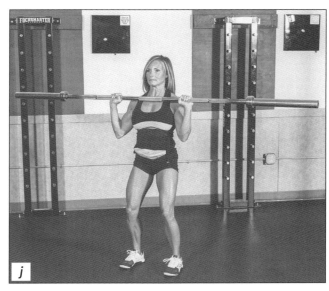
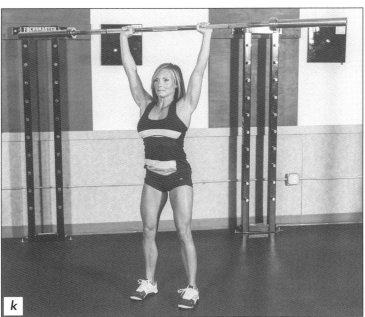

5 AGACHAMENTO COM BARRA PELA FRENTE

Com a barra apoiada sobre o peito e os cotovelos apontando diretamente à frente, de modo que os braços fiquem paralelos ao chão (Figura *l*), faça um agachamento, descendo o máximo que puder, mantendo o controle dos joelhos e da coluna (Figura *m*). Reverta o movimento, ficando em pé para começar a próxima repetição deste complexo.

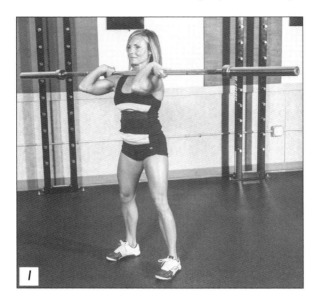
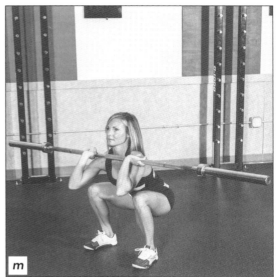

Stiff ▪ Arranque ▪ Agachamento com barra pela frente ▪ Desenvolvimento com barra pela frente ▪ Bom-dia ▪ Passada para trás ▪ Panturrilha (flexão plantar)

1 STIFF

Fique em pé, com os pés afastados na largura dos quadris, segurando uma barra livre diante das coxas, com os braços estendidos (Figura *a*). Mantendo a coluna reta, incline o tronco para a frente, flexionando os quadris, conservando os joelhos flexionados a um ângulo de 15 a 20 graus (Figura *b*). Conforme o tronco vai para a frente, os quadris vão para trás, sem que as costas fiquem arqueadas. Quando o tronco estiver quase paralelo ao chão ou as anilhas estiverem quase tocando o chão, leve os quadris para a frente, em direção à barra, revertendo o movimento e terminando em pé.

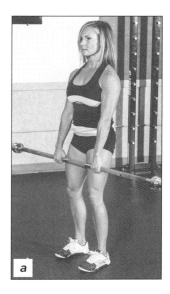
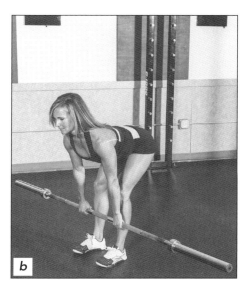

2 ARRANQUE

Fique em pé, com os pés afastados na largura dos ombros. Segure a barra com as mãos um pouco mais afastadas do que a largura dos ombros. Incline o corpo para a frente, flexionando os quadris, mantendo a barra pressionada contra as coxas (Figura *c*), e impulsione os quadris em direção à barra, ao mesmo tempo que puxa a barra para cima (Figura *d*). Quando a barra chegar à altura dos ombros (Figura *e*), rapidamente, jogue os cotovelos para a frente, para segurar a barra sobre o peito (Figura *f*).

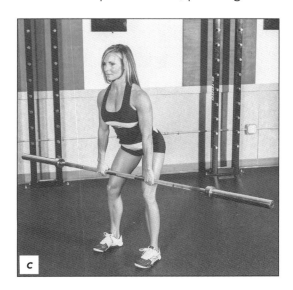
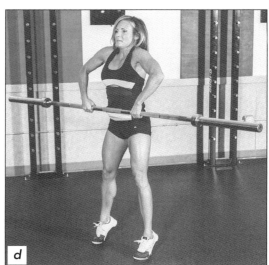

(*Continua*)

(*Continuação*)

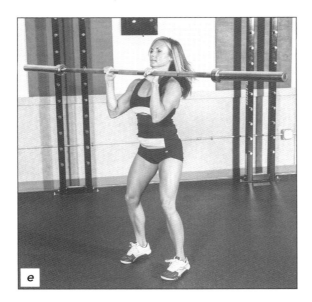
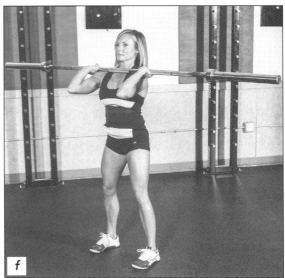

3 AGACHAMENTO COM BARRA PELA FRENTE

Com a barra apoiada sobre o peito e os cotovelos apontando diretamente à frente, de modo que os braços fiquem paralelos ao chão (Figura *g*), faça um agachamento, descendo o máximo que puder, mantendo o controle dos joelhos e da coluna (Figura *h*). Reverta o movimento, ficando em pé para começar a próxima repetição deste complexo.

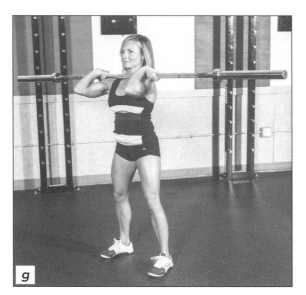
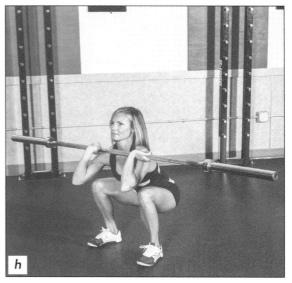

4 DESENVOLVIMENTO COM BARRA PELA FRENTE

Fique em pé, com os pés afastados na largura dos ombros, e segure a barra com as mãos um pouco mais afastadas do que a largura dos ombros (Figura i). Flexione levemente os joelhos (Figura j), e, depois, reverta o movimento rapidamente, impulsionando a barra acima da cabeça usando os braços e pernas de forma coordenada (Figura k). Quando a barra estiver completamente acima da cabeça, lentamente, abaixe-a, para completar uma repetição.

Observação: após realizar seu último movimento, abaixe a barra atrás da cabeça e posicione-a sobre os ombros, para se preparar para o próximo exercício, o bom-dia.

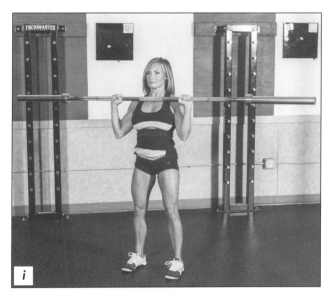
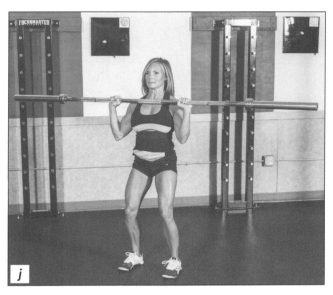
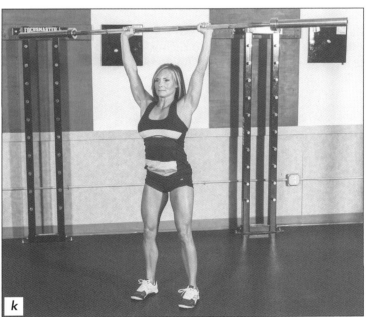

Complexos

5 BOM-DIA

Fique em pé, com os pés afastados na largura dos quadris, e posicione a barra sobre os ombros, atrás da cabeça (Figura *l*). Com a coluna reta, incline o corpo à frente, flexionando os quadris, conservando os joelhos flexionados a um ângulo de 15 a 20 graus (Figura *m*). Conforme o tronco vai para a frente, leve os quadris para trás e mantenha a lombar reta. Quando o tronco estiver paralelo ao chão, leve os quadris à frente em direção à barra, revertendo o movimento e terminando em pé, completando uma repetição.

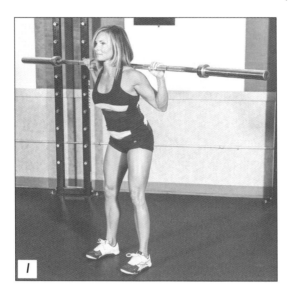
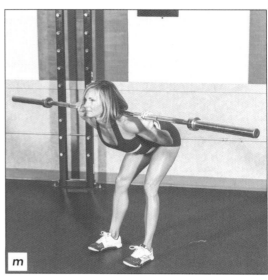

6 PASSADA PARA TRÁS

Fique em pé, com os pés afastados na largura dos quadris e a barra sobre os ombros, atrás da cabeça (Figura *n*). Dê um passo para trás com um pé e abaixe o corpo, de forma que o joelho toque levemente o chão (Figura *o*). Reverta o movimento, voltando da passada e trazendo o mesmo pé à frente, voltando à posição inicial. Realize o mesmo movimento com a outra perna.

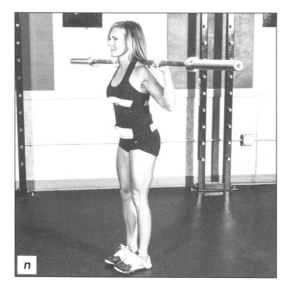
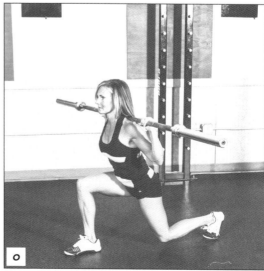

7 PANTURRILHA (FLEXÃO PLANTAR)

Fique em pé, com os pés afastados na largura dos quadris e a barra sobre os ombros, atrás da cabeça (Figura p). Pressione os dedos dos pés contra o chão, ao mesmo tempo, erguendo os calcanhares o máximo possível, terminando nas pontas dos pés (Figura q). Lentamente, retorne até que os calcanhares toquem o chão, completando uma repetição. Você pode aumentar a amplitude do movimento colocando anilhas na parte anterior dos seus pés.

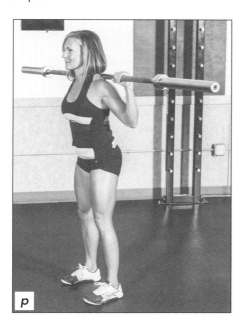 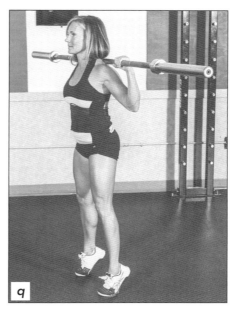

Stiff com pegada aberta ▪ Remada alta com barra com movimentação dos quadris ▪ Agachamento com barra pela frente ▪ Desenvolvimento com barra pela frente ▪ Bom-dia ▪ Passada para trás ▪ Encolhimento de ombros ▪ Remada curvada com barra (pegada supinada)

1 STIFF COM PEGADA ABERTA

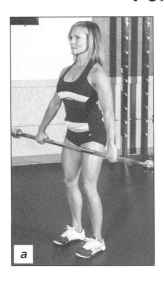
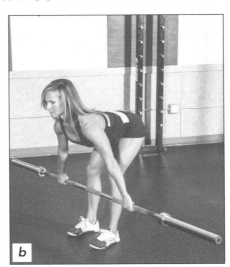

Em pé, com os pés afastados na largura dos ombros, segurando uma barra livre diante das coxas, com os braços estendidos e com cada mão 30 cm distante de cada quadril (Figura *a*). Com a coluna reta, incline o tronco para a frente, flexionando os quadris, com os joelhos flexionados a um ângulo de 15 a 20 graus (Figura *b*). Conforme o tronco vai para a frente, os quadris vão para trás, sem que as costas fiquem arqueadas. Quando o tronco estiver paralelo ao chão ou as anilhas estiverem quase tocando-o, leve os quadris à frente em direção à barra, revertendo o movimento e terminando em pé, completando uma repetição.

2 REMADA ALTA COM BARRA COM MOVIMENTAÇÃO DOS QUADRIS

Flexione levemente os joelhos e leve o corpo para a frente, flexionando os quadris, mantendo a barra pressionada contra as coxas (Figura *c*). Impulsione o corpo para cima, levantando a barra, usando os braços e as pernas simultaneamente, até que os cotovelos fiquem na altura dos ombros (Figura *d*). Depois, abaixe a barra de volta à altura das coxas, de maneira controlada, para voltar ao início e começar a próxima repetição.

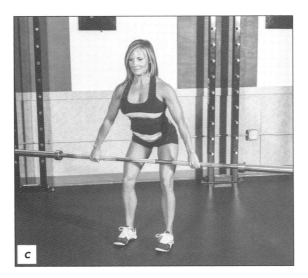
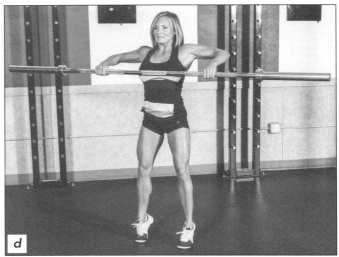

3 AGACHAMENTO COM BARRA PELA FRENTE

Com a barra apoiada sobre o peito e os cotovelos apontando diretamente à frente, de modo que os braços fiquem paralelos ao chão (Figura e), faça um agachamento, descendo o máximo que puder, mantendo o controle dos joelhos e da coluna (Figura f). Reverta o movimento, ficando em pé para começar a próxima repetição.

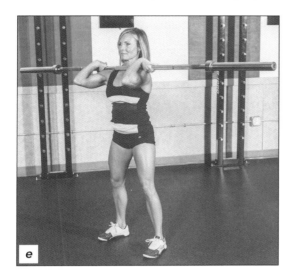
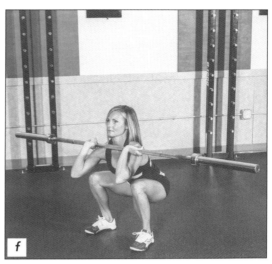

4 DESENVOLVIMENTO COM BARRA PELA FRENTE

Fique em pé, com os pés afastados na largura dos ombros, e segure a barra com as mãos um pouco mais afastadas do que a largura dos ombros (Figura g). Flexione levemente os joelhos (Figura h), e, depois, reverta o movimento rapidamente, impulsionando a barra acima da cabeça usando os braços e as pernas de forma coordenada (Figura i). Quando a barra estiver completamente acima da cabeça, lentamente abaixe-a, para completar uma repetição.

Observação: após realizar seu último movimento, abaixe a barra atrás da cabeça e posicione-a sobre os ombros, para se preparar para o próximo exercício, o bom-dia.

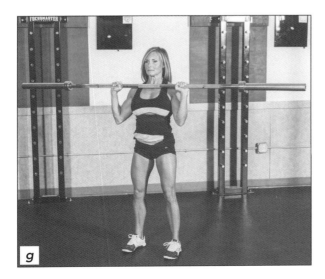
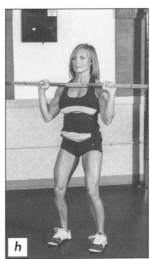
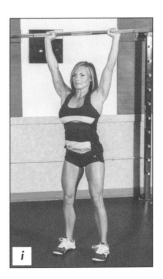

Complexos

5 BOM-DIA

Fique em pé, com os pés afastados na largura dos quadris, e posicione a barra sobre os ombros, atrás da cabeça (Figura j). Com a coluna reta, incline o corpo à frente, flexionando os quadris, conservando os joelhos flexionados a um ângulo de 15 a 20 graus (Figura k). Conforme o tronco vai para a frente, leve os quadris para trás e mantenha a lombar reta. Quando o tronco estiver paralelo ao chão, leve os quadris à frente em direção à barra, revertendo o movimento e terminando em pé, completando uma repetição.

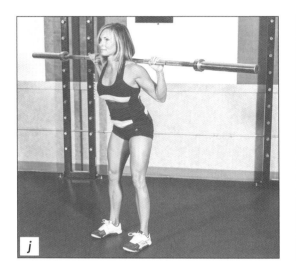
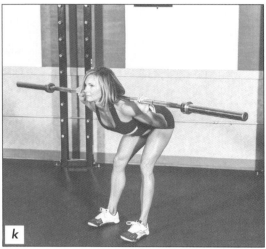

6 PASSADA PARA TRÁS

Fique em pé, com os pés afastados na largura dos quadris e a barra sobre os ombros, atrás da cabeça (Figura l). Dê um passo para trás com um pé e abaixe o corpo, de forma que o joelho toque levemente o chão (Figura m). Reverta o movimento, voltando do movimento passada e trazendo o mesmo pé à frente, voltando à posição inicial. Realize o mesmo movimento com a outra perna.

Observação: após realizar sua última repetição da passada para trás, levante a barra usando os braços e as pernas de maneira coordenada. Leve a barra para a frente do corpo e abaixe-a, até que ela fique em frente às coxas, para dar início ao encolhimento de ombros.

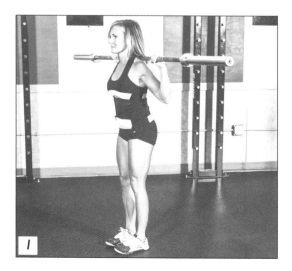
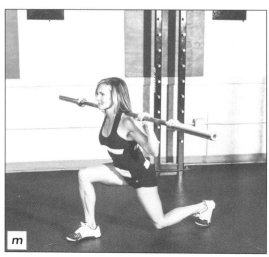

7 ENCOLHIMENTO DE OMBROS

Fique em pé, com os pés afastados na largura dos quadris, segurando a barra diante das coxas, com as mãos um pouco mais afastadas do que a largura dos quadris (Figura n). Encolha os ombros em direção às orelhas (Figura o). Depois, abaixe a barra, voltando à posição inicial para completar uma repetição. Certifique-se de manter os braços estendidos durante todo o exercício.

Observação: após finalizar as repetições de encolhimento de ombros, coloque a barra no chão e troque para uma pegada supinada para realizar o próximo exercício, a remada curvada.

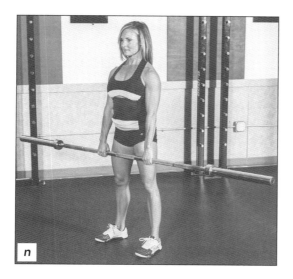
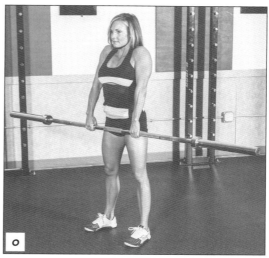

8 REMADA CURVADA COM BARRA (PEGADA SUPINADA)

Fique em pé, com os pés afastados ligeiramente além da largura dos quadris. Segure a barra com uma pegada supinada, com as mãos um pouco mais afastadas do que a largura dos ombros. Incline o corpo para a frente, flexionando os quadris, mantendo as costas retas, de modo que o tronco fique paralelo ao chão e os joelhos fiquem flexionados a um ângulo de 15 a 20 graus (Figura p). Puxe a barra num movimento de remada em direção ao meio do tronco, entre o peito e o umbigo (Figura q). Lentamente, abaixe a barra, sem deixar que ela toque o chão, para completar uma repetição. Você pode fazer este exercício usando uma pegada pronada, que algumas pessoas consideram menos firme.

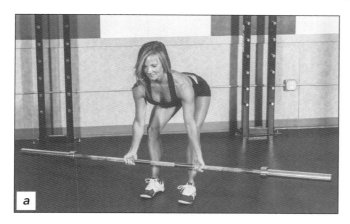
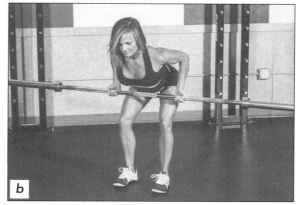

Complexos com barra angular

Os complexos, a seguir, envolvem encaixar uma extremidade de uma barra angular em um canto da sala ou em um aparelho Sorinex Landmine (store.sorinex.com), e segurar a outra extremidade. Esses complexos com barra angular não são só uma ótima maneira de acelerar o seu metabolismo e incluir novos exercícios de treino metabólico à sua rotina para criar um desafio, mas, também, vão impressionar os fortões da sua academia.

Afundo com barra angular ▪ Desenvolvimento alternando posições ▪ *Clean* angular

1 AFUNDO COM BARRA ANGULAR

Com a barra diante de você, apoiada no meio do peito, fique em pé, com os pés afastados na largura dos quadris (Figura *a1*). Segure a extremidade da barra com as duas mãos, uma sobre a outra (Figura *a2*). Dê um passo para trás com o pé esquerdo e abaixe o corpo, de forma que o joelho toque levemente o chão (Figura *b*). Reverta o movimento, voltando do afundo e trazendo o mesmo pé à frente, retornando à posição inicial. Realize o mesmo movimento com a outra perna.

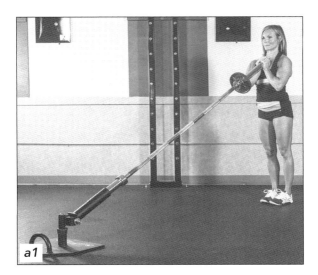
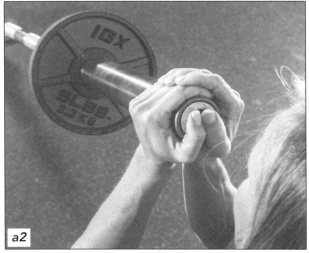
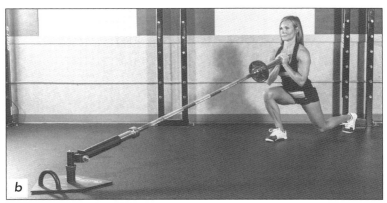

2 DESENVOLVIMENTO ALTERNANDO POSIÇÕES

Fique em pé, com os pés paralelos e um pouco mais afastados do que a largura dos ombros. Segure a extremidade da barra com as duas mãos, uma sobre a outra, e a barra diante do ombro esquerdo (Figura c). Eleve a barra, afastando-a do corpo, de forma que, quando os braços estiverem totalmente estendidos, a barra esteja diretamente alinhada com o centro do corpo (Figura d). Lentamente, reverta o movimento e abaixe a barra em direção ao ombro direito (Figura e). Eleve-a e afaste-a novamente, de forma que ela termine no alto, centralizada com o corpo. Tome cuidado para não girar os ombros nem os quadris durante este exercício.

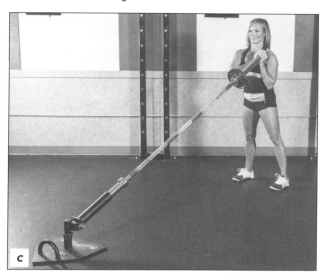

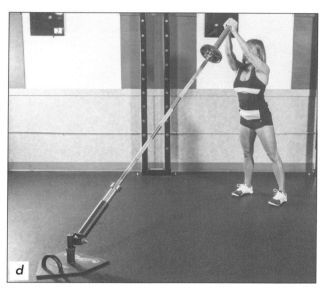

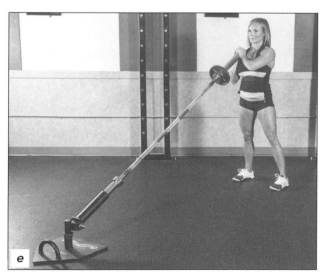

3 CLEAN ANGULAR

Fique em pé, com os pés afastados ligeiramente além da largura dos ombros, na extremidade da barra em que está a anilha, mais próxima do interior do pé esquerdo (Figura f1). Segure a barra com uma pegada mista, a mão direita pronada e a mão esquerda supinada (Figura f2). Incline o corpo, flexionando os quadris e os joelhos, mantendo a coluna reta (Figura g). Fique em pé, levantando a barra do chão ao mesmo tempo que impulsiona os quadris para a frente, em direção à barra, usando os braços para puxar a barra até o ombro esquerdo, de forma que a extremidade da barra fique diante do peito e os cotovelos fiquem logo abaixo dela (Figura h). Faça todas as repetições do mesmo lado antes de repetir o exercício do outro lado do corpo.

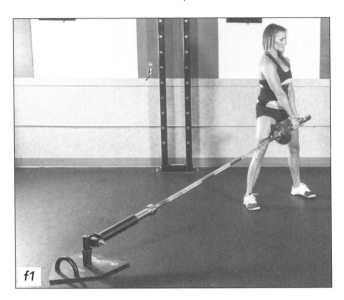

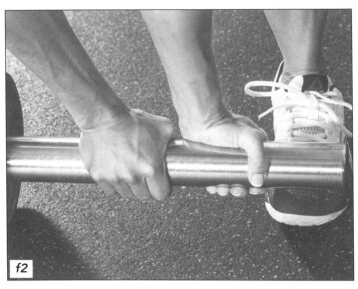

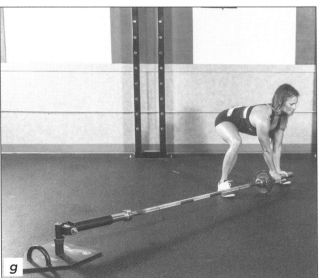

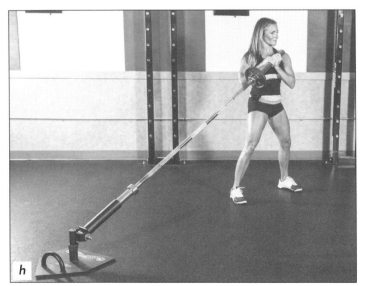

Afundo com desenvolvimento unilateral
▪ *Clean* angular com rotação de tronco ▪
Remada curvada unilateral com barra angular

1 AFUNDO COM DESENVOLVIMENTO UNILATERAL

Fique em pé, voltado para a barra, com os pés afastados na largura dos quadris. Segure a extremidade da barra com a mão direita, com o cotovelo flexionado de forma que a barra fique na altura do ombro (Figura *a*). Dê um passo para trás com a perna direita, realizando um afundo, deixando que o joelho toque levemente o chão (Figura *b*). Ao reverter o movimento e começar a voltar do afundo, eleve a barra, afastando-a do corpo, mantendo-a alinhada com o ombro direito (Figura *c*). No ponto máximo do exercício, o corpo deve formar uma linha reta, com o braço totalmente estendido. Para repetir o exercício do outro lado, passe a barra para a mão esquerda, flexione o cotovelo e, lentamente, abaixe a barra em direção ao ombro esquerdo, ao mesmo tempo que dá um passo para trás com a perna esquerda, realizando um afundo. Faça todas as repetições necessárias antes de trocar de lado.

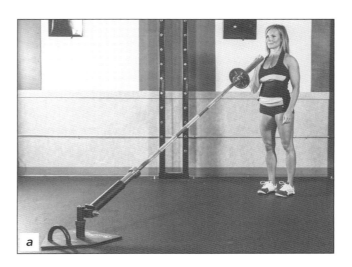

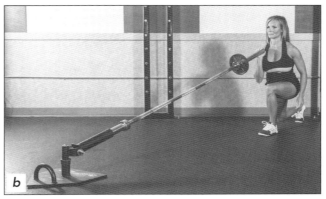

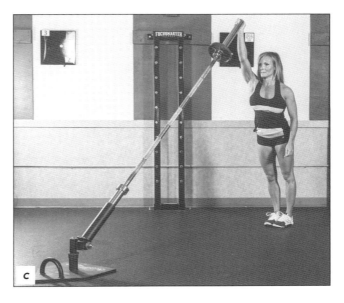

2 CLEAN ANGULAR COM ROTAÇÃO DE TRONCO

Com os pés um pouco mais afastados do que a largura dos ombros, fique em pé na extremidade da barra em que está a anilha, mais próxima do interior do pé direito (Figura *d1*). Segure a barra com uma pegada mista, a mão direita pronada e a mão esquerda supinada (Figura *d2*). Incline o corpo flexionando os quadris e os joelhos, mantendo a coluna reta (Figura *e*). Fique em pé, levantando a barra do chão ao mesmo tempo que impulsiona os quadris para a frente, em direção à barra, usando os braços para puxar a barra até o ombro esquerdo, de forma que a extremidade da barra fique diante do peito e os cotovelos fiquem logo abaixo dela (Figura *f*). Então, com a barra sobre o peito, gire o corpo (quadris e tronco) em direção ao ponto de ancoragem da barra (Figura *g*), ao mesmo tempo que a afasta do corpo, estendendo os dois braços (Figura *h*). Lentamente, reverta os movimentos anteriores, primeiro, abaixando a barra até o peito, e, depois, até o chão, completando assim uma repetição. Faça todas as repetições necessárias antes de trocar de lado.

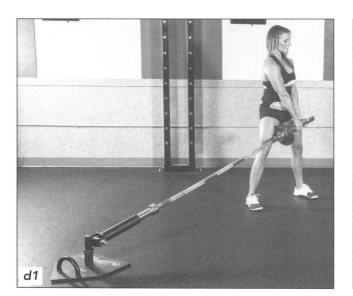
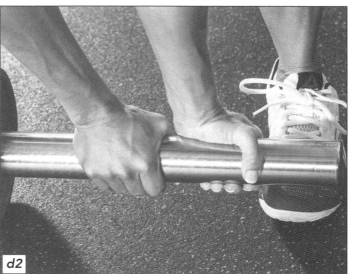
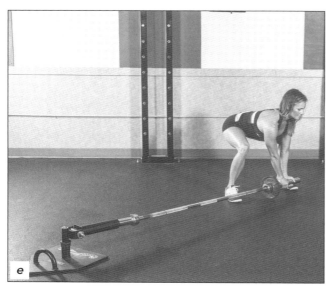
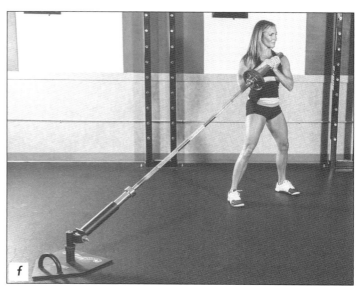

(Continua)

(Continuação)

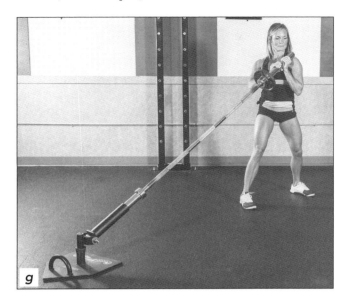
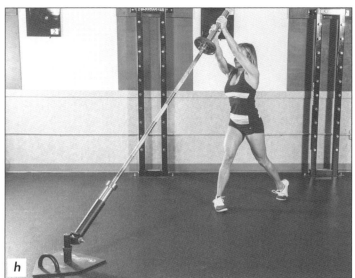

3 REMADA CURVADA UNILATERAL COM BARRA ANGULAR

Com os pés afastados na largura dos quadris, fique em pé paralelamente à barra, de forma que a extremidade da barra fique diante de seu pé direito (você também pode realizar uma remada ficando em uma posição perpendicular à barra). Flexione levemente os joelhos, incline o corpo para a frente, flexionando os quadris, mantendo a coluna reta, e segure a extremidade da barra com a mão direita (Figuras *i1*, *i2*). Realize um movimento de remada unilateral, puxando a barra para cima com a mão direita, mantendo o cotovelo elevado em direção ao teto (Figuras *j1*, *j2*). Quando o cotovelo estiver paralelo ao ombro direito, reverta o movimento e, lentamente, abaixe a extremidade da barra, até que o cotovelo fique estendido. Faça todas as repetições necessárias antes de trocar de lado.

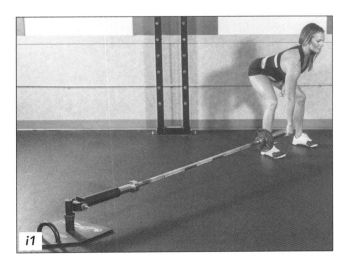
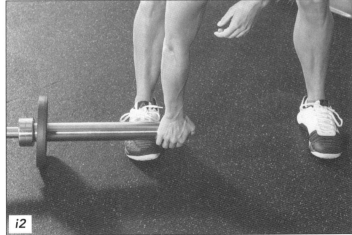

(Continua)

Complexos

(Continuação)

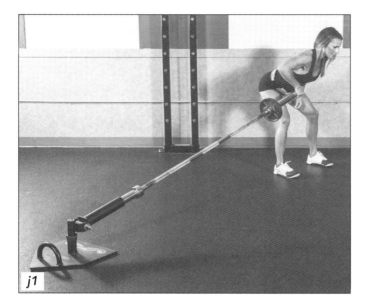
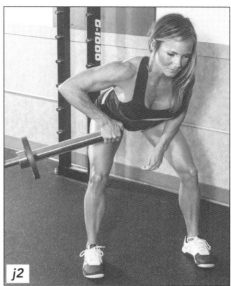

Complexos com halteres

Muitos dos complexos com halteres, a seguir, enfatizam exercícios unilaterais. Como já discutimos anteriormente, esses exercícios automaticamente ativam a musculatura do tronco para manter a postura e a posição do corpo e para controlar a carga deslocada. Além disso, exercícios de musculação unilaterais também garantem que ambos os lados do corpo trabalhem igualmente. Isso é importante, porque não é raro que um lado do corpo seja mais forte do que o outro. Com exercícios unilaterais, você força seu lado mais fraco a trabalhar e a aumentar a força com relação ao outro lado.

Desenvolvimento com rotação de tronco
▪ Agachamento combinado com *stiff* ▪
Remada unilateral com halter

1 DESENVOLVIMENTO COM ROTAÇÃO DE TRONCO

Fique em pé, com os pés levemente afastados na largura dos ombros, e segure um halter em cada mão, na frente de cada ombro (Figura a). Eleve um halter em direção ao teto, ao mesmo tempo que gira para o lado oposto (Figura b). Reverta o movimento, e, depois, levante o outro halter enquanto gira o tronco para o outro lado. Para que cada quadril gire mais facilmente neste exercício, quando você girar, levante do chão o calcanhar do mesmo lado da mão que está levantando o halter.

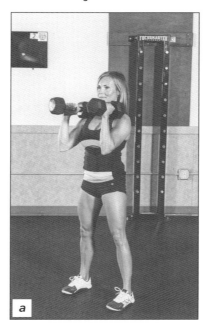
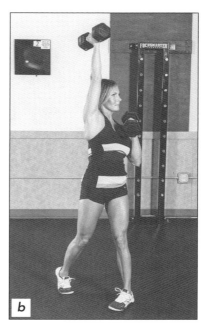

2 AGACHAMENTO COMBINADO COM *STIFF*

Fique em pé, com os pés afastados na largura dos quadris, segurando um halter em cada mão, ao lado dos quadris (Figura c). Faça um agachamento flexionando os joelhos e os quadris, como se estivesse sentando (Figura d). Desça o máximo que puder sem arquear a lombar.

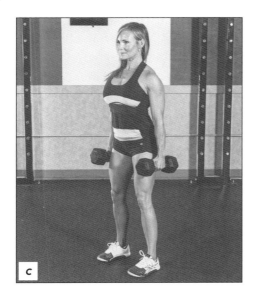
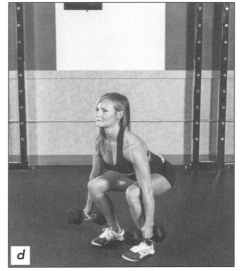

(Continua)

(*Continuação*)

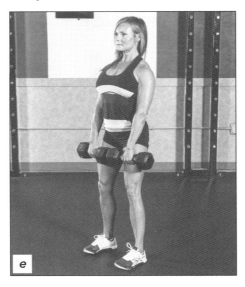
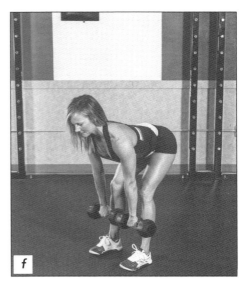

Ao agachar, não deixe os calcanhares saírem do chão e mantenha os joelhos afastados, apontando na mesma direção dos pés. Fique em pé novamente e leve os halteres diante das coxas (Figura e). Mantendo a coluna reta, incline o corpo à frente, flexionando os quadris, conservando os joelhos flexionados a um ângulo de 15 a 20 graus (Figura f). Conforme o tronco vai para a frente, os quadris vão para trás, sem que as costas se curvem. Quando o tronco estiver quase paralelo ao chão, leve os quadris à frente em direção à barra, revertendo o movimento e terminando em pé.

Observação: após terminar todas as repetições de agachamento com *stiff*, coloque um halter no chão, para se preparar para o próximo exercício.

3 REMADA UNILATERAL COM HALTER

Distribua seu peso entre os pés, com a perna direita na frente da esquerda e os dois joelhos ligeiramente flexionados, e segure o halter com a mão esquerda. Incline o corpo à frente, flexionando os quadris, mantendo as costas retas, de modo que o tronco fique paralelo ao chão (Figura g). Realize um movimento de remada, puxando o halter em direção ao corpo, sem girar os ombros nem os quadris, sentindo a escápula se mover em direção à coluna, de maneira controlada (Figura h). Mantenha a coluna estável e as costas retas durante todo o exercício. Lentamente, abaixe o halter, sem deixar que ele toque o chão. Repita do outro lado.

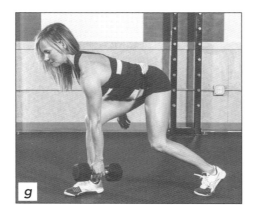
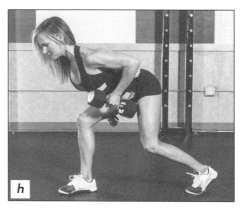

Remada curvada com halteres ▪ *Stiff* unilateral com halteres ▪ Agachamento com halteres pela frente ▪ Flexão com remada em prancha com halteres

1 REMADA CURVADA COM HALTERES

Fique em pé, com os pés afastados na largura dos quadris. Segure um halter em cada mão, com uma pegada neutra, de forma que as palmas das mãos fiquem voltadas uma para a outra, com as mãos um pouco mais afastadas do que a largura dos ombros. Incline o corpo para a frente, flexionando os quadris, mantendo as costas retas, de modo que o tronco fique paralelo ao chão e os joelhos, flexionados a um ângulo de 15 a 20 graus (Figura *a*). Puxe os halteres num movimento de remada em direção ao umbigo, mantendo-os nas laterais do corpo (Figura *b*). Lentamente, abaixe os halteres, até os braços ficarem estendidos, completando uma repetição.

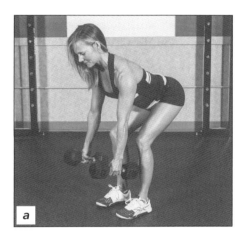
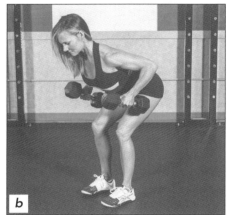

2 *STIFF* UNILATERAL COM HALTERES

Fique em um pé só, segurando um halter em cada mão (Figura *c*). Mantendo a coluna e os braços retos, incline o corpo para a frente, flexionando o quadril, conservando o joelho da perna que está apoiada no chão flexionado a um ângulo de 15 a 20 graus (Figura *d*). Conforme o tronco vai para a frente, eleve a perna livre para trás, de modo que fique alinhada com as costas. Certifique-se de manter a lombar reta. Na posição final (quando o tronco estiver quase paralelo ao chão), não deixe a lombar se arquear. Quando o tronco e a perna livre estiverem quase paralelos ao chão, reverta o movimento, levando os quadris para a frente e terminando em pé, completando, assim, uma repetição. Troque a perna a cada repetição.

Observação: após realizar a última repetição do *stiff* em uma perna, use as pernas para ajudá-lo a trazer os halteres à frente dos ombros e se preparar para o agachamento com halteres pela frente.

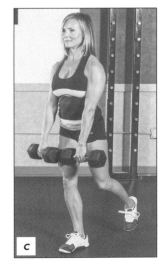
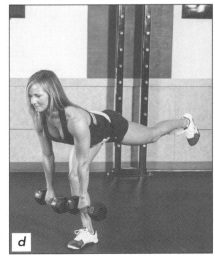

Complexos

3 AGACHAMENTO COM HALTERES PELA FRENTE

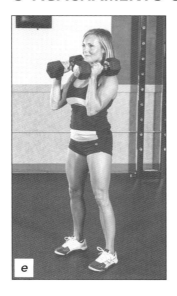
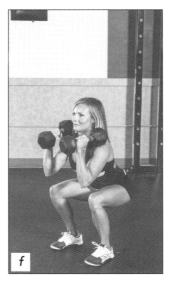

Fique em pé, com os pés afastados na largura dos quadris. Segure um halter em cada mão, sobre os ombros, com os cotovelos flexionados e alinhados com os ombros (Figura e). Faça um agachamento e desça o máximo que puder, flexionando os joelhos e os quadris, como se estivesse sentando, sem deixar os calcanhares saírem do chão nem a lombar se arquear (Figura f). Reverta o movimento e volte a ficar em pé.

4 FLEXÃO COM REMADA EM PRANCHA COM HALTERES

Fique em posição de flexão em prancha, com um halter em cada mão, alinhados com os ombros (Figura g). Realize uma flexão, levando o corpo até o chão e mantendo os cotovelos diretamente acima dos punhos todo o tempo (Figura h). Quando suas costelas tocarem os halteres, reverta o movimento, elevando o corpo (Figura i). Não deixe a cabeça nem os quadris penderem em direção ao chão em nenhum momento. A partir da posição inicial de flexão, execute uma remada com o braço esquerdo, até que o halter toque as costelas (Figura j). Lentamente, retorne o halter para o chão e execute uma remada com o braço direito, da mesma maneira. Ao realizar as remadas, mantenha o tronco o mais estável possível e não deixe os quadris girarem em nenhum momento.

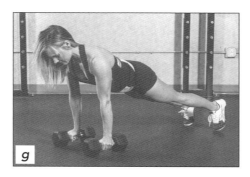
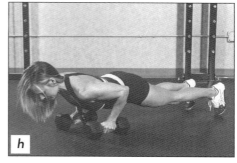
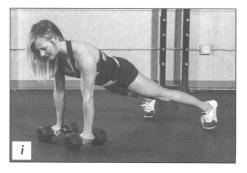
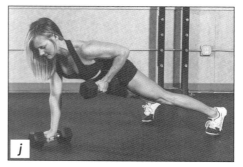

Remada unilateral com halter ▪ Agachamento com halter ▪ Desenvolvimento unilateral com halter e agachamento parcial

Neste complexo, você deve realizar todos os exercícios de um lado antes de trocar para o outro. A seguir, estão os exercícios deste complexo.

1 REMADA UNILATERAL COM HALTER

Distribua seu peso sobre os pés, com a perna direita na frente da esquerda e os dois joelhos ligeiramente flexionados, e segure o halter com a mão esquerda. Incline o corpo à frente, flexionando os quadris, mantendo as costas retas, de modo que o tronco fique paralelo ao chão (Figura a). Realize um movimento de remada, puxando o halter em direção ao corpo, sem girar os ombros nem os quadris, sentindo a escápula se mover em direção à coluna, de maneira controlada (Figura b). Mantenha a coluna estável e as costas retas durante todo o exercício. Lentamente, abaixe o halter, sem deixar que ele toque o chão. Repita do outro lado.

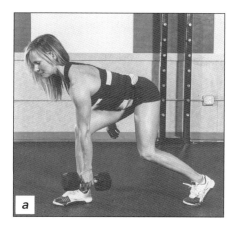
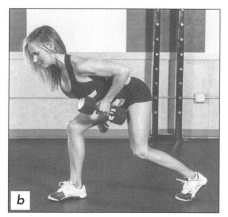

2 AGACHAMENTO COM HALTER

Fique em pé, com os pés afastados na largura dos quadris e as pontas dos pés apontadas à frente. Segure um halter em uma mão ao lado de um dos quadris (Figura c). Faça um agachamento, flexionando os joelhos e os quadris, como se estivesse sentando (Figura d). Desça o máximo que puder, sem arquear a lombar. Ao agachar, não deixe os calcanhares saírem do chão e mantenha os joelhos afastados, apontando na mesma direção dos pés.

Observação: após realizar a última repetição do agachamento, use a mão livre para ajudá-lo a erguer o halter até a frente do ombro e se preparar para o próximo exercício.

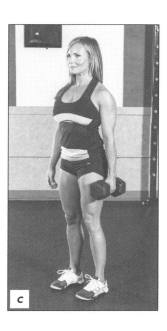
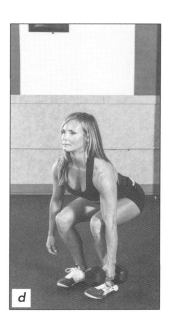

3 DESENVOLVIMENTO UNILATERAL COM HALTER E AGACHAMENTO PARCIAL

Fique em pé, com os pés afastados na largura dos ombros, e segure um halter na mão esquerda, na altura do ombro, com o cotovelo alinhado logo abaixo (Figura e). Flexione levemente os joelhos (Figura f) e use as pernas para rapidamente impulsionar o corpo para cima, ao mesmo tempo que levanta o halter acima da cabeça (Figura g). Lentamente, abaixe o halter até o ombro, para completar uma repetição.

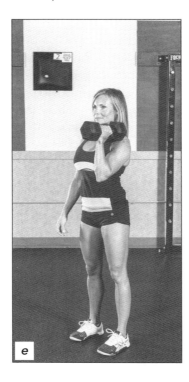 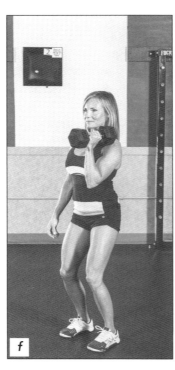 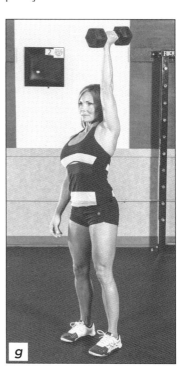

Desenvolvimento unilateral com rotação de tronco ▪ Afundo com halter no ombro ▪ *Swing* unilateral com halter ▪ *Stiff* unilateral com halter

Este complexo exige que você realize todos os exercícios de um lado antes de trocar para o outro. A seguir, estão os exercícios deste complexo.

1 DESENVOLVIMENTO UNILATERAL COM ROTAÇÃO DE TRONCO

Fique em pé, com os pés afastados ligeiramente além da largura dos ombros, e segure um halter na frente de um ombro (Figura a). Eleve o halter, ao mesmo tempo que gira para o lado oposto (Figura b). Para que seus quadris gire mais facilmente neste exercício, quando você girar, levante do chão o calcanhar do mesmo lado da mão que está levantando o halter.

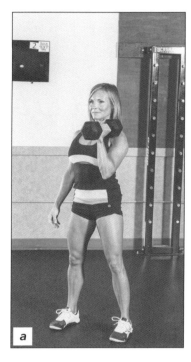
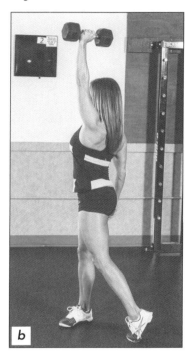

2 AFUNDO COM HALTER NO OMBRO

Fique em pé, com os pés afastados na largura dos quadris, e segure um halter na altura do ombro esquerdo (Figura c). Dê um passo para trás com o pé esquerdo e abaixe o corpo, de forma que o joelho toque levemente o chão (Figura d). Reverta o movimento, voltando do afundo e trazendo o mesmo pé à frente, voltando à posição inicial.

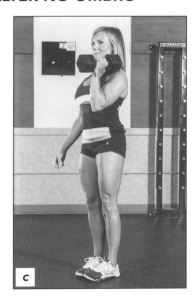
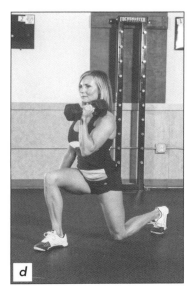

3 *SWING* UNILATERAL COM HALTER

Com os pés afastados na largura dos quadris, segure um halter em uma mão. Mantendo as costas e o braço retos, leve o halter entre as pernas, inclinando o corpo para a frente, flexionando os quadris, conservando os joelhos flexionados a um ângulo de, aproximadamente, 15 a 20 graus (Figura e). Assim que o antebraço tocar a coxa do mesmo lado, reverta o movimento rapidamente com um impulso, levando os quadris para a frente ao mesmo tempo que balança o halter para cima, até a linha dos olhos, para completar uma repetição (Figura f).

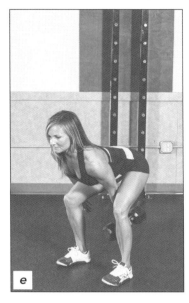
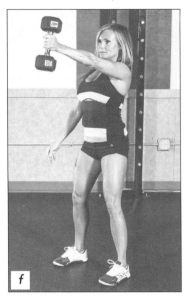

Ao se inclinar para a frente, tome o cuidado de levar os quadris para trás, não deixando as costas se arquearem. Além disso, deixar que o antebraço encoste no interior da coxa do mesmo lado no final de cada balanço garante que você está realizando o exercício corretamente, enfatizando um forte envolvimento da musculatura inferior do corpo – pernas e quadris –, em vez de simplesmente levantar o halter com o braço.

4 *STIFF* UNILATERAL COM HALTER

Fique em um pé só sobre a perna direita, e segure um halter na mão esquerda (Figura g). Mantendo a coluna reta e o braço esquerdo estendido, incline o corpo para a frente, felxionando os quadris, conservando o joelho da perna que está no chão flexionado a um ângulo de 15 a 20 graus (Figura h). Conforme o tronco vai para a frente, eleve a perna livre para trás, de modo que fique alinhada com as costas, sem deixar a lombar se arquear. Na posição final (quando o tronco estiver quase paralelo ao chão), não gire os quadris. Quando o tronco e a perna livre estiverem quase paralelos ao chão, reverta o movimento, levando os quadris para a frente e terminando em pé, completando, assim, uma repetição.

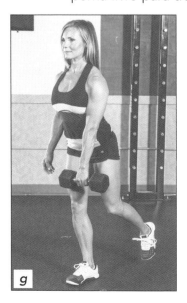
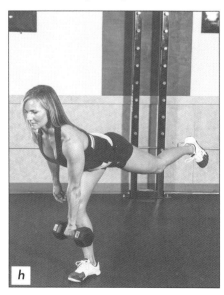

Agachamento com salto com halteres ▪ Flexão com remada em prancha com halteres ▪ *Swing* bilateral com halteres ▪ Desenvolvimento com rotação de tronco ▪ Remada curvada com halteres

1 AGACHAMENTO COM SALTO COM HALTERES

Com os pés afastados na largura dos ombros, fique em pé, segurando um halter em cada mão nas laterais dos quadris, e agache-se, de modo que as coxas fiquem paralelas, ou quase paralelas, ao chão, tomando cuidado para não arquear a lombar (Figura *a*). Dê um rápido impulso para cima, estendendo as pernas e saltando no ar (Figura *b*). Aterrisse o mais leve e silenciosamente possível, voltando à posição de agachamento. Certifique-se de que, ao agachar-se, os joelhos fiquem na mesma linha dos dedos dos pés. Eles não devem se voltar um para o outro em nenhum momento.

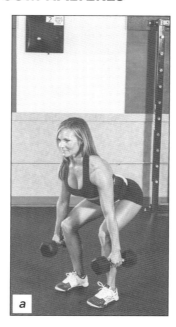 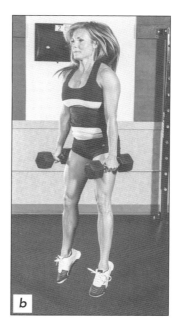

2 FLEXÃO COM REMADA EM PRANCHA COM HALTERES

Fique em posição de flexão em prancha, com um halter em cada mão, diretamente alinhados com os ombros (Figura *c*). Realize uma flexão, levando o corpo até o chão e mantendo os cotovelos diretamente acima dos punhos todo o tempo (Figura *d*). Quando suas costelas tocarem os halteres, reverta o movimento, elevando o corpo (Figura *e*). Não deixe a cabeça nem os quadris penderem em direção ao chão em nenhum momento. A partir da posição inicial de flexão, execute uma remada com o braço esquerdo, até que o halter toque as costelas (Figura *f*). Lentamente, retorne o halter para o chão e execute uma remada com o braço direito, da mesma maneira. Ao realizar as remadas, mantenha o tronco o mais estável possível e não deixe os quadris girarem em nenhum momento.

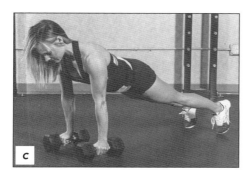 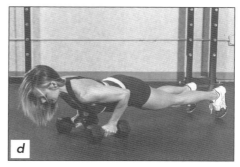

(Continua)

(*Continuação*)

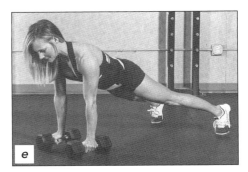
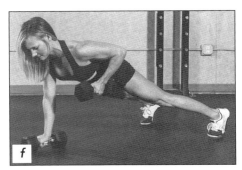

3 *SWING* BILATERAL COM HALTERES

Com os pés afastados ligeiramente na largura dos quadris, segure um halter em cada mão. Mantendo as costas e os braços retos, leve os halteres entre as pernas, inclinando o corpo para a frente, flexionando os quadris, conservando os joelhos flexionados a um ângulo de, aproximadamente, 15 a 20 graus (Figura *g*). Assim que os antebraços tocarem as coxas, reverta o movimento rapidamente, com um impulso, levando os quadris para a frente ao mesmo tempo que balança os halteres para cima, até a linha dos olhos, para completar uma repetição (Figura *h*).

Ao se inclinar para a frente, tome o cuidado de levar os quadris para trás, não deixando as costas se arquearem. Além disso, deixe que os antebraços encostem no interior das coxas no final de cada balanço. Use os quadris para dar mais impulso ao elevar os halteres em cada repetição. Isso garante que você está realizando o exercício corretamente, enfatizando um forte envolvimento da musculatura inferior do corpo – pernas e quadris –, em vez de simplesmente levantar o halter com os braços. Na última repetição, balance os halteres até a altura dos ombros, para se preparar para o próximo exercício.

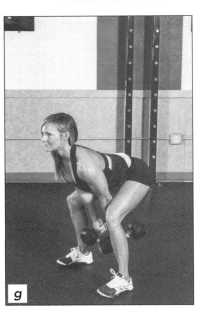
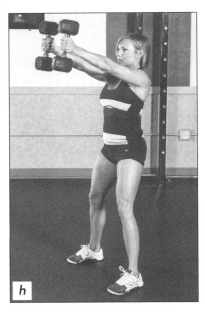

4 DESENVOLVIMENTO COM ROTAÇÃO DE TRONCO

Fique em pé, com os pés afastados ligeiramente além da largura dos ombros, e segure um halter em cada mão, um na frente de cada ombro (Figura i). Eleve um halter em direção ao teto, ao mesmo tempo que gira o tronco para o lado oposto (Figura j). Reverta o movimento, e, depois, levante o outro halter ao girar para o outro lado. Para que cada quadril gire mais facilmente neste exercício, quando você girar, levante do chão o calcanhar do mesmo lado da mão que está levantando o halter.

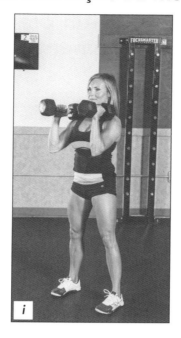
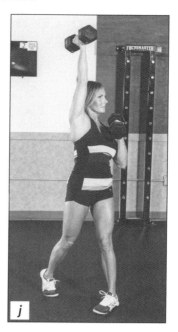

5 REMADA CURVADA COM HALTERES

Fique em pé, com os pés afastados na largura dos quadris. Segure um halter em cada mão, com uma pegada neutra, de forma que as palmas das mãos fiquem voltadas uma para a outra, com as mãos um pouco mais afastadas do que a largura dos ombros. Incline o corpo para a frente, flexionando os quadris, mantendo as costas retas, de modo que o tronco fique paralelo ao chão e os joelhos fiquem flexionados a um ângulo de 15 a 20 graus (Figura k). Puxe os halteres num movimento de remada em direção ao umbigo, mantendo-os nas laterais do corpo (Figura l). Lentamente, abaixe os halteres, até os braços ficarem estendidos, completando uma repetição.

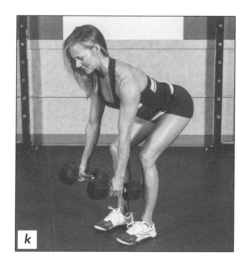
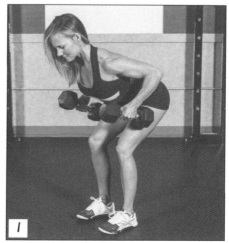

Agachamento com halteres pela frente
Desenvolvimento com rotação de tronco
Swing bilateral com halteres
Flexão com remada em prancha com halteres
Levantamento turco

1 AGACHAMENTO COM HALTERES PELA FRENTE

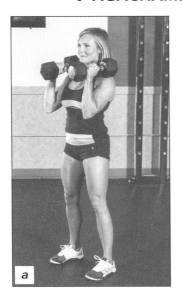
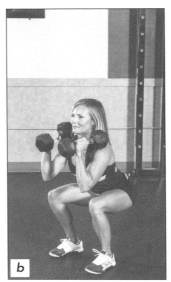

Fique em pé, com os pés afastados na largura dos quadris. Segure um halter em cada mão, sobre os ombros, com os cotovelos flexionados e alinhados com os ombros (Figura *a*). Faça um agachamento e desça o máximo que puder, flexionando os joelhos e os quadris como se estivesse sentando, sem deixar os calcanhares saírem do chão nem a lombar se arquear (Figura *b*). Reverta o movimento e volte a ficar em pé.

2 DESENVOLVIMENTO COM ROTAÇÃO DE TRONCO

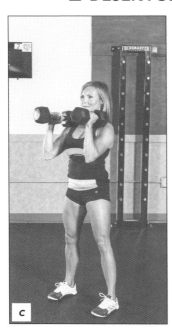
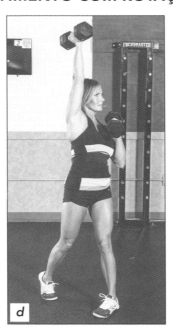

Fique em pé, com os pés afastados ligeiramente além da largura dos ombros, e segure um halter em cada mão, um na frente de cada ombro (Figura *c*). Eleve um halter, ao mesmo tempo que gira o tronco para o lado oposto (Figura *d*). Reverta o movimento, e, depois, levante o outro halter enquanto gira para o outro lado. Para que seus quadris girem mais facilmente neste exercício, quando você girar, levante do chão o calcanhar do mesmo lado da mão que está levantando o halter.

3 SWING BILATERAL COM HALTERES

Com os pés afastados ligeiramente além da largura dos quadris, segure um halter em cada mão. Mantendo as costas e os braços retos, leve os halteres entre as pernas, inclinando o corpo para a frente, flexionando os quadris, conservando os joelhos flexionados a um ângulo de, aproximadamente, 15 a 20 graus (Figura e). Assim que os antebraços tocarem as coxas, reverta o movimento rapidamente, com um impulso, levando os quadris para a frente ao mesmo tempo que balança os halteres para cima, até a linha dos olhos, para completar uma repetição (Figura f).

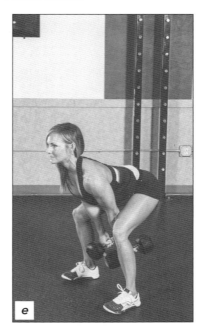
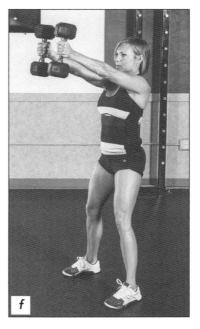

Ao se inclinar para a frente, tome o cuidado de levar os quadris para trás, não deixando as costas se arquearem. Além disso, deixe que os antebraços encostem no interior das coxas no final de cada balanço. Use os quadris para dar mais impulso ao elevar os halteres em cada repetição. Isso garante que você está realizando o exercício corretamente, enfatizando um forte envolvimento da musculatura inferior do corpo – pernas e quadris –, em vez de simplesmente levantar o halter com os braços.

4 FLEXÃO COM REMADA EM PRANCHA COM HALTERES

Fique em posição de flexão em prancha, com um halter em cada mão, diretamente alinhados com os ombros (Figura g). Realize uma flexão, levando o corpo até o chão e mantendo os cotovelos diretamente acima dos punhos todo o tempo (Figura h). Quando suas costelas tocarem os halteres, reverta o movimento, elevando o corpo (Figura i). Não deixe a cabeça nem os quadris penderem em direção ao chão em nenhum momento. A partir da posição inicial de flexão, execute uma remada com o braço esquerdo, até que o halter toque as costelas (Figura j). Lentamente, retorne o halter para o chão e execute uma remada com o braço direito, da mesma maneira. Ao realizar as remadas, mantenha o tronco o mais estável possível e não deixe os quadris girarem em nenhum momento.

Observação: após completar todas as repetições da flexão com remada em prancha, empurre um halter para longe, e role o corpo até ficar em decúbito dorsal (ainda segurando o outro halter), para se preparar para o próximo exercício, o levantamento turco.

(Continua)

(*Continuação*)

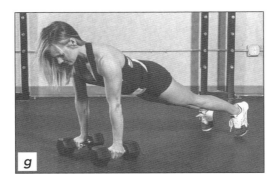
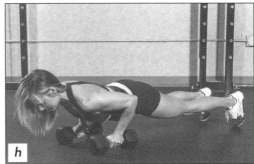
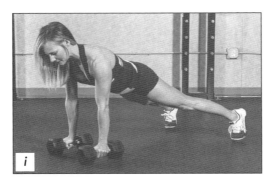
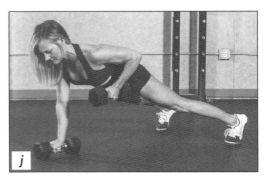

5 LEVANTAMENTO TURCO

Embora o levantamento turco tenha um único nome, na verdade, ele é uma combinação de vários exercícios que podem ser realizados segurando um halter (ou *kettlebell*). Se você nunca tentou o levantamento turco, prepare-se para um exercício sem igual.

Deite-se em decúbito dorsal no chão, segurando um halter (ou *kettlebell*) na mão esquerda. Estenda o braço em direção ao teto alinhado acima do ombro e flexione o joelho esquerdo (Figura *k*). Apoie-se sobre o cotovelo direito, mantendo o braço esquerdo estável (Figura *l*). Então, estenda o cotovelo direito, até chegar a uma posição sentada (Figura *m*). Eleve os quadris (Figura *n*) e deslize a perna direita para trás do corpo (Figura *o*), colocando o joelho direito no chão e ainda mantendo o braço esquerdo estendido e estável (Figura *p*). Depois, eleve o tronco de modo que ele fique perpendicular ao chão (Figura *q*).

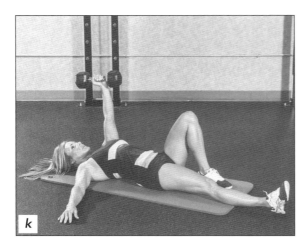
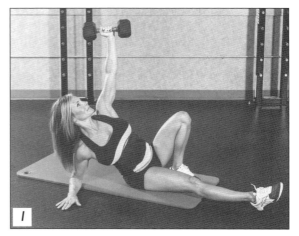

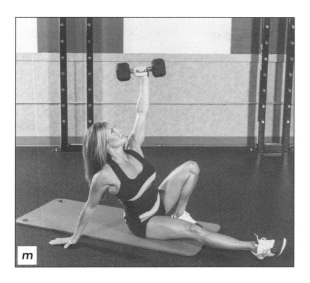

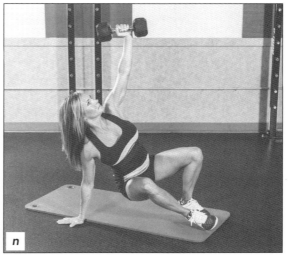

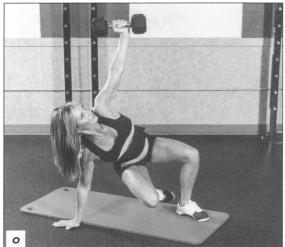

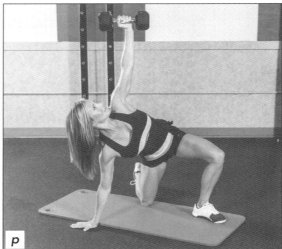

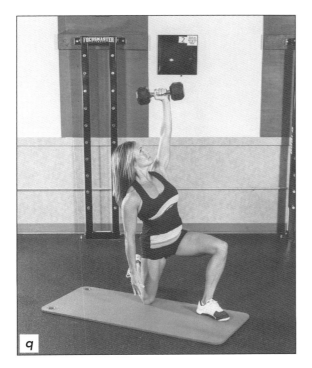

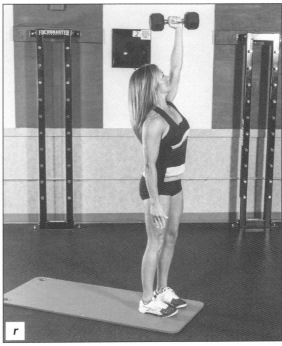

(*Continua*)

Complexos

(*Continuação*)

Por fim, fique em pé, saindo da posição semiajoelhada (Figura *r*). Depois, lentamente, reverta cada movimento, passo a passo, até voltar à posição inicial, completando uma repetição. Repita do outro lado. Observe que você pode trocar de lado após cada repetição, ou após duas, três, quatro, e assim por diante – o que você achar necessário para manter a máxima intensidade e o máximo controle enquanto realiza este exercício.

Desenvolvimento com rotação de tronco ▪ Afundo com halteres ▪ Remada alta com halteres com movimentação dos quadris ▪ *Stiff* unilateral com halteres

1 DESENVOLVIMENTO COM ROTAÇÃO DE TRONCO

Fique em pé, com os pés afastados ligeiramente além da largura dos ombros, e segure um halter em cada mão, um na frente de cada ombro (Figura *a*). Eleve um halter, ao mesmo tempo que gira o tronco para o lado oposto (Figura *b*). Reverta o movimento, e, depois, levante o outro halter enquanto gira para o outro lado. Para que cada quadril gire mais facilmente neste exercício, quando você girar, levante do chão o calcanhar do mesmo lado da mão que está levantando o halter.

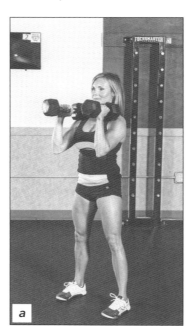
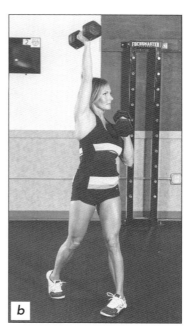

2 AFUNDO COM HALTERES

Fique em pé, com os pés afastados na largura dos quadris, e segure um halter em cada mão nas laterais do corpo (Figura c). Dê um passo para trás com o pé esquerdo e abaixe o corpo, de forma que o joelho toque levemente o chão (Figura d). Reverta o movimento, voltando do afundo e trazendo o pé esquerdo à frente, voltando à posição inicial. Troque a perna trabalhada a cada repetição.

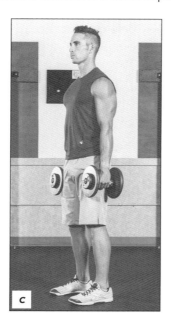
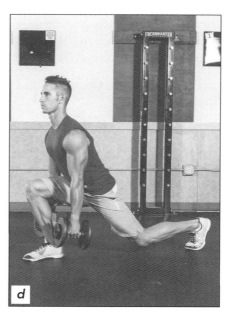

3 REMADA ALTA COM HALTERES COM MOVIMENTAÇÃO DOS QUADRIS

Fique em pé, com os pés afastados na largura dos quadris, e segure um halter em cada mão. Flexione levemente os joelhos e os quadris, inclinando-se um pouco para a frente (Figura e). Impulsione o corpo para cima, estendendo os quadris e os joelhos ao mesmo tempo que puxa os halteres para cima, com os cotovelos apontando para o alto (Figura f). Quando os halteres estiverem na altura do peito, abaixe-os para voltar à posição inicial.

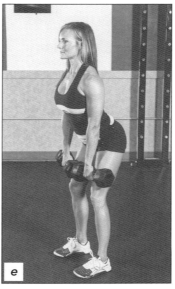
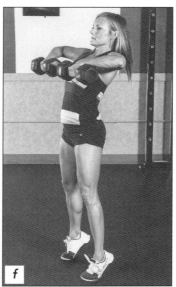

4 *STIFF* UNILATERAL COM HALTERES

Fique em um pé só, sobre a perna direita, segurando um halter em cada mão (Figura g). Mantendo a coluna e os braços retos, incline o corpo para a frente, flexionando o quadril, em direção ao chão, conservando o joelho direito flexionado a um ângulo de 15 a 20 graus (Figura h). Conforme o tronco vai para a frente, eleve a perna livre para trás, de modo que fique alinhada com as costas. Certifique-se de manter a lombar reta. Na posição final (quando o tronco estiver quase paralelo ao chão), não gire os quadris. Quando o tronco e a perna livre estiverem quase paralelos ao chão, reverta o movimento, levando os quadris para a frente e terminando em pé, completando, assim, uma repetição. Repita com a outra perna.

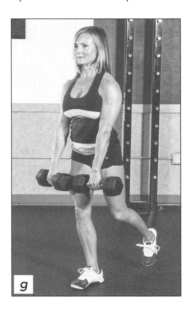 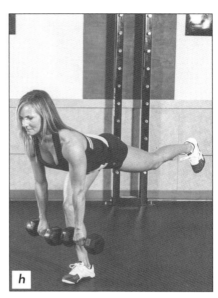

Complexos com *kettlebells*

O *kettlebell* é uma ferramenta de exercícios muito antiga que ressurgiu no *fitness* nos dias de hoje, e não é para menos: ele é uma ferramenta versátil que pode ser aplicada em exercícios exclusivos que complementam muito bem outras modalidades, como a barra livre, os halteres, os elásticos de resistência, o treino com peso corporal, entre outros. A beleza do formato do *kettlebell* é que ele permite transições suaves de um exercício ao outro, como você verá nos complexos a seguir. É recomendável desenvolver uma certa habilidade com os exercícios básicos com *kettlebells*, em especial, movimentos como o *swing clean*, porque eles exigem um pouco de prática para serem realizados com segurança e eficácia.

Swing bilateral com kettlebells ▪ Swing clean bilateral ▪ Agachamento com kettlebells pela frente ▪ Desenvolvimento com kettlebells

1 SWING BILATERAL COM KETTLEBELLS

Com os pés afastados além da largura dos quadris, segure um kettlebell em cada mão. Mantendo as costas e os braços retos, leve os kettlebells entre as pernas, inclinando o corpo para frente, flexionando os quadris, conservando os joelhos flexionados a um ângulo de, aproximadamente, 15 a 20 graus (Figura a). Assim que os antebraços tocarem as coxas, reverta o movimento rapidamente, com um impulso, levando os quadris para a frente ao mesmo tempo que balança os kettlebells para cima, até a linha dos olhos, para completar uma repetição (Figura b).

Ao se inclinar para a frente, leve os quadris para trás e não deixe as costas se arquearem. Além disso, deixe que os antebraços encostem no interior das coxas no final de cada balanço. Use os quadris para dar mais impulso na hora de elevar os kettlebells em cada repetição. Isso garante que você está realizando o exercício corretamente, enfatizando um forte envolvimento da musculatura inferior do corpo – pernas e quadris –, em vez de simplesmente levantar os kettlebells com os braços.

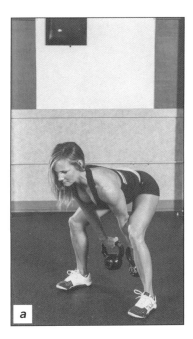 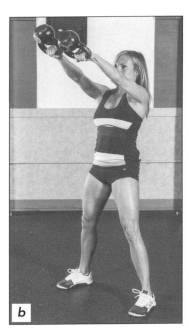

2 SWING CLEAN BILATERAL

Fique em pé, com os pés mais afastados do que a largura dos ombros, e segure um *kettlebell* em cada mão. Flexione levemente os joelhos e incline o corpo para a frente, flexionando os quadris, permitindo que os *kettlebells* balancem entre as pernas (Figura c). Reverta o movimento rapidamente, levando os quadris para a frente e puxando os *kettlebells* para cima (Figura d). Quando os *kettlebells* estiverem na altura dos ombros, leve os cotovelos rapidamente para a frente, logo abaixo dos *kettlebells*, e relaxe o corpo para receber o movimento dos pesos na sua direção, criando o máximo de amortecimento que puder (Figuras e, f). Em outras palavras, imagine que os *kettlebells* são como ovos, e você não quer quebrá-los, absorvendo seu peso o mais gentilmente possível.

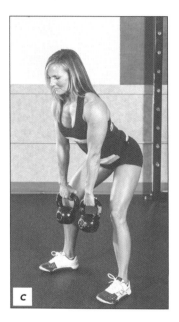
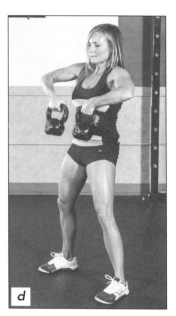
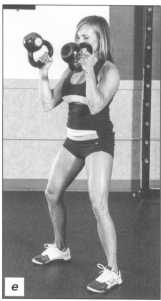
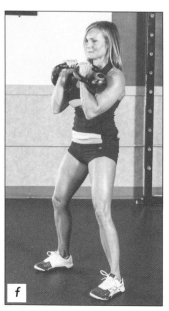

3 AGACHAMENTO COM *KETTLEBELLS* PELA FRENTE

Com os pés um pouco mais afastados do que a largura dos ombros e as pontas dos pés voltadas para fora a um ângulo de 10 a 15 graus, segure os *kettlebells* à sua frente, apoiando-os sobre o peito e antebraços (Figura g). As mãos devem ficar mais próximas do centro do peito, e os cotovelos mais próximos da lateral do corpo, formando um triângulo. Mantenha a coluna reta e abra o peito para criar um suporte para os *kettlebells*, em vez de tentar segurá-los usando apenas os braços. Agache-se flexionando os joelhos e os quadris, descendo o máximo possível (Figura h). Os calcanhares não devem sair do chão, e a coluna deve ficar reta. Além disso, certifique-se de manter os joelhos afastados, apontando na mesma direção que os pés. Não deixe o corpo simplesmente pender na direção dos joelhos. Quando chegar ao agachamento máximo que você conseguir, reverta o movimento e fique em pé.

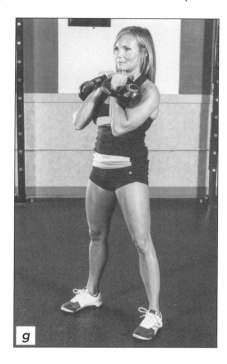
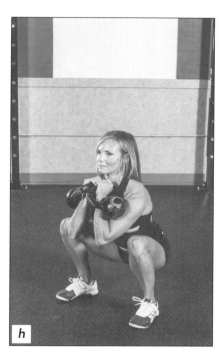

4 DESENVOLVIMENTO COM *KETTLEBELLS*

Fique em pé, com os pés afastados na largura dos ombros, e segure os *kettlebells* com as mãos um pouco mais afastadas do que a largura dos ombros, apoiados sobre o peito e os antebraços (Figura *i*). As mãos devem ficar mais próximas do centro do peito, e os cotovelos, mais próximos da lateral do corpo, formando um triângulo. Flexione levemente os joelhos (Figura *j*), e, depois, reverta o movimento rapidamente, impulsionando os *kettlebells* acima da cabeça, usando os braços e as pernas de forma coordenada (Figura *k*). Quando os *kettlebells* estiverem completamente acima da cabeça, reverta o movimento lentamente, voltando os pesos à posição inicial.

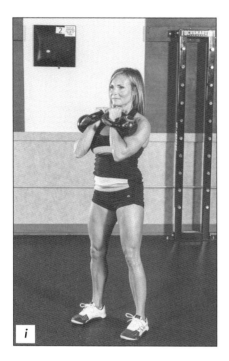
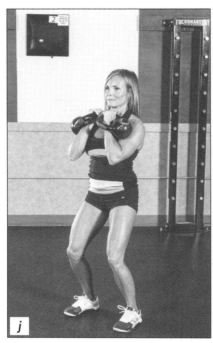
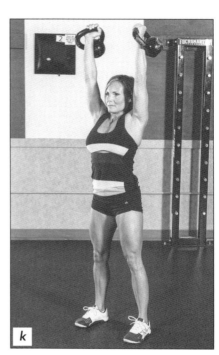

Desenvolvimento com *kettlebells* ▪ Afundo com *kettlebells* nos ombros ▪ *Swing* bilateral com *kettlebells* ▪ Remada curvada com *kettlebells*

1 DESENVOLVIMENTO COM *KETTLEBELLS*

Fique em pé, com os pés afastados na largura dos ombros, e segure os *kettlebells* com as mãos um pouco mais afastadas do que a largura dos ombros, apoiados sobre o peito e os antebraços (Figura *a*). As mãos devem ficar mais próximas do centro do peito, e os cotovelos, mais próximos da lateral do corpo, apontando para baixo, formando um triângulo. Flexione levemente os joelhos (Figura *b*), e, depois, reverta o movimento rapidamente, impulsionando os *kettlebells* acima da cabeça, usando os braços e as pernas de forma coordenada (Figura *c*). Quando os *kettlebells* estiverem completamente acima da cabeça, reverta o movimento lentamente, voltando os pesos à posição inicial.

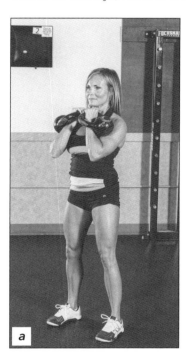
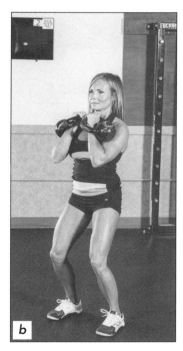
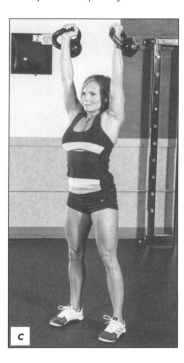

2 AFUNDO COM *KETTLEBELLS* NOS OMBROS

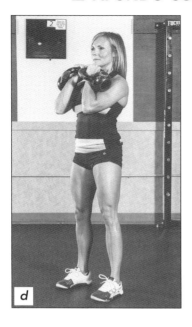
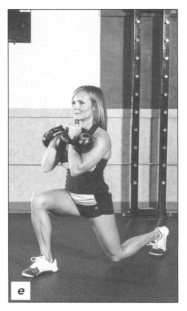

Fique em pé, com os pés afastados na largura dos quadris, e segure um *kettlebell* em cada mão na altura dos ombros (Figura *d*). As mãos devem ficar mais próximas do centro do peito, e os cotovelos, mais próximos da lateral do corpo, apontando para baixo, formando um triângulo. Dê um passo para trás com o pé esquerdo e abaixe o corpo, de forma que o joelho toque levemente o chão (Figura *e*). Reverta o movimento, voltando do afundo e trazendo o pé à frente, voltando à posição inicial. Repita com a outra perna.

3 *SWING* BILATERAL COM *KETTLEBELLS*

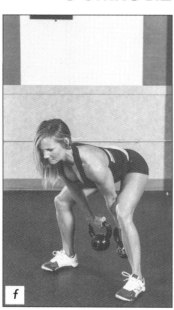
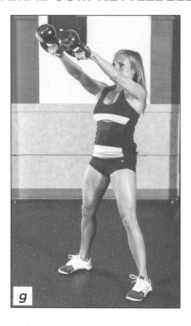

Com os pés afastados na largura dos quadris, segure um *kettlebell* em cada mão. Mantendo as costas e os braços retos, leve os *kettlebells* entre as pernas, inclinando o corpo para a frente, flexionando os quadris, conservando os joelhos flexionados a um ângulo de, aproximadamente, 15 a 20 graus (Figura *f*). Assim que os antebraços tocarem as coxas, reverta o movimento rapidamente, com um impulso, levando os quadris para a frente (Figura *g*) ao mesmo tempo que balança os *kettlebells* para cima, até a linha dos olhos, para completar uma repetição.

Ao se inclinar para a frente, leve os quadris para trás e não deixe as costas se arquearem. Além disso, deixe que os antebraços encostem no interior das coxas no final de cada balanço. Use os quadris para dar mais impulso na hora de elevar os *kettlebells* em cada repetição. Isso garante que você está realizando o exercício corretamente, enfatizando um forte envolvimento da musculatura inferior do corpo – pernas e quadris –, em vez de simplesmente levantar os *kettlebells* com os braços.

4 REMADA CURVADA COM *KETTLEBELLS*

Fique em pé, com os pés afastados na largura dos quadris. Segure um *kettlebell* em cada mão com uma pegada neutra, de forma que as palmas das mãos fiquem voltadas uma para a outra, com as mãos um pouco mais afastadas do que a largura dos ombros. Incline o corpo para a frente, flexionando os quadris, mantendo as costas retas, de modo que o tronco fique paralelo ao chão e os joelhos, flexionados a um ângulo de 15 a 20 graus (Figura h). Puxe os *kettlebells* num movimento de remada em direção ao umbigo, mantendo-os nas laterais do corpo (Figura i). Lentamente, abaixe os *kettlebells* até os braços ficarem estendidos, completando uma repetição.

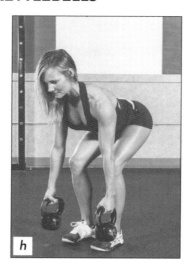
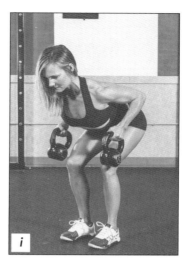

Complexo com anilhas

O complexo, a seguir, exige que você segure os lados de uma anilha de 10, 15 ou 20 quilos, tradicionalmente encontrada na maioria das academias. Esse complexo é único, porque ele envolve apenas movimentos completos, diferentes de todos os que você já viu até agora. O complexo, a seguir, é dinâmico e exige boa coordenação e agilidade.

Rotação de tronco em diagonal
Swing com anilha ▪ Passada lateral

1 ROTAÇÃO DE TRONCO EM DIAGONAL

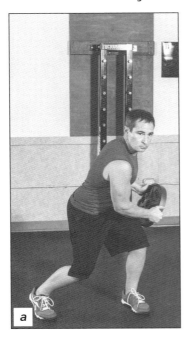
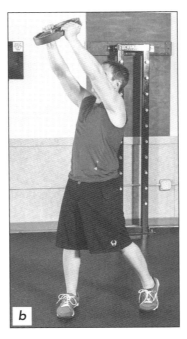

Agache-se e gire os quadris e o tronco, segurando a anilha na lateral externa do joelho esquerdo (Figura a). Fique em pé ao mesmo tempo que gira para o lado direito, trazendo a anilha, finalizando com ela acima da cabeça (Figura b). Este exercício deve ser realizado de forma suave e ritmada, coordenando os membros superiores e inferiores do corpo nas fases de extensão e agachamento de cada repetição. Realize todas as repetições na mesma direção, depois, repita o exercício para o outro lado.

2 SWING COM ANILHA

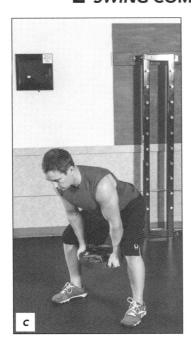
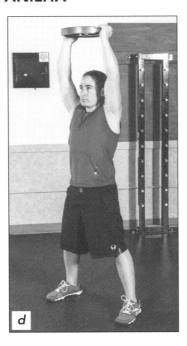

Este exercício é feito basicamente da mesma maneira que o swing, só que você finaliza com a anilha acima da cabeça em vez de na altura dos olhos. Agache-se, segurando a anilha entre as pernas (Figura c). Fique em pé ao mesmo tempo que eleva a anilha, finalizando o movimento com ela acima da cabeça (Figura d). Este exercício deve ser realizado de forma suave e ritmada, coordenando os membros superiores e inferiores do corpo nas fases de extensão e de agachamento de cada repetição.

3 PASSADA LATERAL

Fique em pé e segure uma anilha em frente ao peito, com os pés afastados na largura dos quadris (Figura e). Dê um passo amplo para a esquerda, agachando-se o máximo possível e conservando um bom controle do movimento, mantendo a perna direita reta e os pés apoiados no chão (Figura f). Reverta o movimento, voltando a unir os pés. Repita, dando um passo com a perna direita.

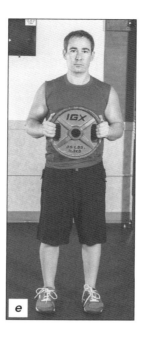
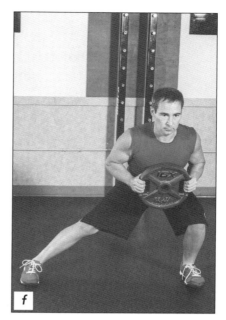

Complexos híbridos com locomoção

Além dos complexos que já vimos que são realizados no mesmo lugar, também existem complexos que envolvem locomoção, em que você altera exercícios com pesos (no lugar) e exercícios resistidos de locomoção (locomovendo-se pela sala). Existem dois complexos com locomoção: a caminhada do fazendeiro e o deslizamento de anilha.

Complexos de caminhada do fazendeiro

O complexo de caminhada do fazendeiro é uma sequência de exercícios com halteres intercalada com várias séries de locomoção de halteres. Esses complexos são realizados um atrás do outro (estilo circuito), sem repouso, até que todos os exercícios dentro de um dado complexo tenham sido completados.

Existem dois complexos de caminhada do fazendeiro: uma versão bilateral e uma versão unilateral. As duas versões demandam dois pares de halteres. Você deverá usar uma carga maior nas fases de locomoção de cada complexo e uma carga menor para os outros exercícios. Os halteres mais leves devem ter de 50% a 65% do par mais pesado. Por exemplo, se sua carga mais pesada pesa 35 kg, então, a mais leve deve pesar 20 kg.

Para preparar este complexo, posicione dois cones distantes 20 a 40 metros entre si. Posicione os dois pares de halteres em uma extremidade. Durante a caminhada do fazendeiro, os halteres são carregados de um lado para o outro (de 20 a 25 metros) entre os dois cones, então, se sua academia ou sala de musculação não tem muito espaço, tente realizar estes exercícios ao ar livre, se o tempo estiver bom.

As etapas de cada um dos complexos, a seguir, representam uma série. Para a versão bilateral, faça de 3 a 5 voltas com 2 a 3 minutos de repouso entre cada uma. Para a versão unilateral, faça de duas a três voltas de cada lado (um total de 4 a 6 séries) com 1 a 2 minutos de descanso entre cada lado. Em qualquer um dos complexos, unilateral ou bilateral, dê passos amplos e mova-se o mais rápido que puder, sem perder o controle dos pesos.

Complexo bilateral de caminhada do fazendeiro

1 CAMINHADA DO FAZENDEIRO BILATERAL

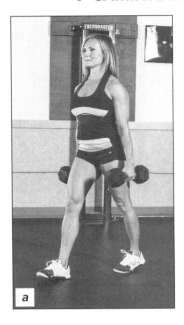
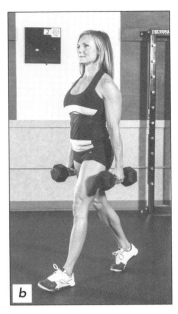

Fique em pé, próximo a um cone, e segure um halter pesado em cada mão, com as palmas voltadas para o corpo, ao lado dos quadris ou diante dos ombros (vide Figura *a* para um exemplo nos quadris). Caminhe até o cone oposto, e, então, volte à posição inicial, mantendo os halteres nessa posição e uma postura firme e ereta (Figura *b*).

2 REMADA CURVADA COM HALTERES

Fique em pé, próximo a um cone, com os pés afastados na largura dos quadris. Segure um halter mais leve em cada mão com uma pegada neutra, de forma que as palmas das mãos fiquem voltadas uma para a outra, com as mãos um pouco mais afastadas do que a linha dos ombros. Incline o corpo para a frente, flexionando os quadris, mantendo as costas retas, de modo que o tronco fique paralelo ao chão e os joelhos, flexionados a um ângulo de 15 a 20 graus (Figura *c*). Puxe os halteres num movimento de remada em direção ao umbigo, mantendo-os nas laterais do corpo (Figura *d*). Lentamente, abaixe os halteres, até os braços ficarem estendidos, completando uma repetição. Faça um total de 6 a 8 repetições.

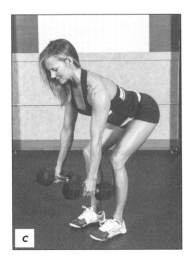
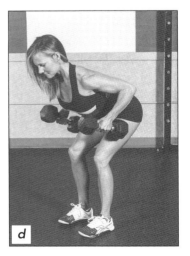

3 CAMINHADA DO FAZENDEIRO BILATERAL

Como descrito anteriormente, fique em pé próximo a um cone, e segure um halter pesado em cada mão, com as palmas voltadas para o corpo, ao lado dos quadris ou diante dos ombros. Caminhe até o cone oposto, e, então, volte à posição inicial, mantendo os halteres nessa posição e uma postura firme e ereta.

4 DESENVOLVIMENTO COM HALTERES

Fique em pé, próximo a um cone, com os pés afastados na largura dos ombros, e segure um halter mais leve em cada mão diante dos ombros (Figura e). Eleve os halteres, mantendo o tronco o mais estável possível (Figura f). Lentamente, retorne os halteres até os ombros para completar uma repetição. Faça um total de 6 a 8 repetições.

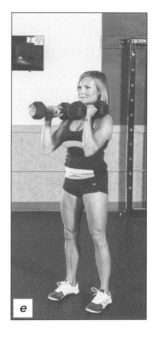
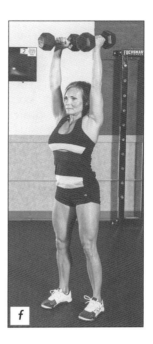

5 CAMINHADA DO FAZENDEIRO BILATERAL

Como descrito anteriormente, fique em pé próximo a um cone, e segure um halter pesado em cada mão, com as palmas voltadas para o corpo, ao lado dos quadris ou diante dos ombros. Caminhe até o cone oposto, e, então, volte à posição inicial, mantendo os halteres nessa posição e uma postura firme e ereta.

6 AGACHAMENTO COM HALTERES PELA FRENTE

Fique em pé, próximo a um cone, com os pés afastados na largura dos quadris, e segure um halter mais leve em cada mão, sobre os ombros, com os cotovelos alinhados com os ombros (Figura g). Faça um agachamento e desça o máximo que puder, flexionando os joelhos, como se estivesse sentando (Figura h), sem deixar os calcanhares saírem do chão nem a lombar se arredondar. Reverta o movimento e volte a ficar em pé, completando uma repetição. Faça um total de 8 a 10 repetições.

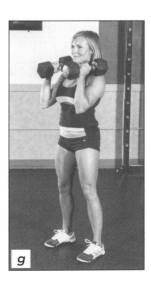
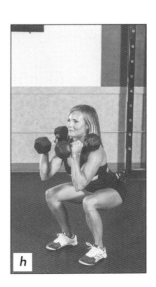

7 CAMINHADA DO FAZENDEIRO BILATERAL

Como descrito anteriormente, fique em pé próximo a um cone, e segure um halter pesado em cada mão, com as palmas voltadas para o corpo, ao lado dos quadris ou diante dos ombros. Caminhe até o cone oposto e então volte à posição inicial, mantendo os halteres nessa posição enquanto conserva uma postura firme e ereta.

Complexo unilateral de caminhada do fazendeiro

Este complexo é executado da mesma maneira que o bilateral, só que você deve fazer todo o complexo do mesmo lado. Primeiro, você deve completar o complexo do lado esquerdo, depois, repousar, e, então, repetir do lado direito. A seguir, estão os exercícios deste complexo.

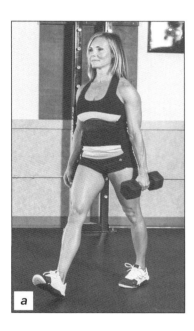
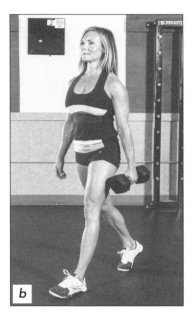

1 CAMINHADA DO FAZENDEIRO UNILATERAL

Fique em pé, próximo a um cone, e segure um halter pesado em uma mão, com a palma voltada para o corpo, ao lado de um dos quadris ou diante do ombro (*vide* Figura *a* para um exemplo em um dos quadris). Caminhe até o cone oposto, e, então, volte à posição inicial, mantendo o halter nessa posição e uma postura firme e ereta (Figura *b*).

2 REMADA UNILATERAL COM HALTER

Próximo a um cone, distribua seu peso sobre os pés, com uma perna na frente da outra e os dois joelhos ligeiramente flexionados. Segure um halter mais leve com a mão esquerda. Incline o corpo à frente, flexionando os quadris, mantendo as costas retas, de modo que o tronco fique paralelo ao chão (Figura *c*). Realize um movimento de remada puxando o halter em direção ao corpo, sem girar os ombros nem os quadris, sentindo a escápula se mover em direção à coluna, de maneira controlada (Figura *d*). Mantenha a coluna estável e as costas retas durante todo o exercício. Lentamente, abaixe o halter, sem deixar que ele toque o chão, completando uma repetição. Faça um total de 10 a 12 repetições.

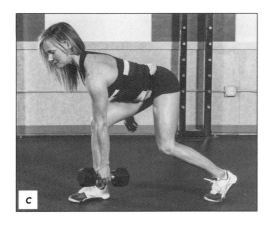
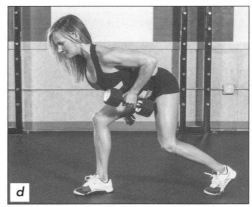

3 CAMINHADA DO FAZENDEIRO UNILATERAL

Como descrito anteriormente, fique em pé próximo a um cone, e segure um halter pesado em uma mão, com a palma voltada para o corpo, ao lado de um dos quadris ou diante do ombro. Caminhe até o cone oposto, e, então, volte à posição inicial, mantendo o halter nessa posição e uma postura firme e ereta.

4 DESENVOLVIMENTO FRONTAL UNILATERAL COM HALTER

Fique em pé, próximo a um cone, com os pés afastados na largura dos ombros, e segure um halter mais leve diante do ombro (Figura e). Eleve o halter em direção ao teto, mantendo o tronco o mais estável possível (Figura f). Lentamente, retorne o halter até o ombro para completar uma repetição. Faça um total de 10 a 12 repetições.

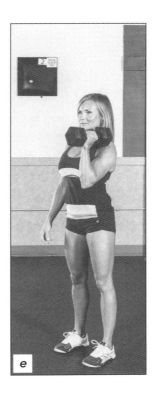
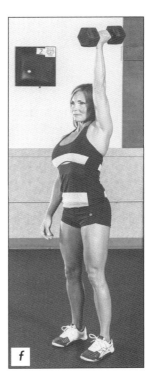

5 CAMINHADA DO FAZENDEIRO UNILATERAL

Como descrito anteriormente, fique em pé, próximo a um cone, e segure um halter pesado em uma mão, com a palma voltada para o corpo, ao lado de um dos quadris ou diante do ombro. Caminhe até o cone oposto, e, então, volte à posição inicial, mantendo o halter nessa posição e uma postura firme e ereta.

6 AFUNDO COM HALTER NO OMBRO

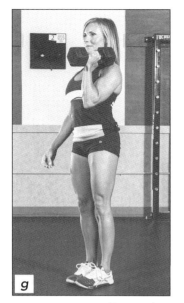 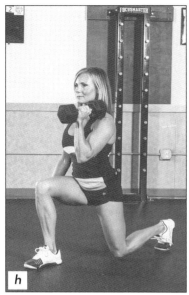

Fique em pé, próximo a um cone, com os pés afastados na largura dos quadris, e segure um halter mais leve com a mão esquerda na altura do ombro (Figura g). Dê um passo para trás com o pé esquerdo e abaixe o corpo, de forma que o joelho toque levemente o chão (Figura h). Reverta o movimento, voltando do afundo e trazendo o mesmo pé à frente, voltando à posição inicial. Execute este exercício sempre com a mesma perna. Fazendo isso, você se força a trabalhar em uma perna só, o que lhe fornece mais equilíbrio e é um movimento mais natural do que trocar a perna a cada repetição. Faça um total de 10 a 12 repetições.

7 CAMINHADA DO FAZENDEIRO UNILATERAL

Como descrito anteriormente, fique em pé, próximo a um cone, e segure um halter pesado em uma mão, com a palma voltada para o corpo, ao lado de um dos quadris ou diante do ombro. Caminhe até o cone oposto, e, então, volte à posição inicial, mantendo o halter nessa posição e uma postura firme e ereta.

Complexo de deslizamento de anilha

Este complexo envolve o uso de uma anilha de 20 quilos e um par de halteres. É uma sequência de exercícios com halteres, alternada com várias séries de deslizamento de anilha. Esses complexos são realizados um atrás do outro (estilo circuito), sem repouso, até que todos os exercícios dentro de um dado complexo tenham sido completados. Uma quadra de basquete ou uma pista de corrida são locais ideais para a prática do deslizamento de anilha.

Complexo de deslizamento de anilha 1

Faça de duas a quatro séries com 2 a 4 minutos de repouso entre cada uma. A seguir, estão os exercícios deste complexo.

1 REMADA CURVADA COM HALTERES

Fique em pé, com os pés afastados na largura dos quadris. Segure um halter mais leve em cada mão com uma pegada neutra, de forma que as palmas das mãos fiquem voltadas uma para a outra, com as mãos um pouco mais afastadas do que a largura dos ombros. Incline o corpo para a frente, flexionando os quadris, mantendo as costas retas, de modo que o tronco fique paralelo ao chão e os joelhos fiquem flexionados a um ângulo de 15 a 20 graus (Figura a). Puxe os halteres num movimento de remada em direção ao umbigo, mantendo-os nas laterais do corpo (Figura b). Lentamente, abaixe os halteres, até os braços ficarem estendidos, completando uma repetição. Faça um total de 6 a 8 repetições.

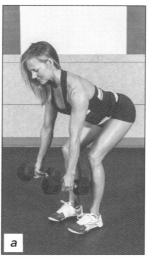
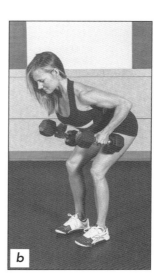

2 DESLIZAMENTO DE ANILHA

Coloque uma anilha de 10, 15 ou 20 quilos sobre uma toalha, para criar uma superfície deslizante. Você também pode colocar halteres sobre a anilha, para aumentar a carga. Posicione as mãos no centro da anilha, ou sobre os halteres, e assuma uma posição de flexão. Alternando as pernas, empurre a anilha, deslizando-a ao longo de 20 a 25 metros o mais rápido que puder, de um ponto a outro da quadra e voltando (Figuras c, d). Ao realizar um deslizamento de anilha, mantenha as costas retas, evite elevar os quadris acima dos ombros e mantenha braços e cotovelos retos durante todo o exercício. Além disso, dê passos largos, pressionando as pernas com força contra o chão a cada passo.

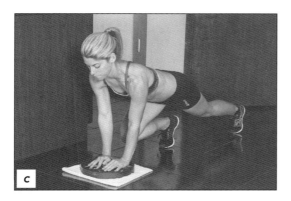
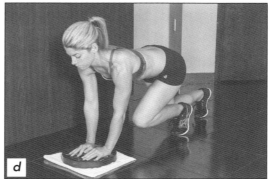

3 DESENVOLVIMENTO COM HALTERES

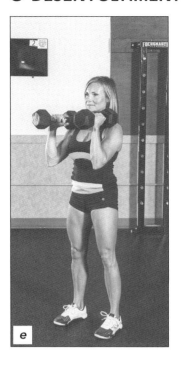
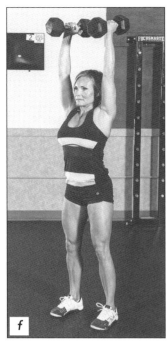

Fique em pé, com os pés afastados na largura dos ombros, e segure um halter em cada mão diante dos ombros (Figura e). Eleve os halteres em direção ao teto, mantendo o tronco o mais estável possível (Figura f). Lentamente, retorne os halteres até os ombros.

4 DESLIZAMENTO DE ANILHA

Como descrito anteriormente, realize um deslizamento de anilha ao longo de 20 ou 25 metros e retorne.

5 *STIFF* UNILATERAL COM HALTERES

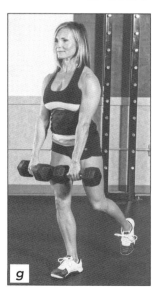
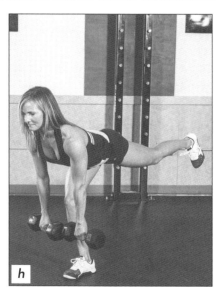

Fique em um pé só, sobre a perna direita, segurando um halter em cada mão (Figura g). Mantendo a coluna e os braços retos, incline o corpo para a frente, flexionando o quadril, conservando o joelho direito flexionado a um ângulo de 15 a 20 graus (Figura h). Conforme o tronco vai para a frente, eleve a perna livre para trás, de modo que fique alinhada com as costas. Certifique-se de manter a lombar reta. Na posição final (quando o tronco estiver quase paralelo ao chão), não gire os quadris. Quando o tronco e a perna livre estiverem quase paralelos ao chão, reverta o movimento, levando os quadris para a frente e terminando em pé, completando, assim, uma repetição. Troque a perna a cada repetição. Faça um total de 10 a 12 repetições.

6 DESLIZAMENTO DE ANILHA

Como descrito anteriormente, realize um deslizamento de anilha ao longo de 20 ou 25 metros e retorne.

7 FLEXÃO EM PRANCHA COM HALTERES E REMADA

Fique em posição de flexão em prancha, com um halter em cada mão, diretamente alinhados com os ombros (Figura *i*). Realize uma flexão, levando o corpo até o chão, mantendo os cotovelos diretamente acima dos punhos todo o tempo (Figura *j*). Quando suas costelas tocarem os halteres, reverta o movimento, elevando o corpo (Figura *k*). Não deixe a cabeça ou os quadris penderem em direção ao chão em nenhum momento. A partir da posição inicial de flexão, execute uma remada com o braço esquerdo, até que ele toque as costelas (Figura *l*). Lentamente, retorne o halter para o chão e execute uma remada com o braço esquerdo da mesma maneira. Ao realizar as remadas, mantenha o tronco o mais estável possível e não deixe os quadris girarem em nenhum momento. Faça um total de 10 a 12 repetições.

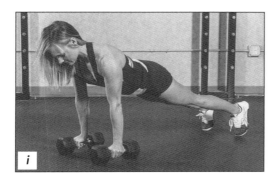
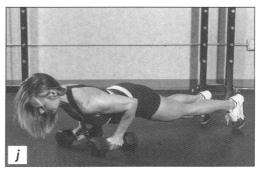
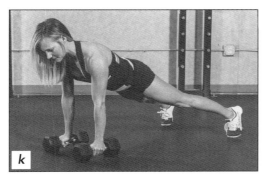
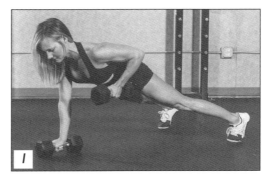

Complexos

Complexo de deslizamento de anilha 2

Faça de duas a quatro séries com 2 a 4 minutos de repouso entre cada uma. A seguir, estão os exercícios deste complexo.

1 DESENVOLVIMENTO COM ROTAÇÃO DE TRONCO

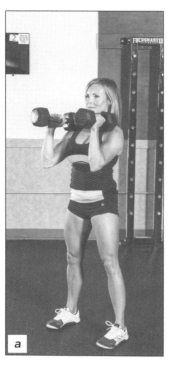
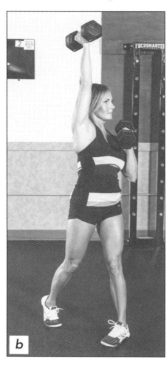

Fique em pé, com os pés levemente afastados na largura dos ombros, e segure um halter em cada mão, um na frente de cada ombro (Figura *a*). Eleve um halter em direção ao teto, ao mesmo tempo que gira para o lado oposto (Figura *b*). Reverta o movimento, depois, levante o outro halter ao girar para o outro lado. Para que cada quadril gire mais facilmente neste exercício, quando você girar, levante do chão o calcanhar do mesmo lado da mão que está levantando o halter. Faça um total de 6 a 10 repetições.

2 DESLIZAMENTO DE ANILHA

Coloque uma anilha de 10, 15 ou 20 quilos sobre uma toalha, para criar uma superfície deslizante. Você também pode colocar halteres sobre a anilha, para aumentar a carga. Posicione as mãos no centro da anilha, ou sobre os halteres, e assuma uma posição de flexão. Alternando as pernas, empurre a anilha, deslizando-a ao longo de 20 a 25 metros o mais rápido que puder, de um ponto a outro da quadra e voltando (Figuras *c*, *d*). Ao realizar um deslizamento de anilha, mantenha as costas retas, evite elevar os quadris acima dos ombros e mantenha braços e cotovelos retos durante todo o exercício. Além disso, dê passos largos, pressionando as pernas com força contra o chão a cada passo.

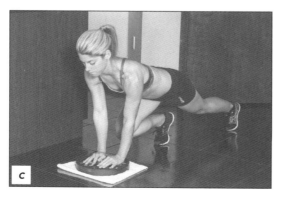
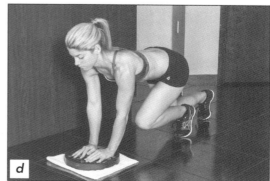

3 REMADA ALTA COM HALTERES COM MOVIMENTAÇÃO DOS QUADRIS

Fique em pé, com os pés afastados na largura dos quadris, e segure um halter em cada mão. Flexione levemente os joelhos e os quadris, inclinando-se um pouco para a frente (Figura e). Impulsione rapidamente o corpo para cima, estendendo os quadris e os joelhos ao mesmo tempo que puxa os halteres para cima, com os cotovelos apontando para o alto (Figura f). Quando os halteres estiverem na altura do peito, abaixe-os, para voltar à posição inicial. Faça um total de 6 a 10 repetições.

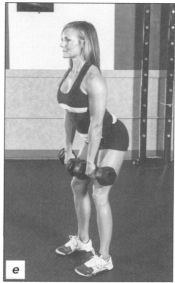
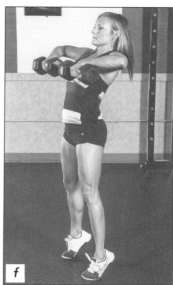

4 DESLIZAMENTO DE ANILHA

Como descrito anteriormente, realize um deslizamento de anilha ao longo de 20 ou 25 metros e retorne.

5 *STIFF* UNILATERAL COM HALTERES

Fique em um pé só, sobre a perna direita, segurando um halter em cada mão (Figura g). Mantendo a coluna e os braços retos, incline o corpo para a frente, flexionando o quadril, conservando o joelho direito flexionado a um ângulo de 15 a 20 graus (Figura h). Conforme o tronco vai para a frente, eleve a perna livre para trás, de modo que fique alinhada com as costas. Certifique-se de manter a lombar reta. Na posição final (quando o tronco estiver quase paralelo ao chão), gire os quadris. Quando o tronco e a perna livre estiverem quase paralelos ao chão, reverta o movimento, levando os quadris para a frente e terminando em pé, completando, assim, uma repetição. Troque a perna a cada repetição. Faça um total de 10 a 12 repetições.

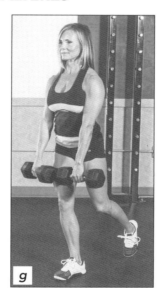
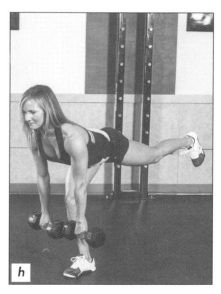

6 DESLIZAMENTO DE ANILHA

Como descrito anteriormente, realize um deslizamento de anilha ao longo de 20 ou 25 metros e retorne.

7 FLEXÃO DANÇANDO *BREAK*

Inicie em posição de flexão, com as mãos e pés afastados na largura dos ombros (Figura *i*). Realize uma flexão e, com os braços estendidos, gire o corpo todo para o lado esquerdo, trazendo o joelho direito até o cotovelo esquerdo, mantendo a mão esquerda em contato com o queixo (Figura *j*). Reverta o movimento, para, então, realizar outra flexão e repeti-lo para o outro lado, trazendo o joelho esquerdo ao cotovelo direito. Faça um total de 10 a 20 repetições.

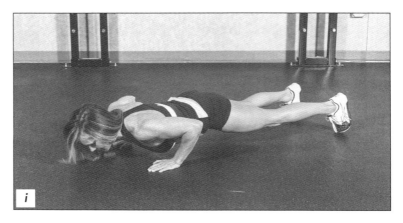

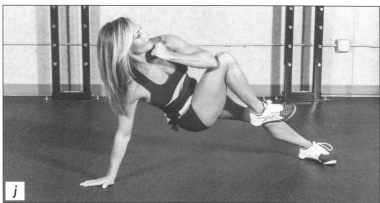

A beleza dos complexos de treino metabólico apresentados neste capítulo, juntamente com os programas que serão abordados no capítulo sobre treino com peso corporal, é que todos foram cuidadosamente pensados para que a transição entre um e outro seja suave. Isso faz que eles sejam não só mais fáceis de memorizar, mas, também, mais eficazes, porque proporcionam um treinamento de alta qualidade, integrando uma ampla variedade de movimentos em um curto espaço de tempo. Isso traz grandes resultados para a aceleração do seu metabolismo e o ajuda a manter uma boa musculatura.

capítulo

7

Treino com peso corporal

Mesmo que seja cliente de uma academia, nem sempre você consegue ir. Não se preocupe, porque este capítulo é todo sobre exercícios que podem ajudá-lo a "derreter" a gordura corporal e ficar mais forte e atlético usando o melhor equipamento de musculação já inventado: o corpo humano. Estes conceitos de treino com peso corporal vão ajudá-lo a desenvolver um treino de alta qualidade que aumenta sua força e seu metabolismo em um piscar de olhos – onde você estiver!

Ao contrário do que muitos acreditam, o treino com peso corporal não é só para iniciantes, nem se limita a movimentos básicos, como flexões e agachamentos. Assim como os outros exercícios práticos mostrados nos capítulos anteriores deste livro, os conceitos de exercícios deste capítulo trazem desde as aplicações básicas até as mais avançadas e desafiadoras, até mesmo para atletas de elite. Você também vai aprender alguns exercícios e movimentos completamente novos.

PRÓS E CONTRAS DO TREINO COM PESO CORPORAL

Qualquer um, desde o atleta de elite até o praticante iniciante, pode usufruir dos conceitos de treino com peso corporal apresentados neste capítulo. Aqui está uma lista das vantagens desse tipo de treino.

Utiliza menos espaço
Um treino com peso corporal eficaz pode ser praticado em uma área do tamanho de um elevador. Isso pode ajudar quando você treina em casa, viajando ou em uma academia lotada. Pode esquecer a fila para usar os aparelhos. Com estes movimentos de treino corporal, seu corpo é o seu melhor aparelho!

É prático em viagens
O treino com peso corporal é essencial para profissionais que viajam muito e estão sempre indo de um hotel para o outro. Não tem espaço? Não tem academia? Não tem problema!

Enfatiza movimentos naturais
Exercícios com peso corporal permitem que seu corpo se mova da forma que ele quiser e siga seus padrões de ação mais confortáveis. Isso pode ser muito importante para ganhar agilidade, uma vez que aumenta a consciência corporal.

Desenvolve força muscular relativa
A força muscular relativa mede a sua força com relação ao seu peso corporal e à sua

capacidade de controlar esse peso sem nenhuma carga adicional. Desenvolvê-la também pode ajudar a melhorar a agilidade e a consciência corporal nos esportes, porque, na maioria deles, você só usa o seu peso corporal, sem carregar cargas externas.

Porém, não há motivo para usar *só* o treino com peso corporal. Tenha em mente a seguinte frase: "Domine o corpo com o treino com peso corporal. Domine o ambiente com cargas externas". Em outras palavras, não treine exclusivamente com peso corporal se você tiver acesso a pesos livres e aparelhos de musculação. Pesos livres (por exemplo, halteres, barras, elásticos de resistência e aparelhos) oferecem benefícios únicos, e usar todas as modalidades em conjunto trará resultados melhores do que usar uma única modalidade.

Outro ótimo motivo para não se limitar exclusivamente ao treino com peso corporal é o fato de que ele restringe as opções de exercícios para fortalecer seus músculos das costas. Você precisa de algo onde se apoiar para puxar, como uma barra alta (e muitos iniciantes não conseguem realizar puxadas mesmo se tiverem uma barra), ou algum peso para puxar, como elásticos com resistência. Sem eles, as opções de programas balanceados de musculação que incluam exercícios de puxada para contrabalancear todas as opções de flexão são praticamente inexistentes. Por isso, se você costuma treinar em casa ou no quarto do hotel, sua melhor opção é comprar uma barra de porta e um conjunto de elásticos de resistência de alta qualidade, para usar em casa e levar com você em suas viagens. Esses elásticos são portáteis e podem ser afixados em qualquer porta ou objeto estável em questão de segundos. Eles vêm em vários níveis de resistência, de leve a muito pesada, e acrescentam um número enorme de exercícios eficazes aos seus treinos com peso corporal, trazendo um valor que excede em muito o seu custo. (Como você verá ao longo deste capítulo, abordamos muitos exercícios de puxada usando elásticos de resistência, além de um equipamento para treino em suspensão.)

O objetivo deste capítulo é oferecer exercícios de treino corporal que você pode usar para conseguir um treino no mesmo padrão da academia quando não puder ir até lá. No capítulo sobre exercícios deste livro, você vai encontrar vários treinos que integram muitos dos programas de peso corporal, que vamos ver agora, além de exercícios de outros capítulos que usam equipamentos para criar um treino mais completo, interessante e coerente. Para as horas em que você não tem acesso à academia, também são apresentados programas de treinamento que usam exclusivamente os exercícios deste capítulo.

EXERCÍCIOS COM PESO CORPORAL

A seguir, você verá aplicações que podem ser integradas em um circuito. Você também vai encontrar combinações e complexos de exercícios que lhe darão opções eficazes para cada um dos três Cs. Além disso, alguns dos exercícios usam uma bola suíça, que é uma ferramenta de treinamento barata que intensifica seus treinos com peso corporal, em casa ou viajando.

Exercícios de perna com peso corporal

Com os exercícios certos, às vezes, seu próprio peso corporal é tudo de que você precisa para fortalecer as pernas e desenvolver membros inferiores balanceados e incansáveis. Falando em balanceado, você vai perceber que a maioria dos exercícios dos membros inferiores neste capítulo são unilaterais. Isso ocorre porque a maioria de nós tem uma perna mais forte e desenvolvida do que a outra, e exercícios unilaterais são a maneira ideal de desenvolver equilíbrio muscular. Eles também são uma maneira eficaz de aumentar a carga de trabalho dos músculos inferiores sem ter que segurar cargas extras como uma barra livre ou halteres. Em vez de dividir o peso da parte superior do corpo igualmente sobre as duas pernas, o treino unilateral duplica a carga sobre cada perna, porque cada perna é obrigada a mover o peso do corpo todo sozinha. A seguir, está uma série de exercícios de pernas usando o peso corporal.

AGACHAMENTO

Fique em pé, com os pés afastados na largura dos ombros e as pontas dos pés levemente voltadas para fora, a um ângulo de cerca de 10 graus. Entrelace os dedos atrás da cabeça, com os cotovelos apontando para as laterais (Figura a). Faça um agachamento, flexionando os joelhos, como se estivesse sentando (Figura b). Desça o máximo que puder, sem arquear a lombar. Preste atenção para que os calcanhares não saiam do chão e os joelhos se mantenham afastados, apontando na mesma direção dos pés.

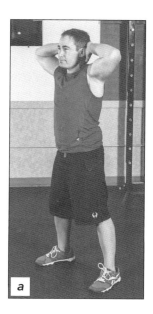 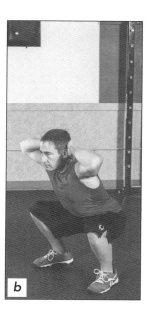

AFUNDO

Fique em pé, com os pés afastados na largura dos quadris e os dedos entrelaçados atrás da cabeça, com os cotovelos apontando para as laterais (Figura a). Dê um passo para trás com o pé esquerdo e abaixe o corpo, de forma que o joelho toque levemente o chão (Figura b). Reverta o movimento, voltando do afundo e trazendo o pé esquerdo à frente, voltando à posição inicial. Realize o mesmo movimento com a outra perna.

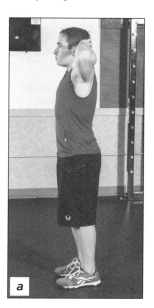 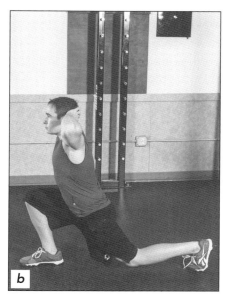

AGACHAMENTO UNILATERAL

A única diferença entre os agachamentos unilaterais com peso corporal e a versão com halteres que você aprendeu no Capítulo 4 é o posicionamento dos braços.

Flexione um joelho a um ângulo de 90 graus e apoie-o ligeiramente atrás da perna que está no chão, com os braços estendidos à sua frente (Figura a). Lentamente, desça até encostar levemente o joelho em uma plataforma no chão atrás de você (Figura b), reverta o movimento completando uma repetição. Certifique-se de manter o pé que está no chão completamente reto durante todo o exercício. Você pode remover a plataforma e encostar o joelho no chão. Além disso, graças ao aumento da amplitude do movimento, você vai precisar inclinar o tronco levemente para a frente na posição final. Isso não é um problema quando você está usando só o peso corporal, uma vez que a carga nas costas é mínima, ao contrário de quando você usa halteres.

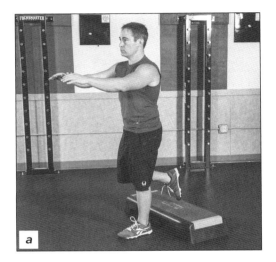 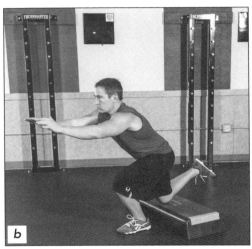

AFUNDO E PASSADA

Fique em pé, com os pés unidos e os dedos entrelaçados atrás da cabeça (Figura a). Dê um passo à frente com a perna esquerda e abaixe o corpo em um afundo (Figura b). Depois, reverta o movimento, realizando um afundo com a perna esquerda, para completar uma repetição (Figura c). Realize todas as repetições usando a mesma perna antes de trocar de lado.

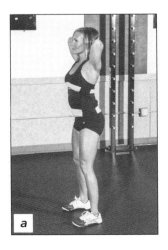 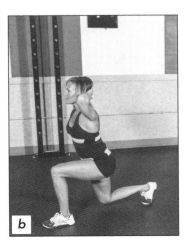 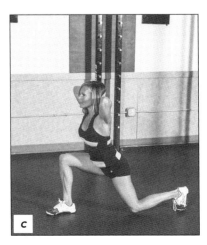

AGACHAMENTO COM SALTO

Fique em pé, com os pés afastados na largura dos ombros e as pontas dos pés levemente voltadas para fora, a um ângulo de cerca de 10 graus. Entrelace os dedos atrás da cabeça, com os cotovelos apontando para as laterais. Faça um agachamento flexionando os joelhos, como se estivesse sentando (Figura a). Desça o máximo que puder, sem arquear a lombar. Preste atenção para que os calcanhares não saiam do chão e os joelhos se mantenham afastados, apontando na mesma direção dos pés. Reverta o movimento dando um rápido impulso para cima, estendendo as pernas, saltando no ar o mais alto que puder (Figura b). Aterrisse o mais leve e silenciosamente possível, voltando à posição de agachamento.

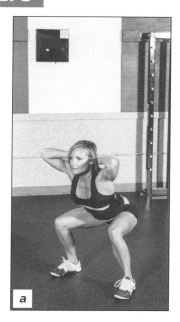
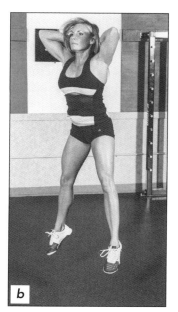

PASSADA LATERAL

Fique em pé, com os braços estendidos à sua frente na altura dos ombros (Figura a). Dê um amplo passo para um lado, abaixando os quadris na mesma direção, mantendo os pés apoiados no chão e a coluna reta (Figura b). Rapidamente, reverta o movimento, unindo os pés novamente. Você pode realizar todas as repetições de um mesmo lado ou alternar as pernas.

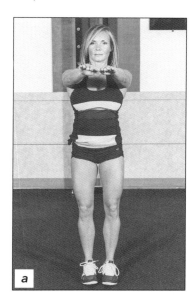
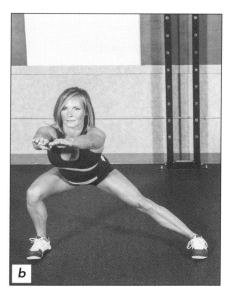

PASSADA COM ROTAÇÃO

Fique em pé, com os braços estendidos à sua frente na altura dos ombros (Figura a). Dê um amplo passo 45 graus para trás de você, abaixando os quadris na mesma direção, mantendo o pé do afundo firmemente apoiado no chão e a outra perna reta (Figura b). Rapidamente, reverta o movimento, unindo os pés novamente. Você pode realizar todas as repetições de um mesmo lado ou alternar as pernas.

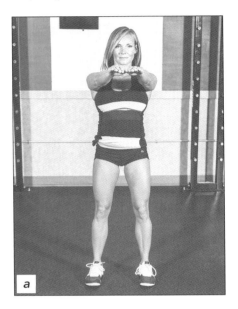
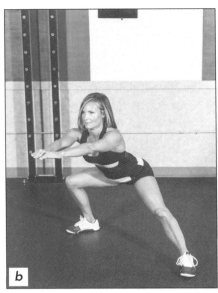

AGACHAMENTO COM SALTO TESOURA

Partindo de uma posição agachada e com os dedos entrelaçados atrás da cabeça (Figura a), salte, trocando as pernas com um movimento de tesoura (Figura b), aterrissando com a perna oposta à frente (Figura c). Dê outro salto, repetindo o movimento. Aterrisse o mais leve e silenciosamente possível, usando cada aterrissagem para impulsionar o próximo salto.

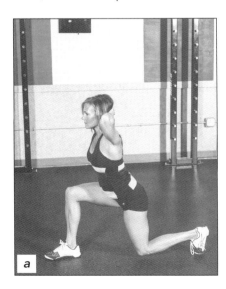
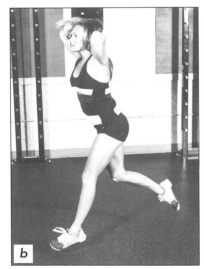
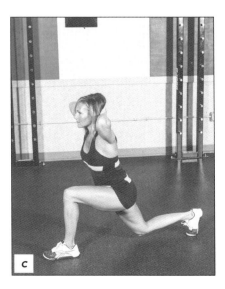

PASSADA À FRENTE COM BRAÇOS ELEVADOS

Fique em pé, com os braços estendidos acima da cabeça, alinhados com o tronco, e os pés afastados na largura dos quadris (Figura a). Dê um amplo passo à frente e abaixe o corpo, de forma que o joelho que está atrás toque levemente o chão (Figura b). Fique em pé novamente, trazendo, simultaneamente, a perna que está atrás para junto da perna que está na frente (Figura c). Dê um passo à frente com a outra perna (a que estava atrás de você na última repetição). Ao final de cada passada, o corpo pode ficar ligeiramente inclinado para a frente com a coluna reta, uma vez que isso força um pouco menos os joelhos, pois ajuda a usar os glúteos. Repita enquanto caminha pela sala.

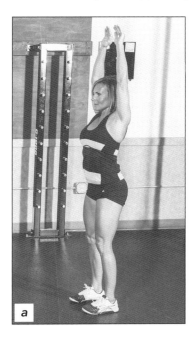
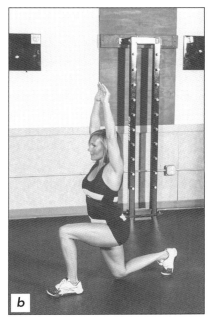
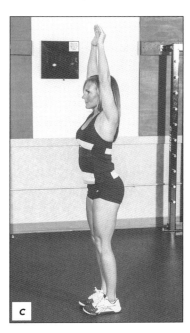

PASSADA PARA TRÁS COM BRAÇOS ELEVADOS

Esta é uma ótima opção se você tem pouco espaço para treinar, uma vez que a mecânica é a mesma da passada à frente com braços elevados, mas você não se move pela sala e dá um passo para trás, em vez de à frente. Com os braços estendidos acima da cabeça e os pés afastados na largura dos quadris, dê um passo para trás com um pé e abaixe o corpo, de forma que o joelho toque levemente o chão (Figura a). Reverta o movimento, levando o mesmo pé à frente, voltando à posição inicial (Figura b). Realize o mesmo movimento com a outra perna.

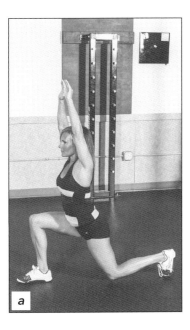
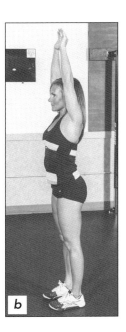

Exercícios de quadris com peso corporal

Hoje em dia, é comum ficar sentado durante várias horas, no trabalho ou em casa, no seu computador. Quando você se senta, os músculos posteriores dos quadris, os glúteos, ficam em uma posição estendida. Isso pode eventualmente fazê-los se adaptarem e ficarem enfraquecidos para realizar a função deles, que é estender os seus quadris – o oposto da posição dos quadris quando você está sentado. Aqui veremos uma série de exercícios dos quadris que podem ajudá-lo a reverter os efeitos negativos da posição sentada. Além disso, eles podem trazer a você um corpo que não só é mais atraente, como também funciona melhor, porque os glúteos são uma das principais fontes de força para correr mais rápido e saltar mais alto.

ELEVAÇÃO UNILATERAL DE QUADRIL

A partir de uma posição com as costas apoiadas em um banco, ou em uma cadeira, apoie os ombros e a cabeça no banco e abra os braços para as laterais, com as palmas das mãos voltadas para cima. Posicione as pernas de modo que os joelhos fiquem a 90 graus e os pés, diretamente abaixo dos joelhos. Mantendo o joelho direito flexionado a 90 graus, levante-o acima do quadril (Figura *a*). Eleve os quadris, de forma que o corpo forme uma linha reta do joelho até o nariz (Figura *b*). Conservando a perna direita elevada, baixe os quadris até o chão, completando uma repetição. Você pode dificultar este exercício adicionando peso – tente sustentar um peso sobre os quadris. Realize todas as repetições usando a mesma perna antes de trocar de lado.

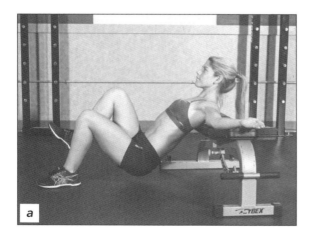
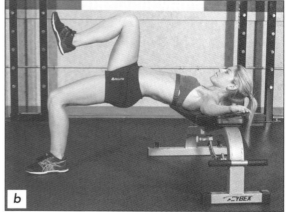

FLEXÃO DE PERNA COM BOLA SUÍÇA

Deite-se em decúbito dorsal no chão, com os calcanhares apoiados sobre uma bola suíça de 55 a 65 centímetros de diâmetro, com os braços nas laterais para manter o equilíbrio (Figura *a*). Eleve os quadris em direção ao teto, ao mesmo tempo que leva os calcanhares para debaixo do corpo (Figura *b*). Lentamente, reverta o movimento e repita, sem deixar que os calcanhares toquem o chão. Para realizar uma variação unilateral, basta elevar uma perna, flexionando os quadris e o joelho a um ângulo de 90 graus, e realizar o mesmo movimento. Complete todas as repetições do mesmo lado antes de trocar para o outro.

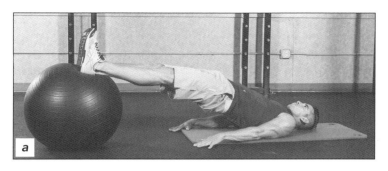
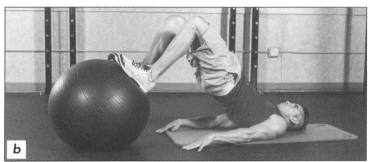

EXTENSÃO DOS QUADRIS COM BOLA SUÍÇA

Deite-se em decúbito dorsal no chão, com os joelhos flexionados a um ângulo de 15 graus e os pés apoiados em uma bola suíça de 55 a 65 centímetros de diâmetro (Figura a). Eleve os quadris, impulsionando os glúteos, e não a lombar (Figura b). Lentamente, abaixe os quadris, até quase tocar o chão e repita. Para realizar uma variação unilateral, basta flexionar os quadris e um joelho a um ângulo de 90 graus, e realizar o mesmo movimento descrito. Complete todas as repetições do mesmo lado antes de trocar para o outro.

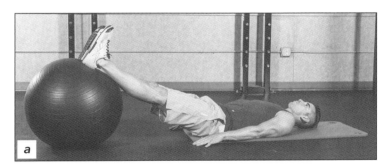
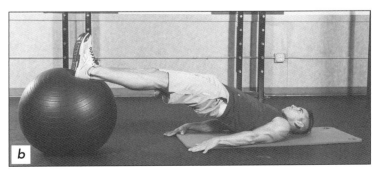

AFUNDO INCLINADO COM SALTO TESOURA

Este exercício é realizado da mesma maneira que o agachamento com salto tesoura, mas, aqui, o tronco se inclina à frente. Partindo de uma posição agachada, com os braços nas laterais (Figura a), dê um salto, trocando as pernas com um movimento de tesoura (Figura b), de forma que você aterrisse com a perna oposta à frente (Figura c). Dê outro salto, repetindo esse movimento. Aterrisse o mais leve e silenciosamente possível, usando cada aterrissagem para impulsionar o próximo salto. Sempre que aterrissar, incline o tronco à frente, flexionando os quadris, mantendo a coluna reta, de forma que as mãos fiquem perto dos calcanhares. Sempre que der um impulso, eleve o tronco.

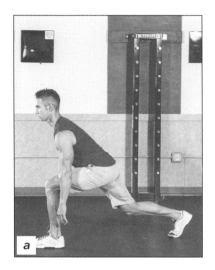
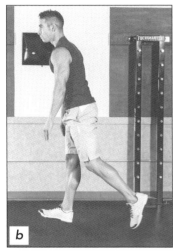
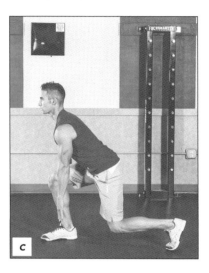

SALTO UNILATERAL

Equilibre-se sobre a perna esquerda, com a perna direita elevada para trás e o joelho flexionado (Figura a). Ao levar o braço direito em direção ao lado esquerdo do corpo, agache-se e dê um impulso em direção ao lado direito, saltando o mais alto possível (Figura b). Aterrisse suavemente sobre a perna direita, em posição de agachamento em uma perna, levando o braço esquerdo em direção ao lado direito do corpo (Figura c). Depois, salte de volta ao lado esquerdo. Aterrisse em posição de agachamento, para garantir a máxima absorção e produção de força para o próximo salto.

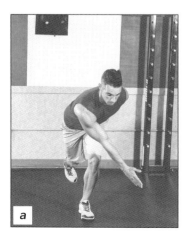
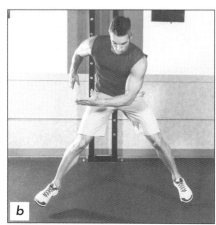
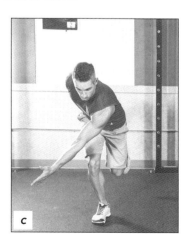

PULO DO SAPO

Com os joelhos flexionados a um ângulo de cerca de 20 graus, incline o tronco para a frente, flexionando os quadris, de forma que as costas fiquem paralelas ao chão e os dedos encostem no chão entre as pernas (Figura a). Com a coluna reta, salte com um grande impulso ao mesmo tempo que eleva o tronco (Figura b). Aterrisse o mais suavemente possível, voltando à posição inicial, e repita o salto.

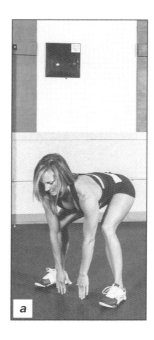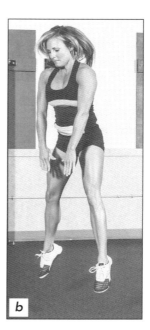

AFUNDO COM APOIO NO BANCO

Entrelace os dedos atrás da cabeça e distribua o peso do corpo colocando um pé sobre um banco, ou uma cadeira, atrás de você (Figura a). Abaixe o corpo, sem deixar que o joelho de trás encoste no chão (Figura b). Conforme o tronco desce, mantenha a coluna reta e incline o corpo levemente para a frente. Impulsione o corpo de volta para cima com o calcanhar que está no chão, voltando à posição inicial e completando uma repetição. Realize todas as repetições de um lado antes de trocar para o outro.

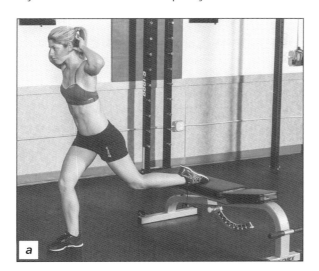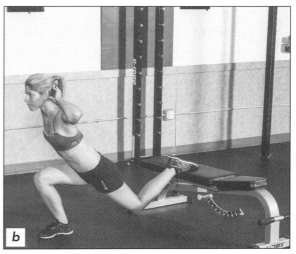

BOM-DIA UNILATERAL

Equilibre-se sobre uma perna, com as mãos acima da cabeça (Figura a). Com o joelho que está no chão flexionado a um ângulo de 20 graus, incline o corpo para a frente, flexionando o quadril, mantendo as costas retas e os braços alinhados com o tronco, até que o corpo todo (incluindo a perna que está no ar) fique paralelo ao chão (Figura b). Tome cuidado para não girar os quadris nem o pé que está para trás, mantendo os ombros e os quadris retos durante todo o exercício. Faça todas as repetições de um lado antes de trocar para o outro.

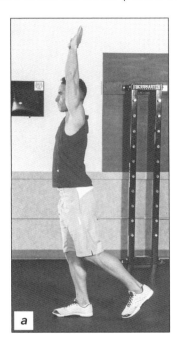
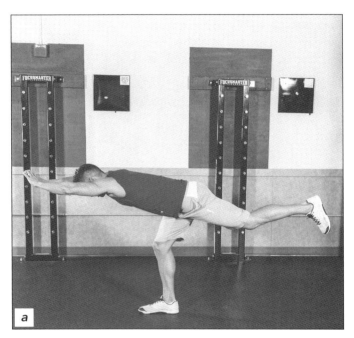

Exercícios de extensão dos membros superiores com peso corporal

Não é novidade que algum exercício de flexão de braço estará envolvido no treinamento de musculação. Dito isso, os exercícios a seguir incluem muitas variações da flexão clássica. Além de algumas variações exclusivas, você também encontrará alguns exercícios com elásticos pensados para trabalhar os músculos superiores (peitoral, ombros, tríceps) e a musculatura do tronco.

FLEXÃO EM UM BRAÇO

Fique em posição de prancha em um braço só, com os pés bem mais afastados do que a largura dos ombros (Figura a). O braço que está no chão deve ficar posicionado de forma que o punho fique alinhado diretamente abaixo do ombro. O outro braço deve descansar sobre o quadril correspondente. Faça uma flexão com um braço só, sem deixar o tronco girar, mantendo o cotovelo próximo da lateral do corpo (Figura b). Impulsione o corpo para cima para completar uma repetição. Faça todas as repetições de um lado antes de trocar para o outro.

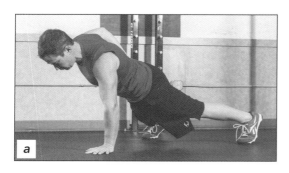 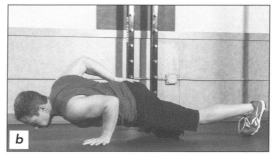

FLEXÃO COM TRAVAMENTO

Inicie em posição de flexão, com uma mão apoiada sobre uma *medicine ball* ou plataforma e a outra mão no chão, com os pés afastados na largura dos ombros. Faça uma flexão com uma mão sobre a plataforma ou sobre a *medicine ball* (Figura a). Na posição superior de flexão, trave na posição, estendendo totalmente o braço que está sobre a plataforma ou a *medicine ball*, sem deixar os ombros ou os quadris girarem. Coloque o outro braço sobre o peito (Figura b). Faça metade das repetições com o braço direito, e a outra metade com o braço esquerdo.

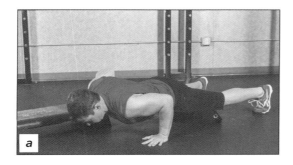 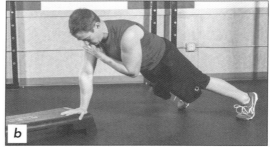

FLEXÃO CRUZADA SOBRE CAIXA

Inicie em posição de flexão, com as duas mãos apoiadas sobre uma *medicine ball* ou sobre uma plataforma, e os pés afastados na largura dos ombros (Figura a). Transfira uma mão da caixa ou bola para o chão, ao mesmo tempo que realiza uma flexão (Figura b). Ao voltar da flexão, leve a mão de volta à plataforma ou bola. Repita o movimento do outro lado.

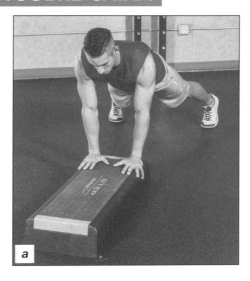 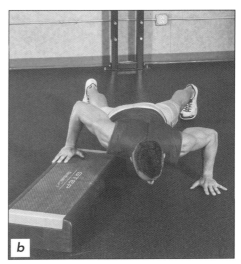

FLEXÃO DANÇANDO BREAK

Inicie em posição de prancha, com as mãos e os pés afastados na largura dos ombros (Figura a). Realize uma flexão e, com os braços estendidos, gire o corpo todo para o lado esquerdo, trazendo o joelho direito até o cotovelo esquerdo, mantendo a mão esquerda em contato com o queixo (Figura b). Reverta o movimento, para, então, realizar outra flexão e repeti-lo para o outro lado, trazendo o joelho esquerdo ao cotovelo direito.

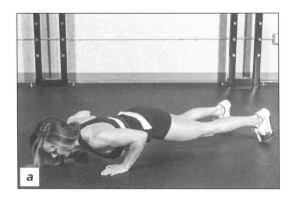
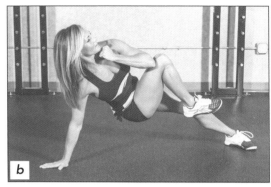

FLEXÃO COM POSIÇÃO DE MERGULHO

Inicie em posição de prancha, com as mãos e os pés afastados na largura dos ombros (Figura a), e realize uma flexão (Figura b). Em vez de empurrar o corpo de volta para cima da forma tradicional, flexione os joelhos e leve o corpo para trás, mantendo os quadris o mais baixos possível (Figura c). Reverta o movimento e realize outra flexão para completar uma repetição.

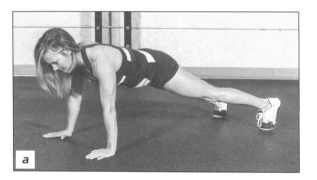
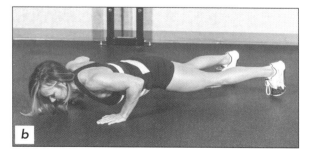
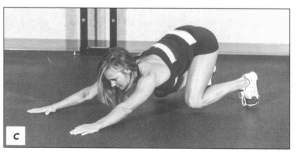

FLEXÃO COM POSIÇÃO DE MERGULHO E COM ROTAÇÃO

Esta é uma versão mais avançada da flexão, e é realizada basicamente da mesma forma que o exercício anterior. Inicie em posição de prancha, com as mãos e os pés afastados na largura dos ombros (Figura a), e realize uma flexão (Figura b). Em vez de empurrar o corpo de volta para cima da forma tradicional, flexione os joelhos e leve o corpo para trás, mantendo os quadris o mais baixos possível e girando o corpo, de forma a trazer todo o seu peso sobre um braço só (Figuras c, d). Reverta o movimento, coloque a mão elevada de volta no chão e realize outra flexão, desta vez, finalizando com uma rotação para o outro lado, tirando o outro braço do chão.

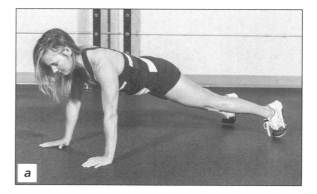
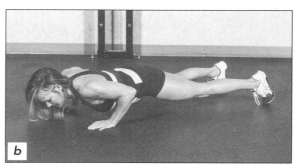
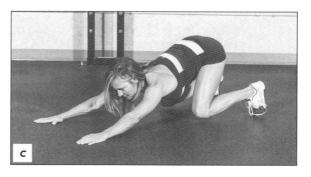
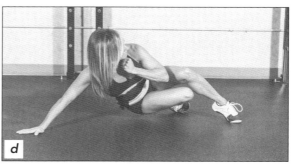

FLEXÃO COM OS PÉS APOIADOS EM UM BANCO

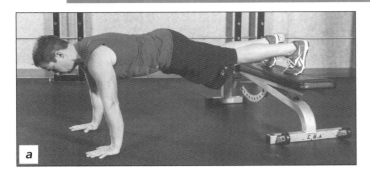

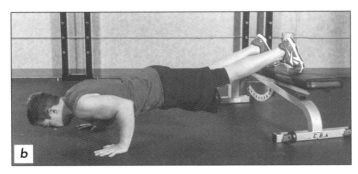

Inicie em posição de prancha, com as mãos no chão ligeiramente mais afastadas do que a largura dos ombros, e os pés elevados sobre um banco ou uma cadeira (Figura a). Realize uma flexão, levando o corpo em direção ao chão até que os cotovelos fiquem a um ângulo de cerca de 90 graus (Figura b). Depois, use os braços para erguer o corpo, até que os cotovelos fiquem estendidos. Certifique-se de manter o corpo em uma linha reta entre a cabeça, passando pelos quadris, e os calcanhares, sem deixar a cabeça ou os quadris penderem em direção ao chão em nenhum momento.

PASSADA E FLEXÃO DE BRAÇOS COM ELÁSTICO DE RESISTÊNCIA

Fique de costas para um elástico preso, na altura dos ombros, a uma estrutura estável ou a um batente de porta (há elásticos próprios para isso). Com os pés afastados na largura dos quadris, segure um puxador em cada mão, com os cotovelos nas laterais e os braços paralelos ao chão (Figura a). Dê um passo à frente ao mesmo tempo que flexiona ambos os braços, inclinando-se um pouco para a frente para trabalhar os músculos abdominais (Figura b). Volte a perna à posição inicial, deixando que os braços retornem também. Repita a flexão, dando um passo com a outra perna.

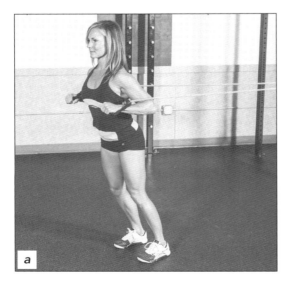
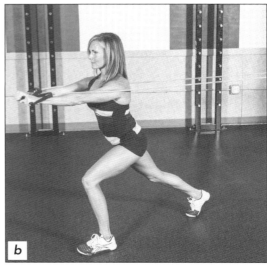

FLEXÃO DE BRAÇO UNILATERAL COM ELÁSTICO DE RESISTÊNCIA

Fique de costas para um elástico preso, na altura dos ombros, a uma estrutura estável ou a um batente de porta (há elásticos próprios para isso). Distribua seu peso, com a perna direita à frente. Segure os dois puxadores com a mão esquerda (Figura *a*). Não gite o tronco e estenda o braço à frente (Figura *b*). Devagar, retorne o braço para completar uma repetição. Faça todas as repetições de um lado, então, inverta a posição das pernas e repita com o outro braço.

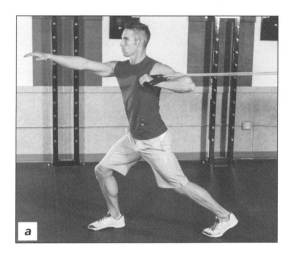 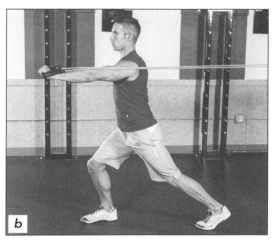

FLEXÃO DE BRAÇO UNILATERAL INCLINADA COM ELÁSTICO DE RESISTÊNCIA

Fique de costas para um elástico preso, em posição baixa, a uma estrutura estável ou a um batente de porta (há elásticos próprios para isso). Distribua seu peso, com a perna direita à frente. Segure os dois puxadores com a mão esquerda (Figura *a*). Não gire o tronco e estenda o braço acima, a um ângulo de 45 graus (Figura *b*). Mantenha o braço alinhado com o elástico. Devagar, retorne o braço para completar uma repetição. Faça todas as repetições de um lado, então, inverta a posição das pernas e repita com o outro braço.

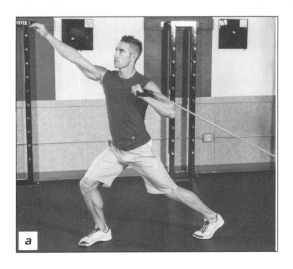 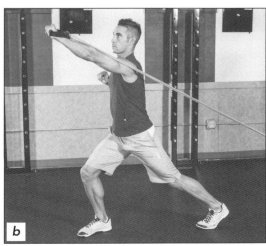

TRÍCEPS-TESTA EM SUSPENSÃO

Voltado de costas para o ponto de ancoragem, segure os puxadores e incline seu peso para a frente, em posição de flexão, com os braços estendidos à frente, alinhados com os ombros (Figura a). Flexione os cotovelos, trazendo a testa em direção aos pulsos (Figura b). Reverta o movimento e estenda os cotovelos para completar uma repetição.

Certifique-se de manter o corpo reto durante todo o exercício. Para aumentar a dificuldade, incline o corpo para mais próximo do chão. Quanto mais os ombros chegarem perto de ficar sob o ponto de ancoragem, mais difícil será o exercício. Para diminuir a dificuldade, fique em uma posição com o ângulo maior. Quanto mais longe os pés estiverem do ponto de ancoragem, mais fácil será o exercício.

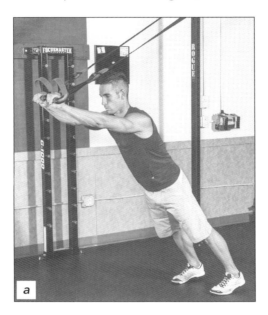
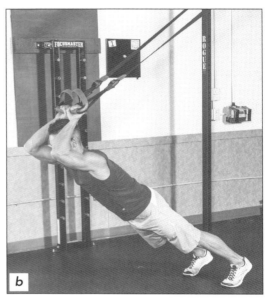

Exercícios de puxada dos membros superiores com peso corporal

Por mais valioso e versátil que seja o treino com peso corporal, sua maior limitação são os exercícios de puxada dos membros superiores. É claro que existem puxadas em barra, mas muitas pessoas têm dificuldade para realizá-las. Por isso, um equipamento de treino em suspensão e um conjunto de elásticos são usados nos exercícios de peso corporal apresentados neste capítulo. Esses equipamentos acessíveis e versáteis não apenas trazem todos os benefícios de uma polia, mas, também, permitem que você equilibre todo o seu trabalho de extensão dos membros superiores com diversas opções de puxada para fortalecer os músculos das costas, ombros, bíceps e tronco.

PUXADA NA BARRA

Pendure-se em uma barra usando uma pegada paralela supinada ou uma pegada ampla (vide Figura a para um exemplo de pegada pronada). Puxe o corpo para cima, em direção à barra, com o máximo de força possível (Figura b), e, depois, abaixe o corpo, de forma controlada, sem soltar o corpo nem permitir que ele balance.

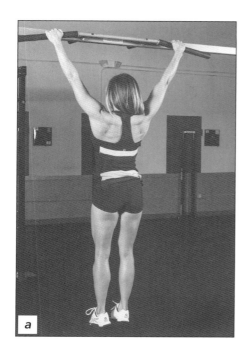
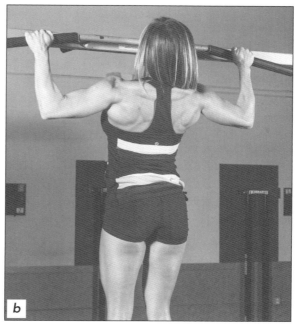

REMADA FECHADA UNILATERAL

Voltado para o ponto de ancoragem de um equipamento de treino em suspensão e segurando um puxador com a mão direita, deixe o corpo pender para trás, de forma que os pés fiquem abaixo do ponto de ancoragem, e estenda o braço esquerdo na lateral do corpo (Figura a). Sem deixar o corpo girar em nenhum momento, realize remadas, puxando o corpo em direção ao puxador (Figura b) e abaixando-o novamente, mantendo o cotovelo do braço que está puxando bem próximo ao corpo a cada remada. Não deixe os quadris penderem em direção ao chão, e certifique-se de manter os ombros e os quadris retos durante todo o exercício. Para aumentar a dificuldade, aproxime os pés do ponto de ancoragem para aumentar o ângulo do corpo e fazer que ele chegue mais próximo do chão. Para diminuir a dificuldade, reduza o ângulo do corpo trazendo os pés para mais longe do ponto de ancoragem.

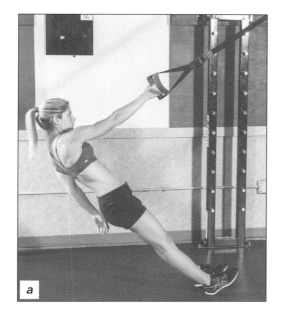
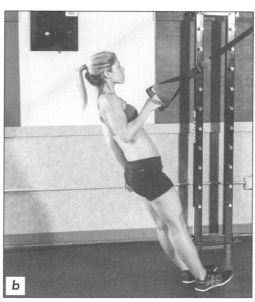

REMADA FECHADA BILATERAL

Volte-se para o ponto de ancoragem de um equipamento de treino em suspensão. Segure os puxadores com as palmas das mãos voltadas uma para a outra ou para o teto, com os braços estendidos à frente dos ombros (vide Figura a para um exemplo com as mãos voltadas uma para a outra). Deixe o corpo pender para trás, em uma linha reta da cabeça aos pés. Puxe o corpo em direção às mãos, flexionando os cotovelos e realizando um movimento de remada (Figuras b1, b2). Mantenha o corpo em linha reta e não leve os quadris à frente ao realizar a remada. A parte interna dos pulsos deve tocar as costelas, para garantir uma amplitude de movimento completa. Mantenha os cotovelos bem perto das laterais do corpo. Permaneça na posição de puxada durante 1 a 2 segundos antes de voltar à posição inicial, para completar uma repetição. Para aumentar a dificuldade, inicie o exercício em um ângulo mais inclinado, levando o corpo para perto do chão.

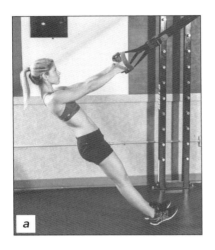
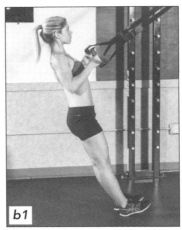
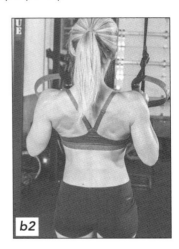

REMADA ABERTA EM SUSPENSÃO

Com o corpo voltado para o ponto de ancoragem de um equipamento de treino em suspensão, segure os puxadores com as palmas das mãos voltadas para baixo, com os braços à frente dos ombros (Figura a). Deixe o corpo pender para trás, em uma linha reta da cabeça aos pés. Puxe o corpo em direção às mãos, flexionando os cotovelos com os braços abduzidos (abertos) (Figuras b1, b2). Mantenha o corpo em linha reta e não leve os quadris à frente ao realizar a remada.

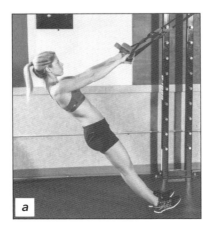
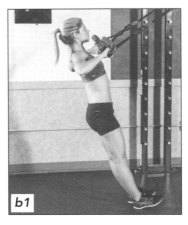
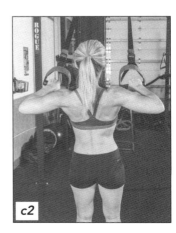

Os cotovelos devem formar um ângulo de 90 graus. Permaneça na posição de puxada durante 1 a 2 segundos antes de voltar à posição inicial, para completar uma repetição. Para aumentar a dificuldade, inicie o exercício em um ângulo mais inclinado, trazendo o corpo mais próximo do chão.

PUXADA EM Y EM SUSPENSÃO

Com o corpo voltado para o ponto de ancoragem de um equipamento de treino em suspensão, segure os puxadores com as palmas das mãos voltadas para baixo, com os braços à frente dos ombros (Figura a). Deixe o corpo pender para trás em uma linha reta da cabeça aos pés. Sem flexionar os cotovelos, abra os braços diagonalmente, formando um Y (Figura b). No alto de cada repetição, seu corpo vai ficar alinhado com os braços. Lentamente, reverta o movimento e retorne à posição inicial, para completar uma repetição. Para aumentar a dificuldade, inicie o exercício em um ângulo mais inclinado, trazendo o corpo mais próximo do chão.

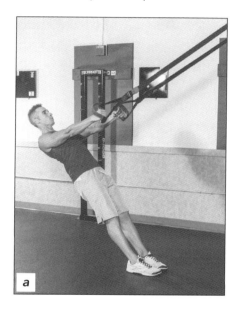
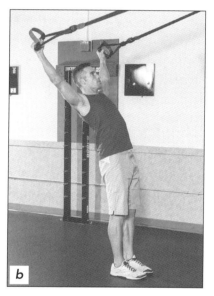

REMADA UNILATERAL COM ELÁSTICO DE RESISTÊNCIA

Fique em pé, voltado para um elástico preso, na altura do peito, a uma estrutura estável ou a um batente de porta (há elásticos próprios para isso). Distribuindo seu peso, com a perna direita à frente, segure os dois puxadores com a mão esquerda (Figura a). Puxe o elástico em direção ao corpo (Figura b), e, lentamente, retorne o braço para completar uma repetição. Faça todas as repetições de um lado antes de inverter a posição das pernas e repetir com o outro braço.

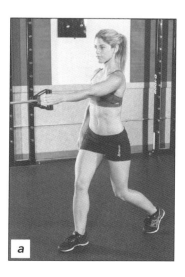
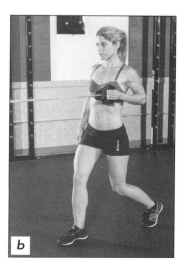

REMADA ABERTA COM ELÁSTICO DE RESISTÊNCIA

Fique em pé, com os pés paralelos e afastados na largura dos quadris, voltado para um elástico preso, na altura dos ombros, a uma estrutura estável ou a um batente de porta (há elásticos próprios para isso). Segure os puxadores com as palmas das mãos voltadas para baixo (Figura a). Puxe o elástico na direção do corpo, mantendo os cotovelos elevados nas laterais a um ângulo de 90 graus (Figura b). Lentamente, reverta o movimento, mantendo a coluna reta, sem flexionar nenhuma outra parte do corpo. Mantenha o tronco ereto e puxe os braços paralelamente ao chão.

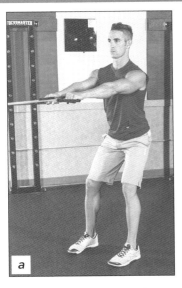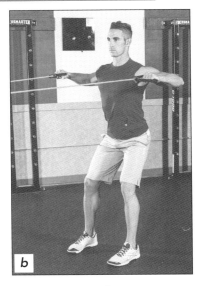

REMADA FECHADA ALTERNADA COM ELÁSTICO DE RESISTÊNCIA

Fique em pé, voltado para um elástico preso encaixado na altura do peito, segurando um puxador em cada mão e distribuindo seu peso, com os joelhos levemente flexionados (Figura a). Ao mesmo tempo que puxa o elástico em direção ao corpo com um braço (Figura b), volte o outro braço, sem girar o tronco ou os quadris. Alterne os braços em um movimento rápido.

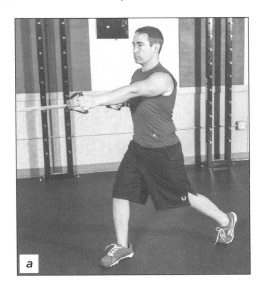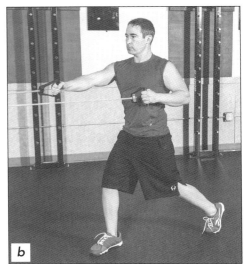

REMADA UNILATERAL COM ELÁSTICO DE RESISTÊNCIA E AFUNDO

Fique em pé, voltado para um elástico preso, encaixado na altura do peito a uma estrutura estável ou a um batente de porta (há elásticos próprios para isso). Segure os dois puxadores com a mão esquerda e distribua seu peso, com o pé esquerdo atrás do direito. Abaixe o corpo em direção ao chão para realizar um afundo (Figura a). Ao mesmo tempo que levanta do afundo, realize uma remada unilateral (Figura b). Quando realizar o afundo na próxima repetição, reverta o movimento de remada para completar uma repetição. Faça todas as repetições de um lado antes de inverter a posição das pernas e repetir com o outro braço.

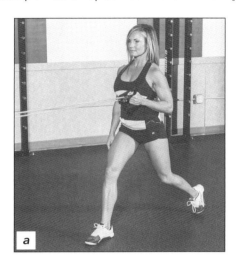
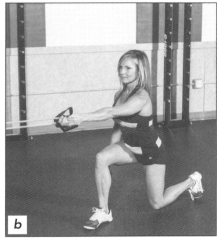

REMADA UNILATERAL COM ELÁSTICO DE RESISTÊNCIA E PASSADA PARA TRÁS

Fique em pé, com os pés afastados na largura dos quadris, voltado para um elástico preso, na altura do peito, a uma estrutura estável ou a um batente de porta (há elásticos próprios para isso). Segure os dois puxadores com a mão esquerda e dê um passo para trás com a perna esquerda, deixando o joelho levemente tocar o chão, realizando um afundo com os joelhos flexionados a 90 graus (Figura a). Ao voltar do movimento e levar o pé esquerdo paralelamente ao direito, realize uma remada, puxando o braço esquerdo na lateral do corpo, de forma que o pulso fique junto das costelas (Figura b). Ao mesmo tempo que você reverte o movimento de remada, dê um passo para trás novamente com a perna esquerda.

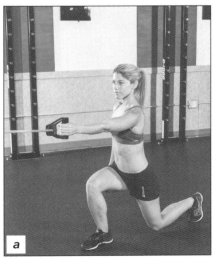
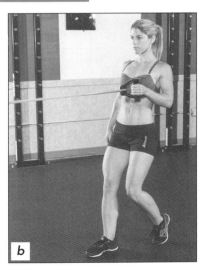

REMADA CURVADA UNILATERAL COM ELÁSTICO DE RESISTÊNCIA

Fique em pé, voltado para um elástico preso, na altura do tronco, a uma estrutura estável ou a um batente de porta (há elásticos próprios para isso). Segure os dois puxadores com a mão esquerda e distribua seu peso, com a perna esquerda atrás e os pés afastados na largura dos ombros. Incline o corpo para a frente, flexionando os quadris, mantendo os joelhos flexionados a um ângulo de 15 a 20 graus (Figura a). Quando o tronco estiver alinhado com o cabo, realize uma remada, puxando o braço esquerdo para a lateral do corpo (Figura b). Retorne o braço, para completar uma repetição. Faça todas as repetições de um lado antes de inverter a posição das pernas e repetir com o outro braço.

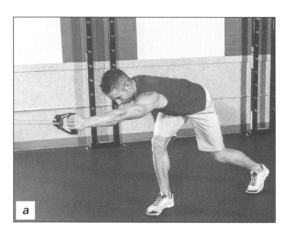
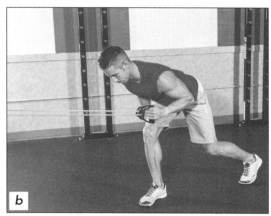

BRAÇADA COM ELÁSTICO DE RESISTÊNCIA

Fique em pé, voltado para um elástico preso, na altura dos ombros, a uma estrutura estável ou a um batente de porta (há elásticos próprios para isso). Segure um puxador em cada mão e mantenha os pés paralelos e afastados na largura dos ombros (Figura a). Com os braços flexionados à frente do corpo, puxe o elástico em direção ao corpo, como se levasse os polegares aos bolsos, inclinando o tronco para a frente, flexionando os quadris (Figura b). Ao final de cada repetição, o elástico deve encostar nos ombros, e os braços e o tronco devem estar alinhados com o elástico. Reverta o movimento, voltando à posição inicial com os braços à sua frente.

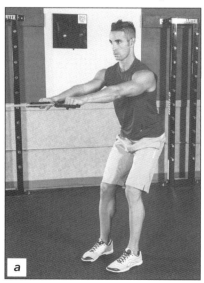
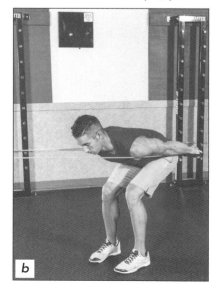

REMADA CURVADA COM ELÁSTICO DE RESISTÊNCIA

Fique em pé, voltado para um elástico preso, em uma altura baixa (logo acima do chão), a uma estrutura estável ou a um batente de porta (muitos elásticos já vêm com as peças corretas para isso). Segurando um puxador em cada mão, incline o corpo para a frente a um ângulo de 45 graus, com os joelhos levemente flexionados e as costas retas (Figura a). Puxe o elástico em direção ao corpo, de forma que os punhos fiquem perto das costelas, aproximando as escápulas a cada vez que você puxa os braços (Figura b). Reverta o movimento, sem sair da posição nem deixar a coluna arredondar.

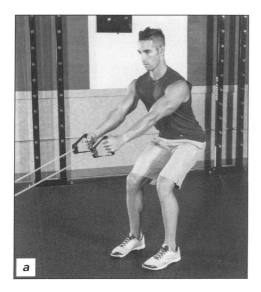 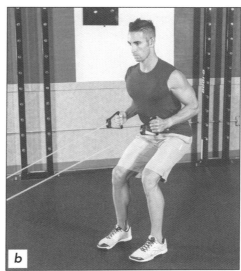

REMADA COMPOSTA COM ELÁSTICO DE RESISTÊNCIA

Fique em pé, com os pés afastados na largura dos ombros e os joelhos levemente flexionados, voltado para um elástico preso, na altura do peito, a uma estrutura estável ou a um batente de porta (há elásticos próprios para isso). Segure os puxadores do elástico e incline o corpo para a frente, flexionando os quadris, com os joelhos levemente flexionados e os braços acima da cabeça, alinhados com o ponto de ancoragem (Figura a). Os braços devem formar uma linha reta entre o elástico e o tronco. Reverta esse movimento ao mesmo tempo que realiza uma remada, finalizando a remada e, simultaneamente, ficando em pé (Figura b). Lentamente, reverta o movimento, flexionando os quadris e estendendo os braços, usando um bom ritmo e uma boa coordenação. Você também pode realizar uma versão unilateral, segurando os dois puxadores em uma mão. Faça todas as repetições de um lado antes de repetir com o outro.

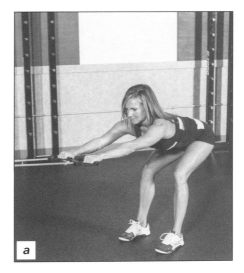 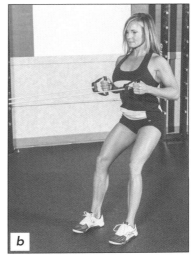

PUXADA DE DORSAIS COM ELÁSTICO DE RESISTÊNCIA

Fique em pé, com os pés afastados na largura dos ombros, voltado para um elástico preso, na altura do peito, a uma estrutura estável ou a um batente de porta (há elásticos próprios para isso). Segure um puxador do elástico em cada mão e incline o corpo para a frente, flexionando os quadris, com os joelhos levemente flexionados e os braços acima da cabeça, alinhados com o ponto de ancoragem (Figura a). Os braços devem formar uma linha reta entre o elástico e o tronco. Puxe os braços para as laterais, da mesma forma que você faria em um aparelho de puxada, de forma que o tríceps fique em contato com a lateral do corpo (Figuras b1, b2). Lentamente, retorne os braços novamente para completar uma repetição. Mantenha a coluna reta e não deixe a lombar arquear em nenhum momento. Os joelhos devem permanecer levemente flexionados (a um ângulo de 20 graus) durante todo o exercício.

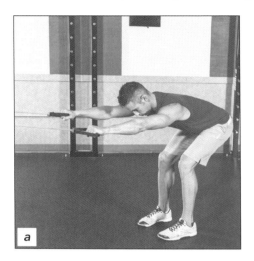
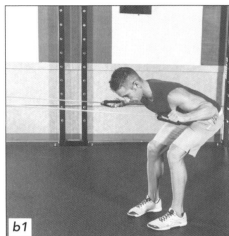
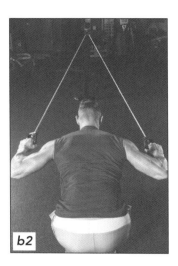

FLEXÃO DE COTOVELOS (BÍCEPS) EM SUSPENSÃO

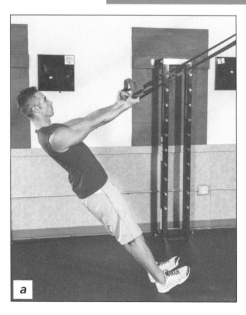
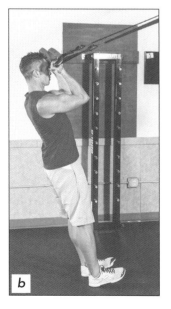

Com as palmas das mãos voltadas para o teto e o corpo voltado para o ponto de ancoragem, segure os puxadores e incline o corpo para trás, mantendo uma linha reta da cabeça aos pés, com os cotovelos estendidos e alinhados com os ombros (Figura a). Flexionando apenas os cotovelos, puxe o corpo de forma que os puxadores toquem a testa (Figura b). Reverta o movimento para completar uma repetição.

Mantenha o corpo reto durante todo o exercício. Para aumentar a dificuldade, inicie o exercício em um ângulo mais inclinado, trazendo o corpo mais próximo do chão.

EXTENSÃO DE TRONCO EM Y NA BOLA SUÍÇA

Apoie o peito sobre uma bola suíça, com os joelhos flexionados e o corpo paralelo ao chão, com os braços pendendo dos ombros (Figura a). Eleve os braços até a altura dos ombros, com os polegares apontando para o teto (Figura b).

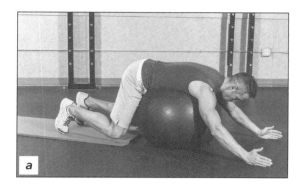
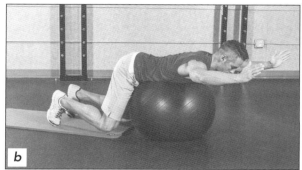

Exercícios abdominais com peso corporal

Embora muitos dos exercícios descritos até agora também trabalhem grande parte da sua musculatura do tronco, normalmente, são os músculos das costas e os das laterais que têm maior influência nesses movimentos. É aí que entram os próximos exercícios: eles enfatizam os músculos abdominais. A seguir, está uma lista de exercícios criativos que você pode usar para fortalecer os músculos abdominais usando apenas o peso corporal.

ENGATINHAR

De joelhos, com as mãos no chão e os cotovelos estendidos (Figura a), caminhe com os braços o mais longe que puder, sem deixar a lombar se estender além da posição inicial (Figuras b, c). Reverta o movimento à posição inicial.

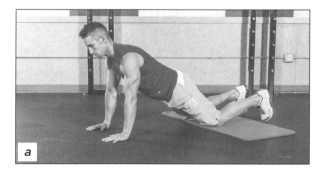
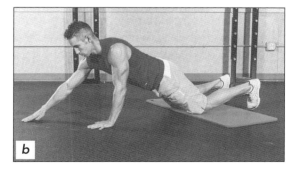
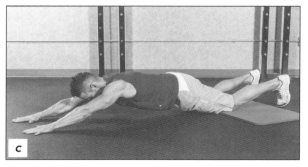

Se sentir alguma pressão na lombar, você ultrapassou o seu limite de força, então, reduza a amplitude do movimento, para realizar o exercício sem dor. Se sentir dor nos pulsos, faça desenrolamentos usando uma bola suíça sob os seus antebraços, rolando-a para longe do corpo e de volta.

EXTENSÃO DOS BRAÇOS À FRENTE

Fique em pé, perpendicularmente a um elástico preso, na altura dos ombros, a uma estrutura estável ou a um batente de porta (muitos elásticos já vêm com as peças corretas para isso). Segure os dois puxadores com as duas mãos e eleve os braços à sua frente na altura dos ombros, sem permitir que o tronco gire em direção ao elástico (Figura a). Depois, lentamente, reverta o movimento e leve as mãos de volta ao centro do peito (Figura b). Mantenha a coluna ereta e os pés afastados na largura dos ombros. Faça todas as repetições de um lado antes de trocar para o outro.

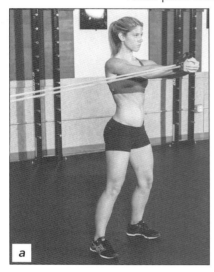
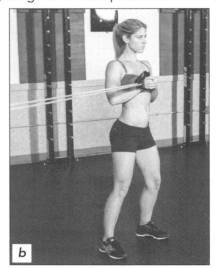

ROTAÇÃO COM ELÁSTICO DE RESISTÊNCIA

Fique em pé, com os pés afastados na largura dos ombros, com os puxadores de um elástico do seu lado direito na altura dos ombros; o elástico deve estar encaixado em uma estrutura estável ou dentro de um batente de porta (há elásticos próprios para isso). Segure os puxadores do seu lado direito, com os cotovelos levemente flexionados (Figura a), e puxe-os em direção ao lado oposto do corpo até que os dois braços tenham ultrapassado o ombro esquerdo (Figura b). Mova os braços horizontalmente na direção oposta (em direção à origem do elástico), até que eles ultrapassem o ombro direito. A amplitude de movimento neste exercício é pequena, do mesmo comprimento dos ombros. Mantenha a coluna ereta e não deixe os quadris girarem – eles devem permanecer perpendiculares à origem do elástico. Faça todas as repetições de um lado antes de trocar para o outro.

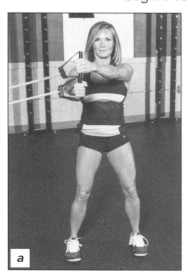
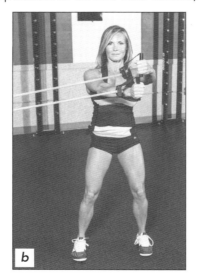

PRANCHA EM UM BRAÇO

Inicie em uma posição de flexão, com os pés e as mãos afastados na largura dos ombros (Figura a). Eleve um braço do chão e apoie-o sobre o peito sem girar os ombros ou os quadris, nem deixar a barriga ou a cabeça penderem em direção ao chão (Figura b). Permaneça durante vários segundos antes de trocar de mão. Você pode realizar este exercício com os cotovelos, mas é recomendado usar um colchonete, uma almofada ou uma toalha dobrada sob eles, para protegê-los. Para aumentar a dificuldade deste exercício, eleve o braço para a lateral do corpo, e não para o peito.

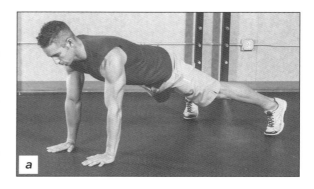

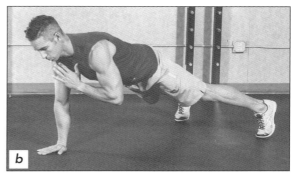

ARRASTO ABDOMINAL

Sente-se no chão, com as pernas estendidas, usando as mãos como apoio atrás dos quadris (Figura a). Use as mãos para levantar os quadris (Figura b). Depois, leve os quadris para trás o máximo que puder e, lentamente, abaixe-o até o chão (Figura c). Posicione as mãos atrás de você novamente e repita, locomovendo-se pelo chão a cada repetição. Embora este exercício possa ser realizado em qualquer lugar, é mais conveniente realizá-lo em uma superfície na qual você possa deslizar os pés. Para ajudar, você pode apoiar os calcanhares em um prato de papel.

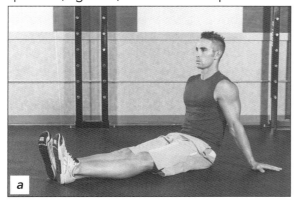

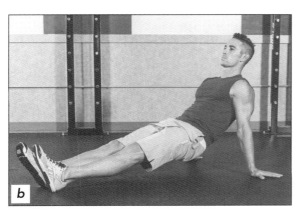

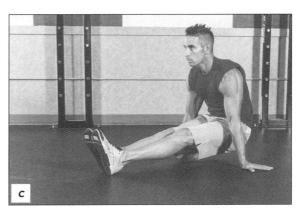

ABDOMINAL EM SUSPENSÃO

De costas para o ponto de ancoragem de um equipamento de treino em suspensão, segure os puxadores e deixe o corpo pender para a frente, em posição de prancha (Figura a). Sem flexionar os cotovelos, eleve os braços sobre a cabeça, como se fosse mergulhar em uma piscina (Figura b). Puxe os braços de volta, para completar uma repetição. Não deixe os quadris penderem em direção ao chão. Para aumentar a dificuldade, inicie o exercício em um ângulo mais inclinado, trazendo o corpo mais próximo do chão.

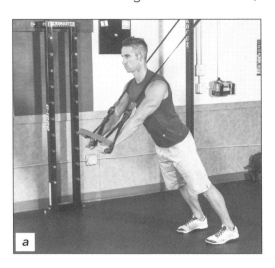
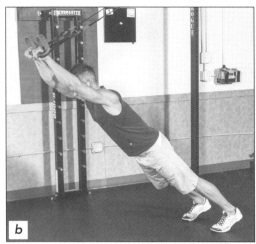

DESENROLAMENTO ABDOMINAL

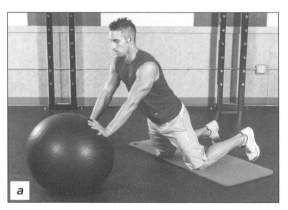

Ajoelhe-se no chão, com os braços estendidos sobre uma bola suíça de 55 a 65 centímetros de diâmetro, com os joelhos e as mãos na largura dos quadris (Figura a). Empurre a bola para longe do corpo, elevando os braços até a cabeça como se fosse mergulhar em uma piscina (Figura b). Empurre a bola o máximo que puder, sem deixar a cabeça ou a lombar penderem em direção ao chão (Figura c). Quando chegar ao ponto máximo que você conseguir, ou quando seus braços estiverem bem alinhados com as costas, reverta o movimento e puxe a bola de volta à posição inicial, com as mãos um pouco à frente da cabeça. Para facilitar este exercício, basta começar com os antebraços apoiados sobre a bola e realizar o resto do exercício da forma que foi descrita.

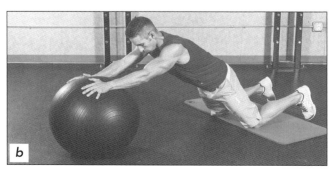
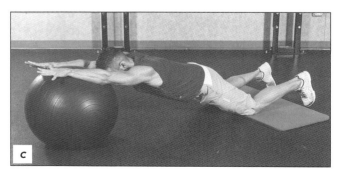

Musculação para perda de gordura

CALDEIRÃO COM BOLA SUÍÇA

Apoie os antebraços sobre uma bola suíça e fique em posição de prancha, com o corpo em uma linha reta e os pés afastados na largura dos ombros (Figura a). Faça movimentos circulares com os braços (Figuras b, c). Alterne entre círculos horários e anti-horários, sem deixar a cabeça ou os quadris penderem em direção ao chão.

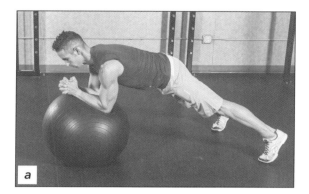
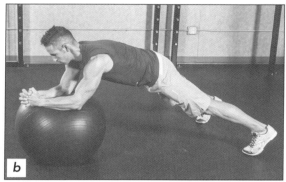
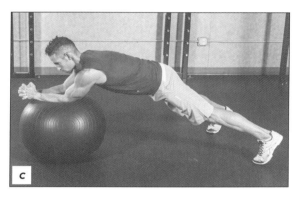

PONTE COM BOLA SUÍÇA

Fique em posição de prancha, com os pés apoiados sobre uma bola suíça de 55 a 65 centímetros de diâmetro (Figura a). Puxe os joelhos em direção ao corpo o máximo que puder, sem deixar que os ombros saiam do lugar (Figura b). Reverta o movimento, de modo que seu corpo fique alinhado novamente, completando uma repetição.

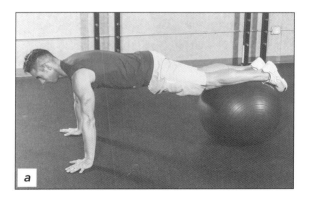
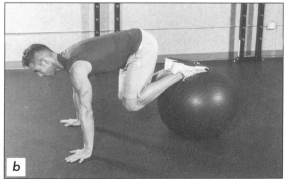

CANIVETE COM BOLA SUÍÇA

Fique em posição de prancha, com os pés apoiados sobre uma bola suíça de 55 a 65 centímetros de diâmetro (Figura a). Use os abdominais para levantar os quadris, mantendo as pernas razoavelmente retas. Eleve os quadris, até que eles fiquem quase na direção dos ombros (Figura b). Lentamente, volte para a posição inicial com o corpo em prancha.

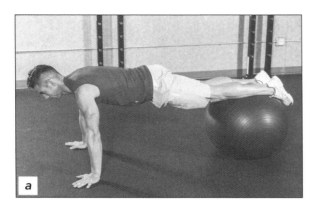
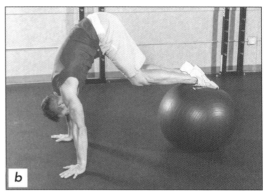

CANIVETE COM DESENROLAMENTO

Este exercício combina o canivete com bola e o desenrolamento abdominal em um único e completo exercício abdominal. Fique em posição de prancha, com os pés apoiados sobre uma bola suíça de 55 a 65 centímetros de diâmetro (para facilitar o exercício, posicione a bola mais próxima do umbigo). Com o corpo em posição de prancha (Figura a), mantenha as pernas estendidas e levante os quadris, mantendo a coluna reta (Figura b). Depois de alinhar os quadris e voltar à posição inicial, empurre o corpo de volta em direção à bola, até que os braços fiquem completamente estendidos à sua frente e as pernas fiquem completamente estendidas atrás de você (Figura c). Reverta o movimento e repita.

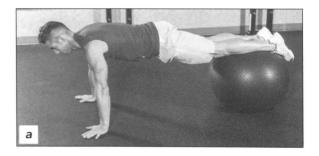
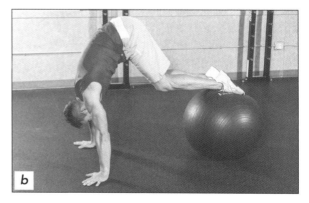
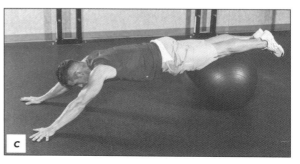

ABDOMINAL INVERTIDO

Deite-se de costas no chão com os joelhos e os quadris flexionados em direção à barriga (Figura *a*). Com os cotovelos ligeiramente flexionados, segure um halter ou uma *medicine ball*, no chão acima da cabeça. De maneira suave e controlada, realize um abdominal invertido, erguendo os quadris do chão e levando os joelhos em direção ao queixo (Figura *b*). Cuide para não usar a inércia e jogar o corpo quando realizar este exercício. Além disso, segure um halter ou uma *medicine ball* com peso suficiente para não deixar que você se levante do chão enquanto executa este exercício. Por último, as pernas não devem se estender e a cabeça não deve levantar em nenhum momento.

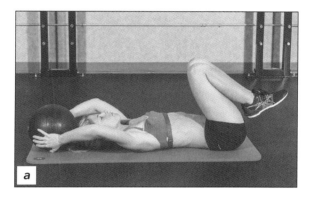
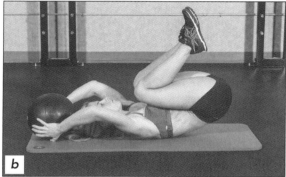

ABAIXAMENTO DE PERNAS

Deite-se em decúbito dorsal no chão, com os joelhos flexionados e os punhos pressionados contra o chão nas laterais da cabeça (Figura *a*). Lentamente, abaixe as pernas em direção ao chão, mantendo os joelhos flexionados e pressionando os punhos contra o chão, sem deixar a lombar sair do chão (Figura *b*). Quando os calcanhares tocarem levemente o chão, reverta o movimento, trazendo os joelhos de volta sobre os quadris. Para tornar este exercício mais desafiador, basta estender as pernas ao mesmo tempo que as abaixa em direção ao chão. Basicamente, quanto mais você estender as pernas, mais difícil será o exercício. Tome cuidado para não deixar a lombar perder o contato com o chão em nenhum momento.

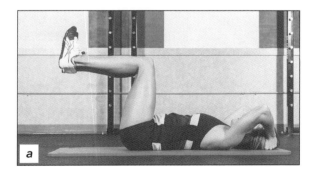
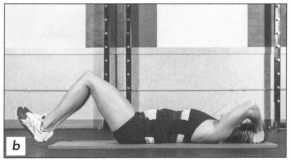

Combinações com peso corporal

Como discutido no Capítulo 5, a combinação é um programa que une múltiplos movimentos da musculação para criar um exercício. A seguir, estão combinações do treino metabólico que combinam vários dos exercícios de peso corporal de forma suave e contínua.

Burpee ▪ Pulo do sapo

Essa combinação une dois movimentos dinâmicos em um exercício completo. Os exercícios formam uma sequência suave, pois a posição final de um é a posição perfeita para iniciar o outro, e vice-versa.

1 BURPEE

Com os pés um pouco mais afastados do que a largura dos ombros, fique em pé, com os braços nas laterais (Figura *a*). Flexione os joelhos, agache-se (Figura *b*) e salte, levando as pernas para trás (Figura *c*), terminando em uma posição de prancha (Figura *d*). Certifique-se de que o corpo esteja formando uma linha reta e de que os quadris não fiquem pendendo em direção ao chão. Salte novamente (Figura *e*) e retorne à posição em pé, para completar a repetição.

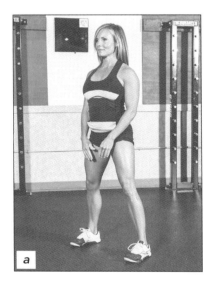

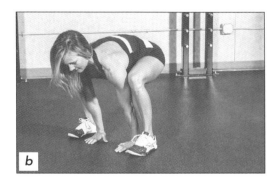
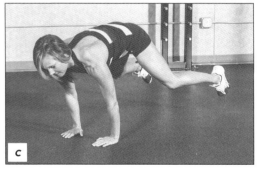
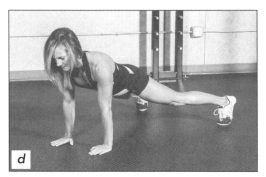
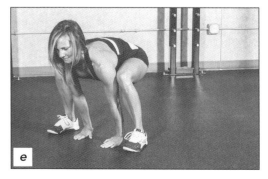

2 PULO DO SAPO

Com os joelhos flexionados a um ângulo de, aproximadamente, 20 graus, incline o tronco para a frente, flexionando os quadris, de forma que as costas fiquem paralelas ao chão e os dedos encostem no chão, entre as pernas (Figura *f*). Com a coluna reta, salte com um grande impulso, ao mesmo tempo que eleva o tronco (Figura *g*). Aterrisse o mais suavemente possível, e, depois, inicie o próximo *burpee*.

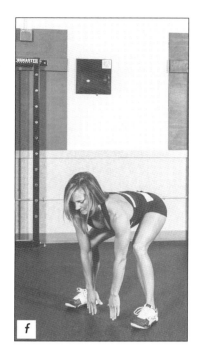
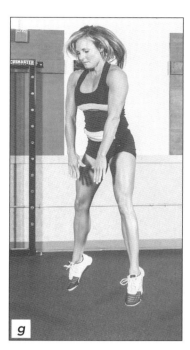

Agachamento com salto ▪ Descida em *burpee* ▪ Flexão dançando *break* ▪ Subida em *burpee*

Essa é uma combinação dinâmica com peso corporal que faz você descer e subir constantemente, o que exige coordenação e agilidade. Faça uma repetição de cada exercício antes de passar para o próximo. Depois, repita a sequência desde o início.

1 AGACHAMENTO COM SALTO

Fique em pé, com os pés afastados na largura dos ombros e as pontas dos pés voltadas levemente para fora, a um ângulo de cerca de 10 graus. Entrelace os dedos atrás da cabeça, com os cotovelos apontando para as laterais. Faça um agachamento, flexionando os joelhos, como se estivesse sentando (Figura *a*). Desça o máximo que puder sem arquear a lombar. Ao agachar, preste atenção para que os calcanhares não saiam do chão e os joelhos se mantenham afastados, apontando na mesma direção dos pés. Reverta o movimento, dando um rápido impulso para cima, estendendo as pernas, saltando no ar o mais alto que puder (Figura *b*). Aterrisse o mais leve e silenciosamente possível, voltando à posição de agachamento.

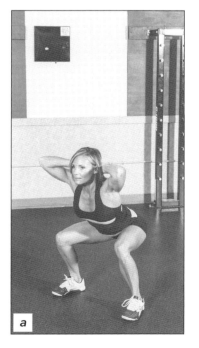
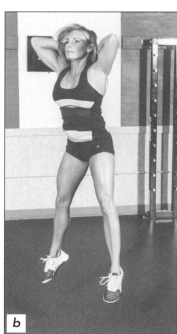

Treino com peso corporal

2 DESCIDA EM *BURPEE*

Com os pés um pouco mais afastados do que a largura dos ombros, fique em pé, com os braços nas laterais (Figura c). Flexione os joelhos e agache-se (Figura d). Salte, levando as pernas para trás (Figura e), terminando em uma posição de prancha, com o corpo formando uma linha reta (Figura f), sem deixar que os quadris pendam em direção ao chão.

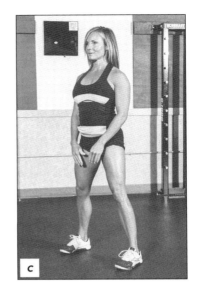

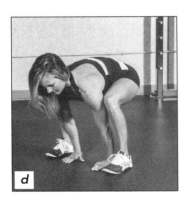
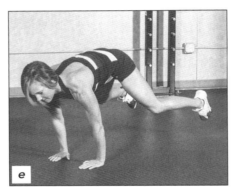
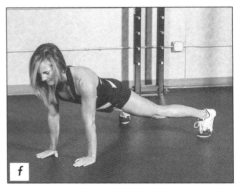

3 FLEXÃO DANÇANDO *BREAK*

Inicie em posição de prancha, com as mãos e os pés afastados na largura dos ombros. Realize uma flexão (Figura g) e, com os braços estendidos, gire o corpo todo para o lado esquerdo, trazendo o joelho direito até o cotovelo esquerdo, mantendo a mão esquerda diante do rosto (Figura h). Reverta o movimento, para, então, realizar outra flexão e repetir o exercício para o outro lado, trazendo o joelho esquerdo ao cotovelo direito. Depois, retorne à posição inicial de flexão.

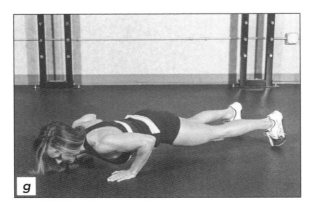
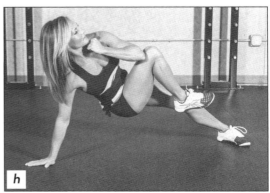

4 SUBIDA EM *BURPEE*

Em posição de flexão em prancha (Figura *i*), salte, mantendo as mãos apoiadas no chão, e fique em uma posição agachada (Figura *j*). Então, simplesmente, fique em pé.

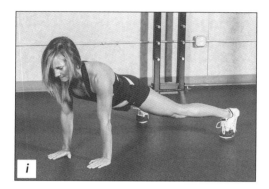
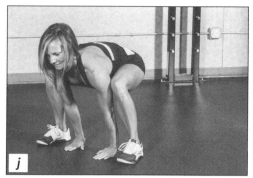

Pulo do sapo ▪ Descida em *burpee* ▪ Flexão com posição de mergulho ▪ Subida em *burpee*

Essa é uma ótima combinação se você gosta de fazer flexões, porque ela combina uma variação de flexão atrás da outra. Ela também trabalha intensamente os músculos dos quadris e do tronco.

1 PULO DO SAPO

Com os joelhos flexionados a um ângulo de, aproximadamente, 20 graus, incline o tronco para a frente, flexionando os quadris, de forma que as costas fiquem paralelas ao chão e os dedos encostem no chão entre as pernas (Figura *a*). Com a coluna reta, salte com um grande impulso, ao mesmo tempo que eleva o tronco (Figura *b*). Aterrisse o mais suavemente possível, voltando à posição inicial, e passe para o próximo exercício, a descida em *burpee*.

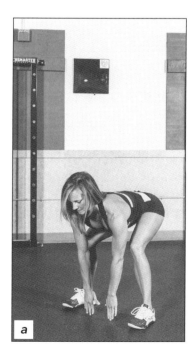
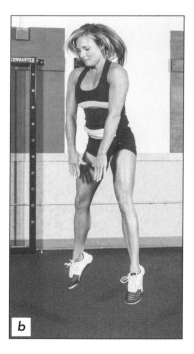

Treino com peso corporal

2 DESCIDA EM *BURPEE*

Com os pés um pouco mais afastados do que a largura dos ombros, fique em pé, com os braços nas laterais (Figura c). Flexione os joelhos e agache-se (Figura d). Salte, levando as pernas para trás (Figura e), terminando em uma posição de prancha (Figura f). Tome cuidado para que o corpo forme uma linha reta, sem deixar que os quadris pendam em direção ao chão.

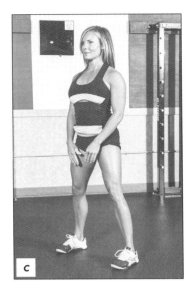

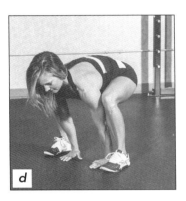
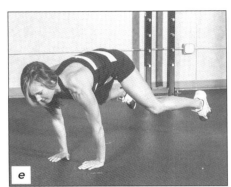
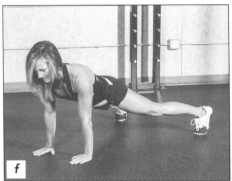

3 FLEXÃO COM POSIÇÃO DE MERGULHO

Inicie em posição de prancha, com as mãos e os pés afastados na largura dos ombros (Figura g) e realize uma flexão (Figura h). Em vez de empurrar o corpo de volta para cima da forma tradicional, flexione os joelhos e leve o corpo para trás, mantendo os quadris o mais baixos possível (Figura i). Reverta o movimento e realize outra flexão até o final para completar uma repetição.

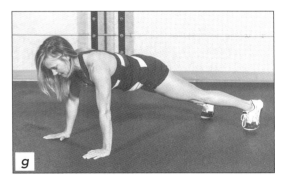
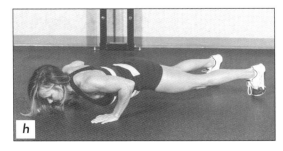
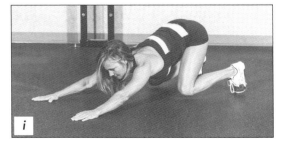

4 SUBIDA EM *BURPEE*

Em posição de prancha (Figura j), salte, mantendo as mãos apoiadas no chão, e fique em uma posição agachada (Figura k). Então, simplesmente, fique em pé.

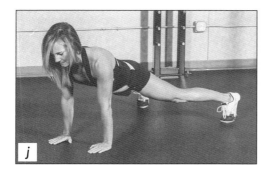
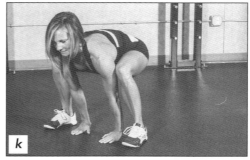

Complexos com peso corporal

Como vimos no Capítulo 6, um complexo de musculação é uma sequência de exercícios de musculação em que cada um é realizado em múltiplas repetições usando o mesmo equipamento. Nesse caso, o equipamento que você vai usar é o seu próprio corpo. Se você quer variar alguns exercícios clássicos de musculação, esses complexos metabólicos são exatamente do que você precisa!

Agachamento com salto ▪ Flexão de braços ▪ *Burpee* ▪ Puxada na barra

Faça 4 agachamentos com salto, depois, 3 flexões, depois, ainda, 2 *burpees*, e finalize com uma puxada na barra. Após realizar as repetições de cada exercício, repita toda a sequência desde o início.

1 AGACHAMENTO COM SALTO

Fique em pé, com os pés afastados na largura dos ombros e as pontas dos pés voltadas levemente para fora, a um ângulo de cerca de 10 graus. Entrelace os dedos atrás da cabeça, com os cotovelos apontando para as laterais. Faça um agachamento, flexionando os joelhos, como se estivesse sentando (Figura a). Desça o máximo que puder sem arquear a lombar. Preste atenção para que os calcanhares não saiam do chão e os joelhos se mantenham afastados, apontando na mesma direção dos pés. Reverta o movimento, dando um rápido impulso para cima, estendendo as pernas, saltando no ar o mais alto que puder (Figura b). Aterrisse o mais leve e silenciosamente possível, voltando à posição de agachamento.

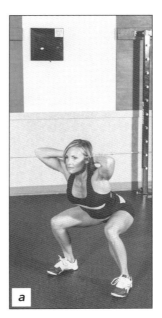
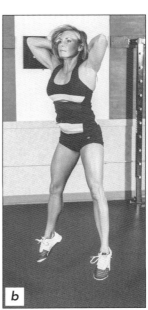

2 FLEXÃO DE BRAÇOS

Com as mãos no chão, um pouco mais afastadas do que a largura dos ombros, e os cotovelos estendidos (Figura c), realize uma flexão, abaixando o corpo e mantendo os cotovelos alinhados diretamente acima dos pulsos o tempo todo (Figura d). Assim que os cotovelos alcançarem um ângulo de quase 90 graus, reverta o movimento, impulsionando o corpo para cima, de modo que seus cotovelos fiquem estendidos novamente.

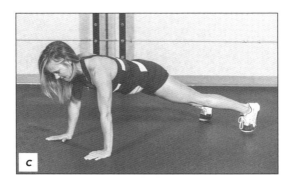
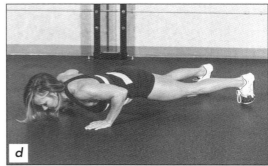

3 BURPEE

Com os pés um pouco mais afastados do que a largura dos ombros, fique em pé, com os braços nas laterais (Figura e). Flexione os joelhos, fazendo um agachamento (Figura f), e salte, levando as pernas para trás (Figura g), terminando em uma posição de prancha (Figura h). Certifique-se de que o corpo esteja formando uma linha reta, e de que os quadris não fiquem pendendo em direção ao chão. Salte novamente (Figura i) e retorne à posição em pé, para completar a repetição.

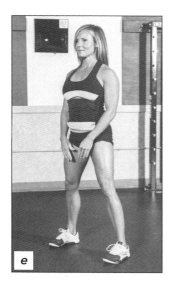
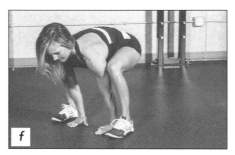
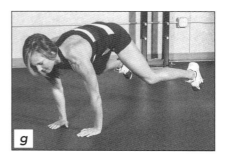
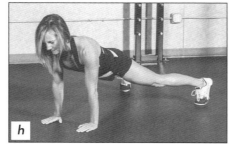
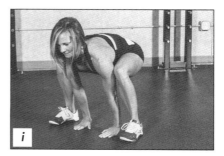

4 PUXADA NA BARRA

Pendure-se em uma barra, com pegada paralela supinada ou pegada ampla (Figura j). Puxe o corpo para cima, em direção à barra, com o máximo de força possível (Figura k). Abaixe o corpo de forma controlada, sem soltar o corpo nem permitir que ele balance.

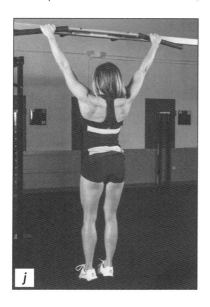
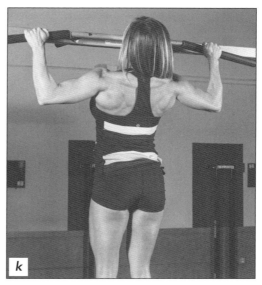

Passada para trás com braços elevados ▪ Descida em *burpee* ▪ Flexão dançando *break* ▪ Subida em *burpee* ▪ Pulo do sapo ▪ Puxada na barra

Realize 4 passadas para trás em cada perna (8, no total); em seguida, 3 flexões dançando *break*, depois, ainda, 2 pulos do sapo, e finalize com uma puxada na barra. Após realizar as repetições para cada exercício, repita a sequência desde o início.

1 PASSADA PARA TRÁS COM BRAÇOS ELEVADOS

Esta é uma ótima opção se você tem pouco espaço para treinar, uma vez que a mecânica é a mesma da passada à frente com braços elevados, mas você não se move pela sala e dá um passo para trás, em vez de à frente. Com os braços elevados acima da cabeça e os pés afastados na largura dos quadris, dê um passo para trás com um pé e abaixe o corpo, de forma que o joelho toque levemente o chão (Figura a). Reverta o movimento, levando o mesmo pé à frente, voltando à posição inicial (Figura b). Realize o movimento com a outra perna.

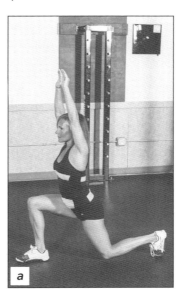
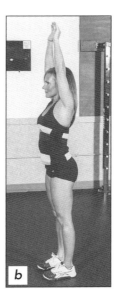

Treino com peso corporal

2 DESCIDA EM *BURPEE*

Com os pés um pouco mais afastados do que a largura dos ombros, fique em pé, com os braços ao longo do corpo (Figura *c*). Flexione os joelhos e agache-se (Figura *d*). Salte levando as pernas para trás (Figura *e*), terminando em uma posição de prancha, com o corpo formando uma linha reta (Figura *f*). Certifique-se de não deixar que os quadris pendam em direção ao chão.

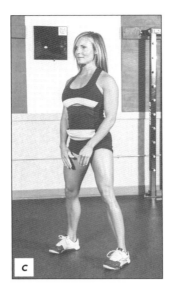
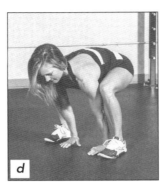
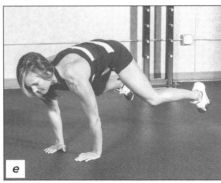
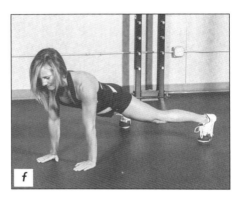

3 FLEXÃO DANÇANDO *BREAK*

Inicie em posição de prancha, com as mãos e os pés afastados na largura dos ombros. Realize uma flexão (Figura *g*) e, com os braços estendidos, gire o corpo todo para o lado esquerdo, trazendo o joelho direito até o cotovelo esquerdo, mantendo a mão esquerda diante do rosto (Figura *h*). Reverta o movimento, para, então, realizar outra flexão e repetir o exercício para o outro lado, trazendo o joelho esquerdo ao cotovelo direito. Volte à posição inicial.

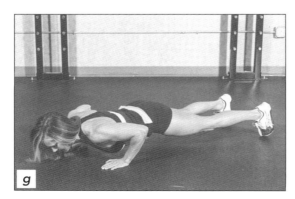
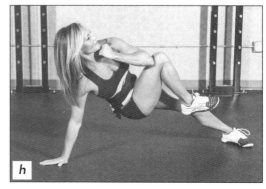

4 SUBIDA EM *BURPEE*

Em posição de prancha (Figura i), salte, mantendo as mãos apoiadas no chão, e fique em uma posição agachada (Figura j). Então, simplesmente, fique em pé.

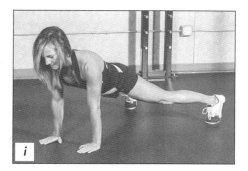
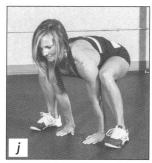

5 PULO DO SAPO

Com os joelhos flexionados a um ângulo de, aproximadamente, 20 graus, incline o tronco para a frente, flexionando os quadris, de forma que as costas fiquem paralelas ao chão e os dedos encostem no chão, entre as pernas (Figura k). Com a coluna reta, salte com um grande impulso, ao mesmo tempo que eleva o tronco (Figura l). Aterrisse o mais suavemente possível, voltando à posição inicial, e passe para o próximo exercício.

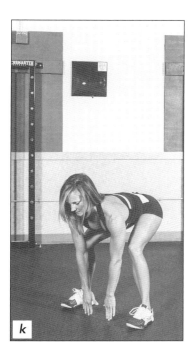
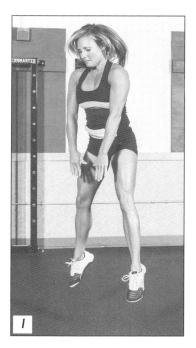

6 PUXADA NA BARRA

Pendure-se em uma barra usando uma pegada paralela supinada ou uma pegada ampla (Figura m). Puxe o corpo para cima, em direção à barra, com o máximo de força possível (Figura n), e, depois, baixe o corpo de forma controlada, sem soltar o corpo, nem permitir que ele balance.

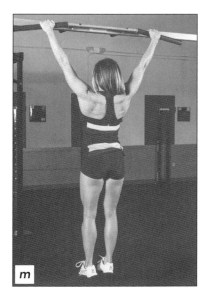
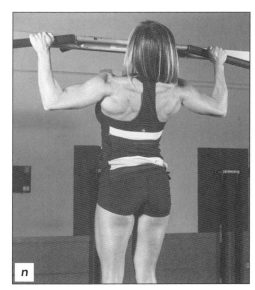

Remada composta com elástico de resistência ▪ Passada para trás com braços elevados ▪ Flexão com posição de mergulho ▪ Pulo do sapo

Esse complexo usa um elástico para que você possa realizar remadas compostas em vez de puxadas quando não tiver acesso a uma barra. Realize 5 remadas compostas; em seguida, 4 passadas para trás de cada lado (8 no total); depois, ainda, 3 flexões traseiras, e finalize com 2 pulos do sapo. Após fazer todas as repetições de cada exercício, repita a sequência desde o início.

1 REMADA COMPOSTA COM ELÁSTICO DE RESISTÊNCIA

Fique em pé, com os pés afastados na largura dos ombros e os joelhos levemente flexionados, voltado para um elástico preso, na altura do peito, a uma estrutura estável ou a um batente de porta (há elásticos próprios para isso). Segure um puxador em cada mão e incline o corpo para a frente, flexionando os quadris, elevando os braços acima da cabeça, em direção ao ponto de ancoragem do elástico (Figura a). Reverta esse movimento ao mesmo tempo que realiza uma remada. Finalize a remada, e, simultaneamente, fique em pé (Figura b). Lentamente, reverta o movimento, flexionando os quadris e elevando os braços, usando um bom ritmo e uma boa coordenação.

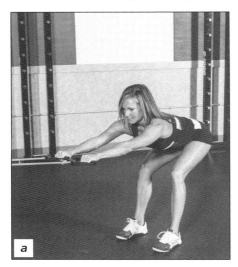
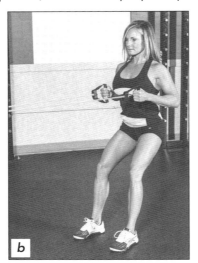

2 PASSADA PARA TRÁS COM BRAÇOS ELEVADOS

Esta é uma ótima opção se você tem pouco espaço para treinar, uma vez que a mecânica é a mesma da passada à frente com braços elevados, mas você não se move pela sala e dá um passo para trás, em vez de à frente. Com os braços elevados acima da cabeça e os pés afastados na largura dos quadris, dê um passo para trás com um pé e abaixe o corpo, de forma que o joelho toque levemente o chão (Figura c). Reverta o movimento, levando o mesmo pé à frente, voltando à posição inicial (Figura d). Realize o mesmo movimento com a outra perna.

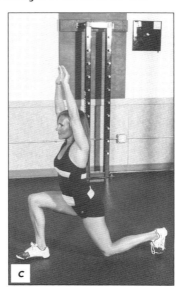
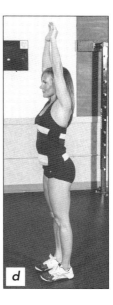

3 FLEXÃO COM POSIÇÃO DE MERGULHO

Inicie em posição de prancha, com as mãos e os pés afastados na largura dos ombros (Figura e), e realize uma flexão. Em vez de empurrar o corpo de volta para cima da forma tradicional, flexione os joelhos e leve o corpo para trás, mantendo os quadris o mais baixos possível (Figura f). Reverta o movimento e realize outra flexão até o final, para completar uma repetição (Figura g).

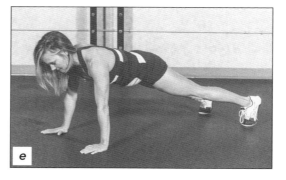

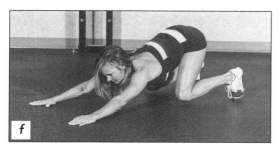

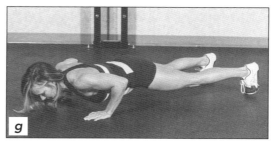

4 PULO DO SAPO

Com os joelhos flexionados a um ângulo de, aproximadamente, 20 graus, incline o tronco para a frente, flexionando os quadris, de forma que as costas fiquem paralelas ao chão e os dedos encostem no chão entre as pernas (Figura h). Com a coluna reta, salte com um grande impulso, ao mesmo tempo que eleva o tronco (Figura i). Aterrisse o mais suavemente possível, voltando à posição inicial, e repita o salto.

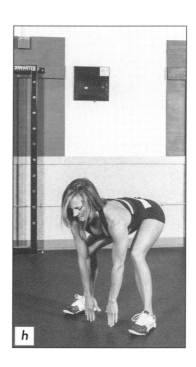

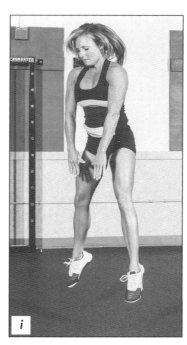

Engatinhar ▪ Agachamento com salto tesoura ▪ Flexão dançando *break* ▪ Subida em *burpee* ▪ Pulo do sapo

Faça 4 repetições de engatinhar, depois, 3 agachamentos com salto tesoura (6, no total), depois, 2 flexões dançando *break*, e finalize com 1 subida em *burpee* e 1 pulo do sapo.

1 ENGATINHAR

De joelhos, com as mãos no chão e os cotovelos estendidos (Figura *a*), caminhe com os braços o mais longe que puder, sem deixar a lombar se estender além da posição inicial (Figuras *b*, *c*). Reverta o movimento à posição inicial.

Se sentir alguma pressão na lombar, você ultrapassou o seu limite de força, então, reduza a amplitude do movimento, para realizar o exercício sem dor. Se sentir dor nos pulsos, faça desenrolamentos usando uma bola suíça, com os antebraços sobre a bola, rolando-a para longe do corpo e de volta.

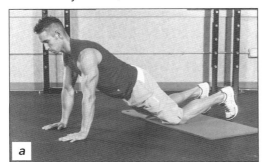

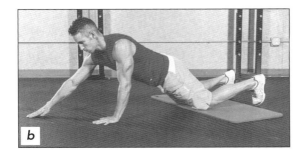

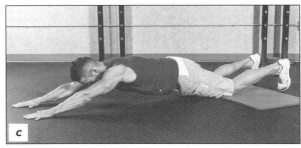

2 AGACHAMENTO COM SALTO TESOURA

Partindo de uma posição agachada, com os dedos entrelaçados atrás da cabeça (Figura *d*), salte, trocando as pernas com um movimento de tesoura (Figura *e*), aterrissando com a perna oposta à frente (Figura *f*). Repita o movimento. Aterrisse o mais leve e silenciosamente possível, usando cada aterrissagem para impulsionar o próximo salto.

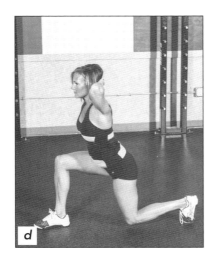

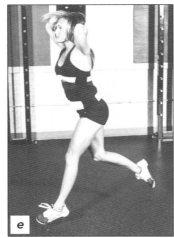

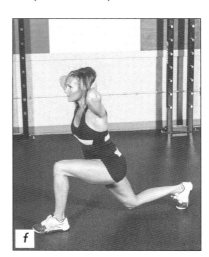

3 FLEXÃO DANÇANDO *BREAK*

Inicie em posição de prancha, com as mãos e os pés afastados na largura dos ombros. Realize uma flexão (Figura g) e, com os braços estendidos, gire o corpo todo para o lado esquerdo, trazendo o joelho direito até o cotovelo esquerdo, mantendo a mão esquerda diante do rosto (Figura h). Reverta o movimento, para, então, realizar outra flexão e repetir o exercício para o outro lado, trazendo o joelho esquerdo ao cotovelo direito. Volte à posição inicial.

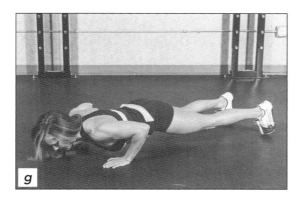
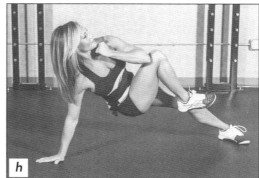

4 SUBIDA EM *BURPEE*

Em posição de prancha (Figura i), salte, mantendo as mãos apoiadas no chão, e fique em uma posição agachada (Figura j). Então, simplesmente, fique em pé.

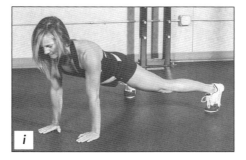
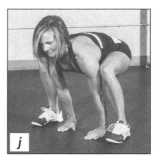

5 PULO DO SAPO

Com os joelhos flexionados a um ângulo de, aproximadamente, 20 graus, incline o tronco para a frente, flexionando os quadris, de forma que as costas fiquem paralelas ao chão e os dedos encostem no chão, entre as pernas (Figura k). Com a coluna reta, salte com um grande impulso, ao mesmo tempo que eleva o tronco (Figura l). Aterrisse o mais suavemente possível, voltando à posição inicial, e repita o salto.

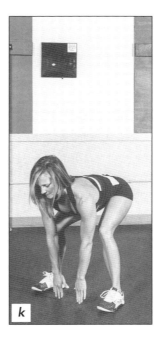
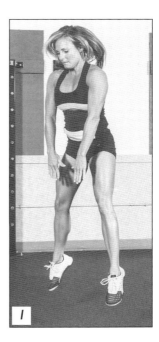

Passada e flexão de braços com elástico de resistência ▪ Rotação com elástico de resistência ▪ Remada unilateral com elástico de resistência e afundo

Usando um conjunto de elásticos, faça de 20 a 24 afundos e extensões (alternando as pernas a cada repetição), depois, de 20 a 24 rotações de cada lado, e finalmente de 20 a 24 remadas em semiagachamento de cada lado.

1 PASSADA E FLEXÃO DE BRAÇOS COM ELÁSTICO DE RESISTÊNCIA

Fique de costas para um elástico de resistência preso, na altura dos ombros, a uma estrutura estável ou a um batente de porta (muitos elásticos já vêm com as peças corretas para isso). Com os pés afastados na largura dos quadris, segure um puxador em cada mão, com os cotovelos nas laterais e os braços paralelos ao chão (Figura a). Dê um passo à frente, ao mesmo tempo que flexiona ambos os braços, inclinando-se um pouco para a frente (Figura b). Volte a perna à posição inicial, deixando que os braços retornem também. Repita o movimento, dando um passo com a outra perna.

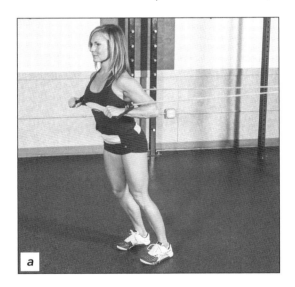
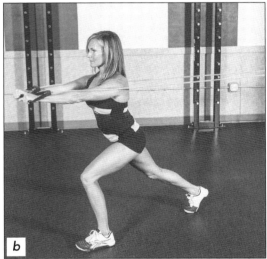

2 ROTAÇÃO COM ELÁSTICO DE RESISTÊNCIA

Fique em pé, com os pés afastados na largura dos ombros, com os puxadores de um elástico de resistência do seu lado direito na altura dos ombros; o elástico deve estar encaixado em uma estrutura estável ou dentro de um batente de porta (há elásticos próprios para isso). Segure os puxadores do seu lado direito, com os cotovelos levemente flexionados (Figura c), e puxe-os em direção ao lado oposto do corpo, até que os dois braços tenham ultrapassado o ombro esquerdo (Figura d). Mova os braços horizontalmente na direção oposta (em direção à origem do elástico), até que eles ultrapassem o ombro direito. A amplitude de movimento neste exercício é pequena, do mesmo comprimento dos ombros. Mantenha a coluna ereta e não deixe os quadris girarem – eles devem permanecer perpendiculares à origem do elástico. Faça todas as repetições de um lado antes de trocar para o outro.

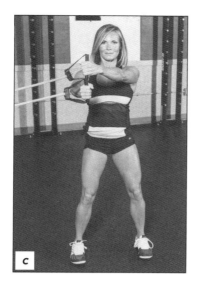
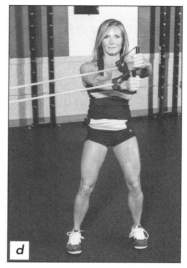

3 REMADA UNILATERAL COM ELÁSTICO DE RESISTÊNCIA E AFUNDO

Fique em pé, voltado para um elástico de resistência preso, na altura do peito, a uma estrutura estável ou a um batente de porta (muitos elásticos já vêm com as peças corretas para isso). Segure os dois puxadores com a mão esquerda e distribua seu peso, com o pé esquerdo atrás do direito. Abaixe o corpo em direção ao chão, para realizar um afundo (Figura e). Ao mesmo tempo que levanta do afundo, realize uma remada unilateral (Figura f). Quando realizar o agachamento na próxima repetição, reverta o movimento de remada para completar uma repetição. Faça todas as repetições de um lado antes de inverter a posição das pernas e repetir com o outro braço.

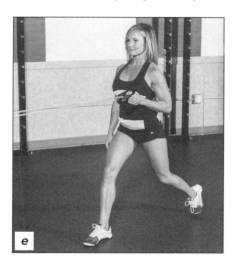
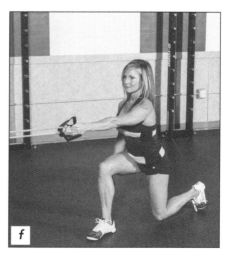

Treino com peso corporal

Remada unilateral com elástico de resistência e passada para trás ▪ Rotação com elástico de resistência ▪ Flexão de braço unilateral com elástico de resistência

Esse complexo envolve realizar todas as repetições usando o mesmo lado. Faça de 15 a 20 remadas com afundo usando o braço esquerdo, depois, de 15 a 20 rotações da direita para a esquerda, e finalize com 15 a 20 flexões unilaterais com elástico de resistência, fazendo uso do braço esquerdo. Posteriormente, repita o complexo usando o lado direito.

1 REMADA UNILATERAL COM ELÁSTICO DE RESISTÊNCIA E PASSADA PARA TRÁS

Fique em pé, com os pés afastados na largura dos quadris, voltado para um elástico de resistência preso, na altura do peito, a uma estrutura estável ou a um batente de porta (muitos elásticos já vêm com as peças corretas para isso). Segure os dois puxadores com a mão esquerda e dê um passo para trás com a perna esquerda, deixando o joelho tocar levemente o chão, realizando um afundo com os joelhos flexionados a 90 graus (Figura a). Ao voltar do movimento e trazer o pé esquerdo paralelamente ao direito, realize uma remada puxando o braço esquerdo na lateral do corpo, de forma que o pulso fique junto das costelas (Figura b). Ao reverter o movimento de remada e estender o braço, dê um passo para trás com a perna esquerda novamente.

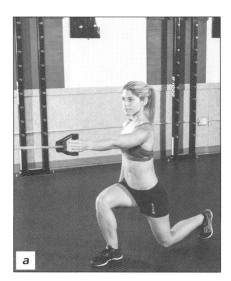
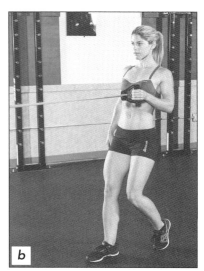

2 ROTAÇÃO COM ELÁSTICO DE RESISTÊNCIA

Fique em pé, com os pés afastados na largura dos ombros, com os puxadores de um elástico de resistência do seu lado direito na altura dos ombros; o elástico deve estar encaixado em uma estrutura estável ou dentro de um batente de porta (há elásticos próprios para isso). Segure os puxadores do seu lado direito, com os cotovelos levemente flexionados (Figura c), e puxe-os em direção ao lado oposto do corpo até que os dois braços tenham ultrapassado o ombro esquerdo (Figura d). Mova os braços horizontalmente na direção oposta (em direção à origem do elástico), até que eles ultrapassem o ombro direito. A amplitude de movimento neste exercício é pequena, do mesmo comprimento dos ombros. Mantenha a coluna ereta e não deixe os quadris girarem – eles devem permanecer perpendiculares à origem do elástico.

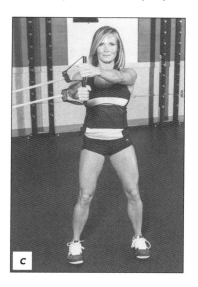
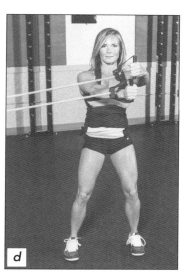

3 FLEXÃO DE BRAÇO UNILATERAL COM ELÁSTICO DE RESISTÊNCIA

Fique de costas para um elástico de resistência preso, na altura dos ombros, a uma estrutura estável ou a um batente de porta (há elásticos próprios para isso). Distribuindo seu peso, com a perna direita à frente, segure os dois puxadores com a mão esquerda (Figura e). Não gire o tronco e estenda o braço à sua frente (Figura f). Devagar, retorne o braço para completar uma repetição. Faça todas as repetições de um lado, então, inverta a posição das pernas e repita com o outro braço.

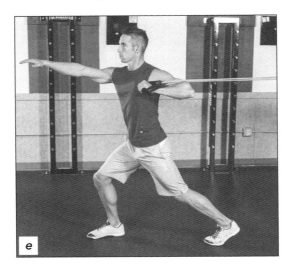
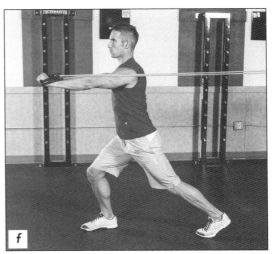

O que é necessário você se lembrar deste capítulo é: "Não tem academia? Não tem equipamento? Não tem problema!". Você agora tem uma grande variedade de novos, divertidos e desafiadores exercícios com peso corporal, que garantem que você desenvolva um tronco duro como pedra, membros superiores mais fortes, pernas e glúteos poderosos e um corpo saudável e incansável. Espere para ver como alguns desses programas de peso corporal foram reunidos nos programas de treinamento oferecidos no Capítulo 9. Com esses programas, você verá como desenvolver um treino de primeira linha para perder gordura num piscar de olhos – em qualquer lugar!

capítulo

8

Aquecimento e volta à calma para perda de gordura

Este capítulo abrange as técnicas de aquecimento e os conceitos de volta à calma que você deve usar para iniciar e encerrar seus treinos metabólicos de musculação. Embora o título deste capítulo seja *Aquecimento e volta à calma para perda de gordura*, isso, de jeito nenhum, concede a essas técnicas poderes mágicos de "queimar" gordura. As aplicações desses aquecimentos e volta à calma não são, por si só, um método eficaz para ajudar o seu corpo a metabolizar mais gordura e manter a massa muscular. Na verdade, elas estão mais para técnicas que podem aumentar a produtividade dos seus esforços no treino metabólico e oferecer benefícios exclusivos de flexibilidade e de saúde que podem tornar suas sessões de treinamento mais completas.

AQUECIMENTO

Pelo treino ser bem dinâmico, o aquecimento precisa preparar o corpo para o que vem a seguir, fazendo movimentos dinâmicos com uma intensidade menor. Embora um alongamento faça você se sentir bem e uma corrida faça seu coração bater mais rápido, esses métodos não preparam o cérebro nem o corpo para todas as exigências dos treinos.

Um aquecimento dinâmico é uma etapa de transição entre a atividade normal e uma atividade mais atlética. Durante essa transição, você faz um pouco de musculação de baixa intensidade para ativar alguns dos músculos mais importantes do tronco (glúteos, costas e abdominais), que, muitas vezes, não são usados ao longo do dia, enquanto você está sentado em casa ou no trabalho. Você também realiza movimentos que melhoram a mobilidade geral. Esses movimentos ajudam a descer mais no agachamento, fazer um *stiff* com as costas retas e fazer levantamentos com mais conforto e menos restrição. Além disso, você faz alguns exercícios de flexibilidade e coordenação que não só aumentam seus batimentos cardíacos, mas, também, preparam seu corpo todo para os exercícios completos, mais atléticos, que estão por vir.

As sequências de aquecimento a seguir foram testadas na prática, para garantir que seu cérebro e seu corpo estejam prontos para qualquer coisa! Elas trabalham o corpo todo e podem ser realizadas em qualquer lugar, porque usam pouco ou nenhum equipamento e precisam de pouco espaço. Além disso, cada aquecimento não leva mais que 10 minutos. Se você não está disposto a tirar 10 minutos para fazer algo que o ajuda a se mover e se sentir melhor e torna seus treinos mais produtivos, talvez você não esteja tão dedicado a obter resultados quanto pensa.

Aquecimento dinâmico

Os exercícios desse aquecimento dinâmico vão ajudá-lo a ganhar e manter mobilidade e agilidade. Isso vai preparar você para focar os treinos metabólicos para manter a massa muscular, ao mesmo tempo que acelera o metabolismo para "queimar" a gordura corporal indesejada.

Faça os quatro exercícios seguintes um atrás do outro, como um circuito. Repita o circuito por duas a três voltas, descansando não mais do que 30 segundos entre elas.

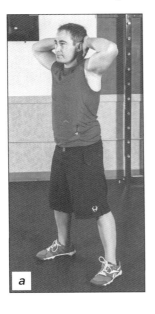
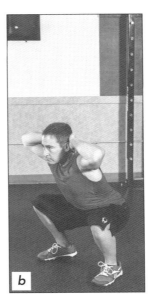

1 AGACHAMENTO

Fique em pé, com os pés afastados na largura dos ombros e as pontas dos pés voltadas levemente para fora, a um ângulo de cerca de 10 graus (Figura a). Entrelace os dedos atrás da cabeça, com os cotovelos apontando para as laterais. Faça um agachamento flexionando os joelhos, como se estivesse sentando (Figura b). Desça o máximo que puder sem arquear a lombar. Preste atenção para que os calcanhares não saiam do chão e os joelhos se mantenham afastados, apontando na mesma direção dos pés. Faça de 15 a 20 repetições.

2 FLEXÃO DE BRAÇOS

Com as mãos no chão, um pouco mais afastadas do que a largura dos ombros, e os cotovelos estendidos (Figura c), abaixe o corpo em direção ao chão e mantendo os cotovelos diretamente acima dos punhos o tempo todo (Figura d). Assim que os cotovelos alcançarem um ângulo de quase 90 graus, reverta o movimento, impulsionando o corpo para cima de modo que seus cotovelos fiquem estendidos novamente. Faça de 6 a 12 repetições.

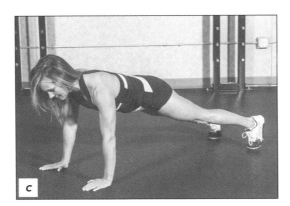
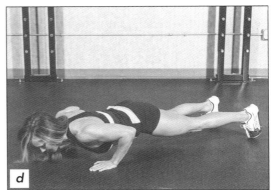

3 FLEXÃO EM T

Fique em posição de prancha, com os punhos diretamente alinhados com os ombros e os pés afastados na largura dos ombros (Figura e). Gire o corpo todo, movendo os quadris e os ombros ao mesmo tempo, levando o braço que está em cima em direção ao teto (Figura f). Gire o corpo de volta à posição inicial e repita para o outro lado. Faça de 6 a 8 repetições de cada lado.

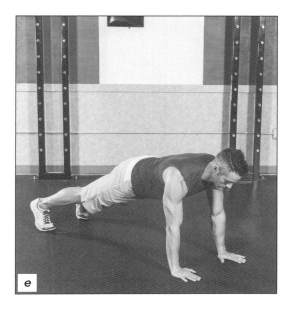
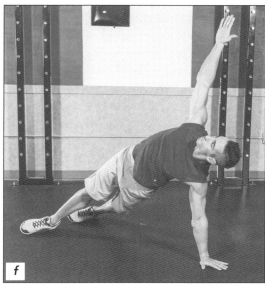

4 PASSADA COM FLEXÃO DE TRONCO

Fique em pé, com os pés unidos (Figura g). Dê um passo à frente, mantendo a perna que está atrás reta e o joelho da perna que está à frente, ligeiramente flexionado. Ao dar o passo, incline o tronco para a frente, elevando os braços à sua frente, na altura da cintura, mantendo as costas retas (Figura h). Dê um passo para trás, voltando à posição inicial, e repita com a outra perna. Faça de 6 a 8 repetições de cada lado.

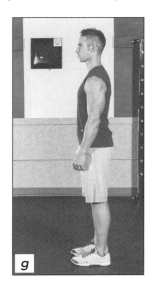
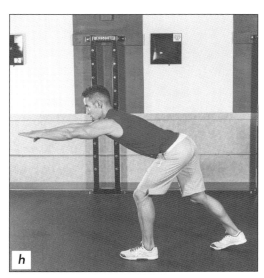

Depois de ter completado de duas a três voltas dos quatro exercícios descritos anteriormente, realize os três exercícios seguintes um atrás do outro, como um circuito, e repita de uma a duas voltas, descansando não mais do que 30 segundos entre elas.

1 PULO DO SAPO

Com os joelhos flexionados a um ângulo de, aproximadamente, 20 graus, incline o tronco para a frente, flexionando os quadris, de forma que as costas fiquem paralelas ao chão e os dedos encostem no chão entre as pernas (Figura a). Com a coluna reta, salte com um grande impulso, ao mesmo tempo que eleva o tronco (Figura b). Aterrisse o mais suavemente possível na posição inicial e repita o salto. Faça de 3 a 5 repetições.

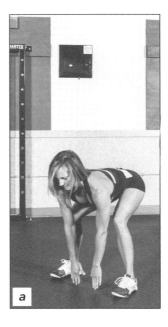
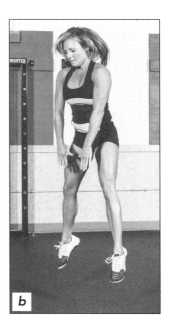

2 AFUNDO COM OS BRAÇOS ELEVADOS

Fique em pé, com os pés unidos (Figura c). Dê um passo para trás com um pé e abaixe o corpo em uma posição de afundo, ao mesmo tempo que eleva ambos os braços acima da cabeça, inclinando o tronco levemente para trás (Figura d). Volte a ficar em pé com os pés unidos e repita, dando um passo atrás com a outra perna. Faça de 3 a 5 repetições.

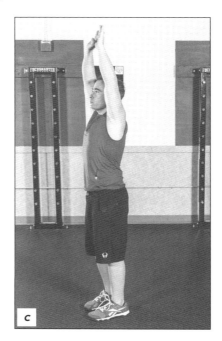
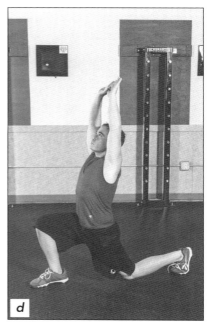

3 ROTAÇÃO DE BRAÇO

Fique em pé e estenda os braços à frente, na altura dos ombros (Figura e). Rapidamente, gire o tronco para um lado, levando os quadris e os joelhos para trás (Figura f). Volte à posição inicial e repita o movimento para o outro lado. Mantenha o movimento rápido e dinâmico. Realize de 5 a 8 repetições de cada lado.

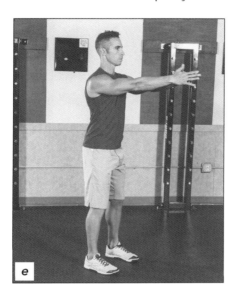
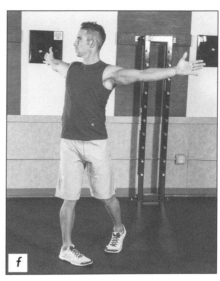

Aquecimento com bola suíça

Essa é uma ótima sequência de aquecimento, se você deseja enfatizar a musculatura do tronco, a qual, como vimos, abrange todos os músculos da região, não só os abdominais. Essa sequência de aquecimento não só é uma ótima maneira de ativar toda a musculatura do tronco, como também é fácil de memorizar e oferece uma transição suave entre cada exercício.

Você vai usar uma bola suíça de 55 a 65 centímetros de diâmetro para este aquecimento. Realize os quatro exercícios, a seguir, um atrás do outro, como um circuito, e repita de duas a três voltas, descansando não mais do que 30 segundos entre cada uma.

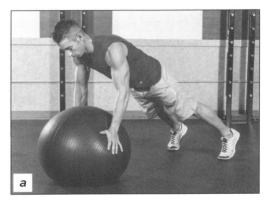

1 FLEXÃO COM BOLA SUÍÇA

Fique em posição de prancha, com as mãos sobre uma bola suíça, os dedos apontando para baixo, em direção ao chão (Figura a). Abaixe o corpo, mantendo as costas e o pescoço retos durante todo o exercício (Figura b). Faça de 5 a 10 repetições.

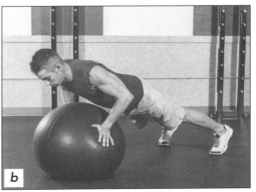

Aquecimento e volta à calma para perda de gordura

2 EXTENSÃO DE TRONCO EM Y NA BOLA SUÍÇA

Apoie o peito sobre a bola, com os joelhos flexionados e o tronco paralelo ao chão, com os braços pendendo dos ombros (Figura c). Eleve os braços até a altura dos ombros, com os polegares apontados para o teto (Figura d). Faça de 10 a 15 repetições.

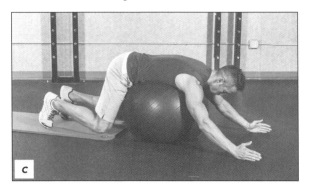

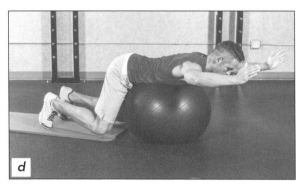

3 PONTE COM BOLA SUÍÇA

Fique em posição de prancha, com as mãos no chão e as pernas apoiadas sobre uma bola suíça (Figura e). Puxe os joelhos em direção ao corpo (Figura f) e estenda-os de volta, controladamente. Faça de 10 a 15 repetições.

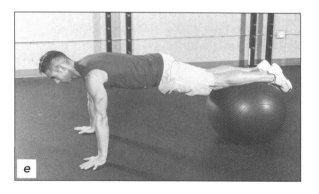

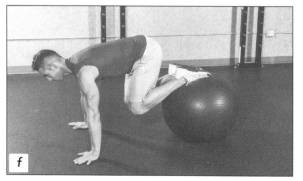

4 EXTENSÃO DOS QUADRIS E FLEXÃO DE PERNAS COM BOLA SUÍÇA

Deite-se de costas, com os calcanhares apoiados sobre uma bola suíça (Figura g). Eleve os quadris, ao mesmo tempo que flexiona os joelhos e puxa a bola em direção ao corpo (Figuras h, i). Lentamente, reverta o movimento. Faça de 10 a 15 repetições.

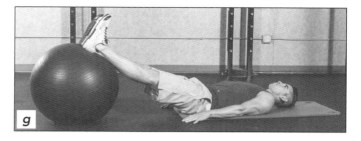

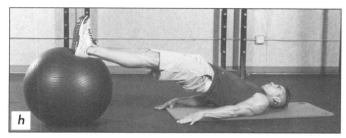
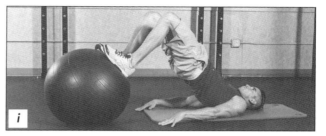

Depois de completar de duas a três voltas dos quatro exercícios descritos, realize os três exercícios, a seguir, um atrás do outro, como um circuito, repetindo de uma a duas voltas, descansando não mais do que 30 segundos entre elas.

1 PASSADA LATERAL COM FLEXÃO LATERAL DE TRONCO

Fique em pé, com os braços descansando nas laterais (Figura a). Dê um passo para o lado e abaixe o corpo em uma passada lateral, ao mesmo tempo que estende o braço em direção ao lado do joelho que está flexionado (Figura b). A outra mão deve ficar sobre o pé da perna que está flexionada. Dê um passo de volta à posição inicial e repita do outro lado. Faça de 3 a 5 repetições de cada lado.

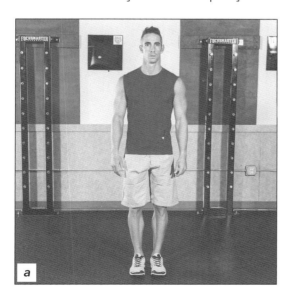
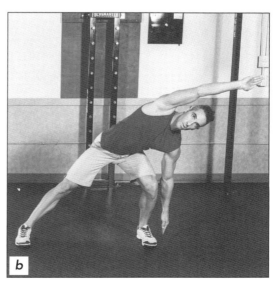

2 POLICHINELO

Fique em pé, com os pés unidos e os braços nas laterais do corpo (Figura c). Ao elevar os braços acima da cabeça, salte o suficiente para afastar as pernas (Figura d). Sem pausar, rapidamente reverta o movimento. Faça de 15 a 20 repetições.

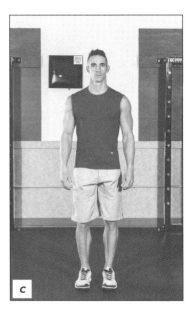
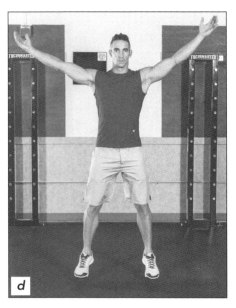

3 POLICHINELO CRUZADO

Fique em pé, com os pés mais afastados do que a largura dos quadris, e os braços abertos e estendidos para os lados, na altura dos ombros (Figura e). Ao cruzar os braços na frente do peito, salte o suficiente para cruzar as pernas (Figura f). Sem pausar, reverta o movimento rapidamente e volte à posição inicial. Repita, invertendo as posições dos braços e das pernas. Faça de 15 a 20 repetições.

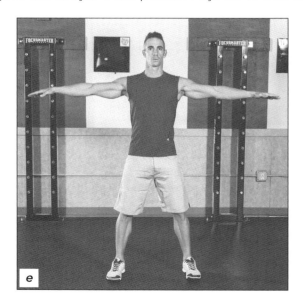
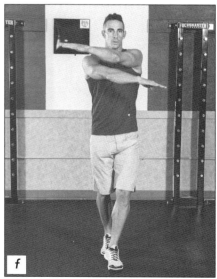

Aquecimento com elástico de resistência

Semelhante ao aquecimento com bola suíça, o aquecimento com elástico de resistência é fácil de memorizar, porque oferece uma transição suave de um exercício para o outro. Além disso, você consegue render muito em pouco tempo, porque esse aquecimento trabalha o seu corpo todo, abrangendo todos os padrões básicos de movimento a partir da posição em pé.

Um elástico de carga mediana é usado nesse aquecimento. O elástico deve ser leve o suficiente para permitir que você complete todas as repetições indicadas, mantendo um bom controle, e, ao mesmo tempo, criar resistência suficiente para que o aquecimento seja eficaz.

Faça os quatro exercícios, a seguir, um atrás do outro, como um circuito, e repita por duas a três voltas, descansando não mais do que 30 segundos entre cada volta.

1 REMADA ALTERNADA COM ELÁSTICO DE RESISTÊNCIA

Fique em pé, voltado para o ponto de ancoragem do elástico, com os joelhos levemente flexionados, segurando um puxador em cada mão (Figura a). Realize uma remada com um braço de cada vez, em um movimento alternado, cíclico (Figura b). Mantenha um ritmo rápido, mas controlado. Faça de 20 a 30 repetições de cada lado (ou seja, de 20 a 30 repetições com a perna direita à frente e mais 20 a 30 repetições com a perna esquerda à frente).

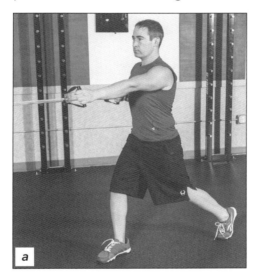
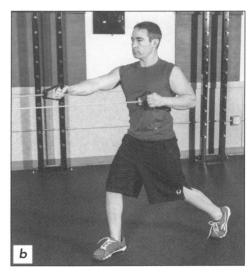

2 ROTAÇÃO COM ELÁSTICO DE RESISTÊNCIA

Fique em pé, com os pés afastados na largura dos ombros, com os puxadores de um elástico de resistência do seu lado direito também na altura dos ombros; o elástico deve estar encaixado em uma estrutura estável ou dentro de um batente de porta (muitos elásticos já vêm com as peças corretas para isso). Segure os puxadores do seu lado direito, com os cotovelos levemente flexionados (Figura c), e puxe-os em direção ao lado oposto do corpo, até que os dois braços tenham ultrapassado o ombro esquerdo (Figura d).

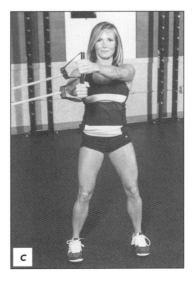
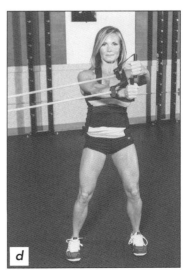

Mova os braços horizontalmente na direção oposta (em direção à origem do elástico), até que eles ultrapassem o ombro direito. A amplitude de movimento neste exercício é pequena, do mesmo comprimento dos ombros. Mantenha a coluna ereta e não deixe os quadris girarem – eles devem permanecer perpendiculares à origem do elástico. Faça de 10 a 15 repetições de cada lado.

3 PASSADA E FLEXÃO DE BRAÇOS COM ELÁSTICO DE RESISTÊNCIA

Fique de costas para o ponto de ancoragem do elástico (Figura e). Dê um passo à frente (passada) ao mesmo tempo que realiza uma flexão com ambos os braços (Figura f). Reverta o movimento e dê um passo à frente com a outra perna, realizando outra extensão. Faça de 20 a 24 repetições totais.

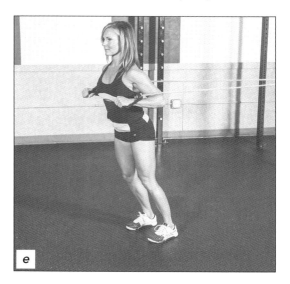
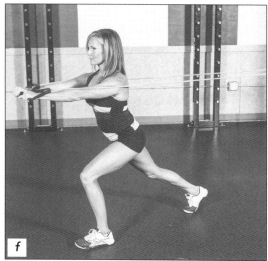

4 AGACHAMENTO

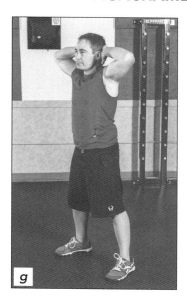
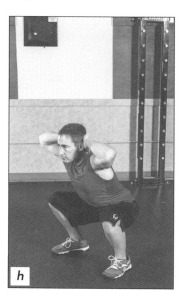

Fique em pé, com os pés afastados na largura dos ombros e as pontas dos pés voltadas levemente para fora, a um ângulo de cerca de 10 graus. Entrelace os dedos atrás da cabeça, com os cotovelos apontando para as laterais (Figura g). Faça um agachamento, flexionando os joelhos, como se estivesse sentando (Figura h). Desça o máximo que puder, sem arquear a lombar. Preste atenção para que os calcanhares não saiam do chão e os joelhos se mantenham afastados, apontando na mesma direção dos pés. Faça de 15 a 20 repetições.

Depois de ter completado de duas a três voltas dos quatro exercícios descritos, execute os três exercícios, a seguir, um atrás do outro, como um circuito, e repita por uma a duas voltas, descansando não mais do que 30 segundos entre cada uma.

1 ROTAÇÃO DE TRONCO

Deite-se do seu lado esquerdo, com os joelhos flexionados a um ângulo de 90 graus, e estenda ambos os braços à sua frente, com as palmas das mãos voltadas uma para a outra (Figura *a*). Mantendo o braço esquerdo e ambas as pernas na mesma posição, gire o tronco para a direita o máximo que puder, até que a mão e o ombro direitos estejam no chão (Figuras *b*, *c*). Permaneça durante 2 segundos e volte à posição inicial. Faça de 5 a 10 repetições de cada lado.

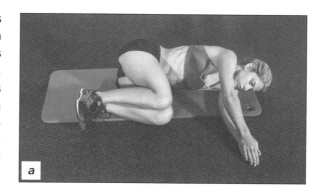

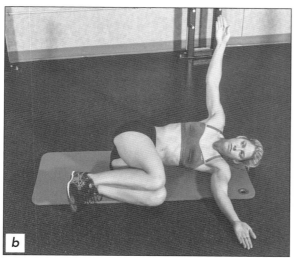

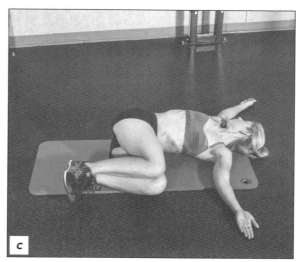

2 YOGA-PLEX

Inicie em posição de prancha e leve os quadris para trás, em direção ao teto, de forma que o corpo forme um triângulo, com os quadris no vértice mais alto (Figuras *d*, *e*). Na ioga, a posição é chamada de *postura do cachorro olhando para baixo*. Na posição, as palmas das mãos ficam plantadas no chão e os calcanhares são levemente empurrados em direção ao chão. Não tente forçar os calcanhares para o chão; basta manter uma posição que alongue a parte posterior da perna. Lentamente, leve o pé esquerdo entre as mãos (Figura *f*) e gire o tronco para a esquerda ao mesmo tempo que eleva o braço esquerdo em direção ao teto (Figura *g*). Reverta para a postura do cachorro olhando para baixo. Repita do lado oposto. Faça de 3 a 5 repetições de cada lado.

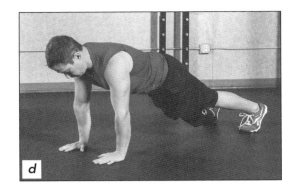
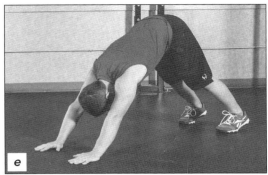
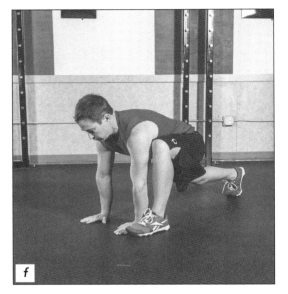
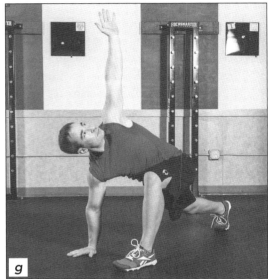

3 PULINHOS

Fique em pé, com os pés afastados na largura dos quadris, os cotovelos flexionados, com os dedos das mãos apontando em direção ao teto (Figura h). Pule no mesmo lugar o mais rápido que puder, mantendo os joelhos relaxados e usando os braços para ajudar a impulsionar cada pulo (Figura i). Faça de 15 a 20 repetições.

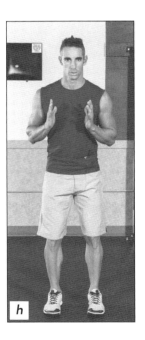
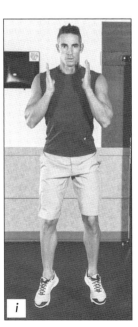

VOLTA À CALMA

Enquanto um aquecimento dinâmico é uma fase de transição entre a atividade normal e a atividade atlética, uma volta à calma é exatamente o contrário – uma fase de transição entre a atividade mais intensa e a atividade normal. Muitos praticantes gostam de simplesmente fazer algum exercício aeróbio leve durante 10 a 20 minutos como volta à calma, e não há problema nenhum nisso. Porém, para muitas pessoas, isso pode não ser o suficiente para ajudar a relaxar depois de um treino intenso como os que serão mostrados no próximo capítulo.

Um dos métodos que eu recomendo é fazer uma automassagem com um rolo de espuma, com uma *medicine ball* de borracha ou com uma bola de tênis (para áreas menores, mais direcionadas). Técnicas de automassagem parecem criar um relaxamento neuromuscular nas áreas que você está massageando, o que pode ajudar as áreas relacionadas a relaxar também, porque o seu corpo é uma unidade interconectada.

Independentemente dos motivos que fazem da automassagem uma ótima ferramenta para ajudar a aumentar a amplitude de movimento e fazer as pessoas se sentirem melhores depois, não há dúvidas de que técnicas como as que serão apresentadas neste capítulo realmente fazem você se sentir melhor, e é exatamente para isso que eu as recomendo.

Antes de listarmos as áreas do corpo em que você pode usar a automassagem, precisamos ver algumas orientações:

- Massageie o grupo muscular no sentido do comprimento (para cima e para baixo) de 15 a 20 vezes. Se preferir contar por tempo, massageie durante 30 a 40 segundos.
- Inicie colocando a bola ou o rolo no meio da área que você vai massagear, e parta daí.
- Começando da área central, massageie toda a área do músculo.
- Sentir uma certa sensibilidade (um leve desconforto) é normal, mas evite áreas dolorosas.
- Aplique apenas o nível de pressão que permite que você continue relaxado e mantenha um ritmo de respiração normal.
- Não massageie áreas lesionadas ou inflamadas (como áreas que sofrem de tendinite).

Veja, a seguir, uma descrição de como usar a automassagem em diversas regiões do corpo.

Pés

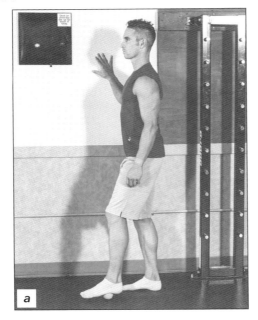

Posicione a maior parte do seu peso sobre uma perna, enquanto rola uma bola de tênis na direção do comprimento da sola do outro pé. Se necessário, você pode se segurar em alguma coisa para manter o equilíbrio. Veja o exemplo da Figura *a*.

Panturrilhas

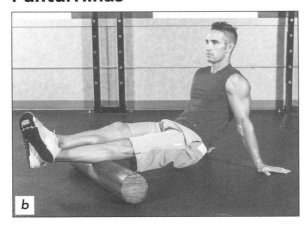

Sente-se com as pernas estendidas, a perna direita cruzada sobre a esquerda. Com um rolo de espuma debaixo do meio da panturrilha esquerda, erga levemente os quadris do chão e use os braços para mover o corpo sobre o rolo, e a perna de cima (a direita) para criar um pouco de pressão. Finalize todas as repetições de rolagem em uma panturrilha antes de trocar para a outra. Veja o exemplo da Figura *b*.

Costas

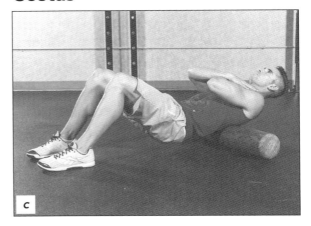

Deite-se de costas sobre um rolo de espuma, de forma que ele fique posicionado sob a região central das costas. Cruze os braços sobre o peito. Erga os quadris do chão e use as pernas para mover o rolo para cima e para baixo sob as costas (coluna torácica). Veja o exemplo da Figura *c*.

Latíssimo do dorso

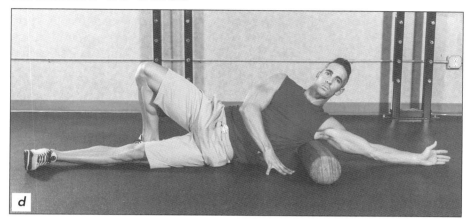

Deite-se de lado, com o músculo latíssimo do dorso esquerdo apoiado sobre o rolo e o braço esquerdo elevado na linha da orelha. Role para cima e para baixo na direção do comprimento do músculo, e, depois, repita do outro lado. Veja o exemplo da Figura d.

Quadríceps

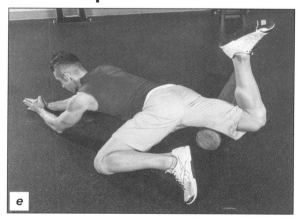

De barriga para baixo, apoie-se sobre os cotovelos, com a coxa direita apoiada sobre o rolo e o joelho esquerdo flexionado, afastado do corpo. Use os braços para mover a coxa direita para cima e para baixo sobre o rolo. Faça todas as repetições sobre a coxa direita antes de trocar de lado. Veja o exemplo da Figura e.

Glúteos

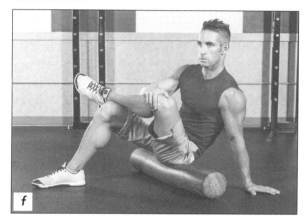

Sente-se sobre um rolo de espuma ou *medicine ball*, que deve estar logo abaixo do glúteo esquerdo. Cruze a perna esquerda sobre a direita. Role sobre toda a região do glúteo esquerdo, cobrindo toda a área. Depois de terminar todas as repetições do lado esquerdo, troque de lado, cruze as pernas do lado oposto, e role sobre o glúteo direito. Veja o exemplo da Figura f.

Peitorais e bíceps

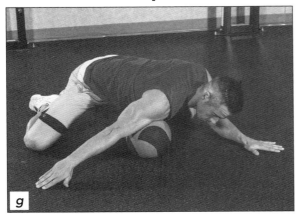

De joelhos, com as pernas afastadas, apoie o ombro direito sobre uma *medicine ball*, com o braço direito estendido na lateral e a mão esquerda servindo de suporte no chão. Role a bola horizontalmente no sentido da largura do braço direito, do bíceps até a área do peitoral. Depois de todas as repetições, troque para o lado esquerdo e repita. Veja o exemplo da Figura *g*.

Se você acha que alguma região do corpo que não foi mencionada neste capítulo ficaria melhor depois de uma automassagem, basta colocar uma bola de tênis na região e ser feliz. Porém, tenha em mente as orientações apresentadas anteriormente, especialmente a que diz respeito a evitar áreas inflamadas, porque rolar sobre elas pode causar uma irritação.

Outra vantagem das instruções de aquecimento e dos métodos de automassagem (volta à calma) apresentados neste capítulo é que você pode usá-los a qualquer hora do dia para ajudar o corpo a se sentir melhor e se mover melhor. Se você está viajando e quer apenas fazer um pouco de exercício, realizar algumas voltas de um dos programas de aquecimento apresentados neste capítulo certamente vai fazer você suar um pouco e se sentir revigorado. Os métodos de automassagem também podem ser usados ao longo do dia, seja em casa ou no escritório, para ajudá-lo a se sentir mais relaxado e solto. As técnicas de automassagem chegam bem perto de uma massagem de verdade, e você pode usá-las quando quiser, sem custo adicional.

capítulo

9

Programas de treinamento para perda de gordura

Até aqui, você aprendeu a realizar com segurança e eficácia uma grande variedade de exercícios e programas utilizados no treinamento de musculação metabólico, e tenho certeza de que você não vê a hora de começar a praticá-los. Agora é a hora de unir todos esses ótimos conceitos de exercícios em programas de treinamento prático que, quando combinados com os hábitos alimentares discutidos, vão ajudá-lo a desenvolver força e massa muscular, deixando-o em ótima forma enquanto você "torra" a gordura corporal.

Os programas de treinamento que você encontrará aqui foram pensados para ajudá-lo a aproveitar ao máximo o seu tempo na academia. Embora os programas permitam um bom tempo de descanso, você descobrirá que eles são empolgantes, pois têm um ritmo rápido e incorporam uma variedade de programas de exercício baseados nos três Cs. Como veremos, você tem diversos programas de exercício para escolher para ficar sempre interessado e se sentir constantemente desafiado.

PROGRAMAS DE TREINAMENTO PARA INICIANTES

Se você está apenas começando, ou se já faz algum tempo que fez algum treino de musculação, eu sugiro que faça o programa de treinamento da Tabela 9.1. Ou, caso se sinta mais confortável começando seu treinamento em casa, a Tabela 9.2 traz outro programa iniciante que usa apenas exercícios com peso corporal e elásticos.

Em qualquer treino iniciante, você deve treinar de 3 a 4 vezes por semana durante duas semanas, mas sem treinar mais do que 2 dias seguidos. Você vai realizar os exercícios *a* e *b* como séries pareadas, e completar todas as séries de *a* e *b* antes de seguir para a próxima série pareada. Enfoque a técnica de cada exercício, fazendo movimentos controlados em cada repetição. Use uma carga que permita um bom controle. Além disso, não faça nenhuma dessas séries à exaustão, o que significa que você deve usar uma carga que crie apenas uma leve fadiga muscular ao final de cada série. Por fim, antes de começar o seu treino, você deve fazer um aquecimento dinâmico, além de uma volta à calma ao final do treino (*vide* Capítulo 8).

Regras e recomendações para o treino

O seu objetivo número um em qualquer programa de condicionamento é evitar se machucar. E a melhor maneira de garantir a máxima segurança ao treinar é focalizar a técnica de levantamento e fazer movimentos controlados em todos os exercícios. Claro, esses programas de treinamento são intensos, mas fazer um treino intenso não é desculpa para descuidar da técnica. Veja, a seguir, alguns pontos-chave que você deve ter em mente antes de começar o treino.

Substitua exercícios equivalentes

Se você não consegue realizar um dado exercício usando a técnica descrita no livro, substitua por um exercício equivalente que você seja capaz de fazer de maneira controlada.

Se estiver seguindo um programa de treinamento que inclui um exercício que lhe causa dor, basta substituí-lo por outro que você consiga fazer sem dor. Vamos discutir isso com mais detalhes no próximo capítulo.

Descanse quando for necessário

Para os programas de treino iniciante e básico, faça os exercícios *a* e *b* como uma série conjugada (2 exercícios = 1 série), descansando pelo tempo que precisar, mas o mínimo que conseguir. Complete todas as séries da série conjugada antes de seguir para a próxima. Cada um dos programas de treinamento de musculação metabólico a seguir inclui recomendações específicas de descanso.

Caso precise descansar por mais tempo do que o indicado para completar as repetições mantendo um bom controle, descanse. Este programa enfatiza a qualidade dos movimentos, e não a quantidade!

Use cargas adequadas

As cargas mostradas nas fotos que acompanham cada exercício não são indicação da carga que você deve usar; elas servem apenas para demonstrar a técnica. Quando realizar exercícios em circuito, ou quando fizer os exercícios de encerramento (isolamento), que, geralmente, são colocados no final de cada programa, a carga que você usa será guiada pelo número de repetições indicado. Dessa maneira, se o programa de treinamento pede 3 séries de 8 a 10 repetições, você deve usar uma carga que permita que (a cada série) você se sinta desafiado com 8 repetições, mas não seja capaz de fazer mais de 10 repetições. Para conseguir isso, quando usar a mesma carga em cada série, pode ser que você precise realizar 10 repetições na primeira série, 9 repetições na segunda e 8 repetições na terceira e última série, para manter a faixa de repetições indicada e, também, acomodar a fadiga acumulada, que, inevitavelmente, aparece conforme o treino avança.

Se você prefere realizar o mesmo número de repetições em cada série, outra opção seria usar um peso cerca de 5% mais leve em cada série subsequente. Essa abordagem acomoda os 5%-10% de perda de força que normalmente ocorrem em cada série.[1]

Além disso, lembre-se de que quando você está praticando combinações ou complexos, a carga que você usa é orientada pelos exercícios ou movimentos que você tem mais dificuldade em realizar. Por exemplo, digamos que você está executando um complexo que envolve remadas curvadas, *stiffs*, arranques e desenvolvimentos. Com certeza você será mais capaz de levantar uma carga maior em um *stiff* do que em um desenvolvimento.

Tabela 9.1 – Programa de treinamento para iniciantes

Exercício	Pág.	Semana 1	Semana 2
1a. Agachamento com halter pela frente	67	1-2 séries × 6-8 repetições	2-3 séries × 6-8 repetições
1b. Remada unilateral com halter	52	1-2 séries × 8-10 repetições (cada lado)	2-3 séries × 8-10 repetições (cada lado)
2a. *Stiff*	57	1-2 séries × 8-10 repetições	2-3 séries × 8-10 repetições
2b. Flexão em T com halteres	113	1-2 séries × 6-8 repetições	2-3 séries × 6-8 repetições
3a. Flexão de perna com bola suíça	194-5	1-2 séries × 10-12 repetições	2-3 séries × 10-12 repetições
3b. Desenvolvimento unilateral com halter	43	1-2 séries × 6-8 repetições (cada lado)	2-3 séries × 6-8 repetições (cada lado)
4a. Puxada na barra pela frente (mãos supinadas) ou Puxada na polia alta com mãos supinadas	49	1-2 séries × 8-10 repetições	2-3 séries × 8-10 repetições
4b. Passada para trás com halteres ou Afundo	68, 189	1-2 séries × 6-8 repetições (cada lado)	2-3 séries × 6-8 repetições (cada lado)
5. Rotação na polia	80	1-2 séries × 10-12 repetições (cada lado)	2-3 séries × 10-12 repetições (cada lado)

Tabela 9.2 – Programa de treinamento em casa para iniciantes

Exercício	Pág.	Semana 1	Semana 2
1a. Agachamento	189	2 séries × 8-12 repetições	3 séries × 8-12 repetições
1b. Remada composta com elástico de resistência (unilateral)	211	2 séries × 10-12 repetições (cada lado)	3 séries × 10-12 repetições (cada lado)
2a. Agachamento unilateral com halteres pela frente	69	2 séries × 6-8 repetições (cada lado)	3 séries × 6-8 repetições (cada lado)
2b. Flexão de braços com halteres	111	2 séries × 8-12 repetições	3 séries × 8-12 repetições
3a. Flexão de perna com bola suíça	194-5	2 séries × 8-10 repetições	3 séries × 8-10 repetições
3b. Flexão de braço unilateral com elástico de resistência	203	2 séries × 10-12 repetições (cada lado)	3 séries × 10-12 repetições (cada lado)
4a. Puxada de dorsais com elástico de resistência	212	2 séries × 10-12 repetições	3 séries × 10-12 repetições
4b. Afundo	189	2 séries × 4-6 repetições (cada lado)	3 séries × 4-6 repetições (cada lado)
5a. Rotação com elástico de resistência	214	2 séries × 10-12 repetições (cada lado)	3 séries × 10-12 repetições (cada lado)
5b. Ponte com bola suíça	78	2 séries × 8-10 repetições	3 séries × 8-10 repetições

Programa de treinamento da base muscular

Se você vem treinando musculação ou se você finalizou um desses programas de duas semanas para iniciantes, deve seguir o programa de treinamento da base muscular de 4 semanas, para garantir que seu corpo esteja pronto para realizar os treinos mais intensos com os três Cs do treino metabólico. Depois de completar as 4 semanas do programa de treinamento da base muscular, mostrado nas Tabelas 9.3*a* e 9.3*b*, você estará pronto para usar qualquer um dos programas de treinamento apresentados neste capítulo.

O programa a seguir é baseado em dois treinos: o treino A e o treino B. Você vai realizar este programa 4 vezes por semana, mas sem treinar mais do que 2 dias seguidos. Embora ambos os treinos envolvam os membros superiores e inferiores, cada um enfatiza áreas diferentes do corpo, da seguinte forma:

- *Treino A*: quadríceps, latíssimo do dorso, costas, abdominais, panturrilhas, bíceps;
- *Treino B*: posteriores da coxa, glúteos, peitoral, oblíquos, ombros, tríceps.

Uma vez que este programa é pensado para maximizar o crescimento de massa muscular e fortalecer o tecido conjuntivo, ele trabalha cada grupo muscular com volume de trabalho suficiente para criar um estímulo para o crescimento, ao mesmo tempo que permite a máxima recuperação entre os treinos. Em outras palavras, enquanto faz o treino B, você permite que todos os músculos trabalhados no treino A se recuperem, mas continua ativo nos dois dias, o que permite que você treine com maior frequência e, portanto, melhore sua forma física mais rapidamente.

Tabela 9.3a – Programa de treinamento da base muscular A

Exercício	Pág.	Semana 1	Semana 2	Semana 3	Semana 4
1a. Agachamento com barra pela frente	66	2 séries × 6-8 repetições	2 séries × 8-10 repetições	3 séries × 6-8 repetições	3 séries × 12, 10, 8 repetições
1b. Remada unilateral com halter	52	2 séries × 8-10 repetições (cada lado)	2 séries × 10-12 repetições (cada lado)	3 séries × 8-10 repetições (cada lado)	3 séries × 14, 12, 10 repetições (cada lado)
2a. Passada para trás com halteres	68	2 séries × 6-8 repetições	2 séries × 8-10 repetições	3 séries × 6-8 repetições	3 séries × 12, 10, 8 repetições
2b. Puxada na barra pela frente (mãos supinadas) ou Puxada na polia alta com mãos supinadas	49	2 séries × 6-8 repetições	2 séries × 8-10 repetições	3 séries × 6-8 repetições	3 séries × 12, 10, 8 repetições
3a. Subida no banco com halteres (alternar pernas)	70	2 séries × 6-8 repetições (cada lado)	2 séries × 8-10 repetições (cada lado)	3 séries × 6-8 repetições (cada lado)	3 séries × 12, 10, 8 repetições (cada lado)
3b. Remada em prancha com halteres	71	2 séries × 6-8 repetições	2 séries × 8-10 repetições	3 séries × 6-8 repetições	3 séries × 12, 10, 8 repetições

(*Continua*)

(*Continuação*)

Exercício	Pág.	Semana 1	Semana 2	Semana 3	Semana 4
4a. Panturrilha (flexão plantar)	137	2 séries × 8-10 repetições	2 séries × 10-12 repetições	3 séries × 8-10 repetições	3 séries × 15, 12, 10 repetições
4b. Rosca bíceps com halteres	56	2 séries × 6-8 repetições (cada lado)	2 séries × 8-10 repetições (cada lado)	3 séries × 6-8 repetições (cada lado)	3 séries × 12, 10, 8 repetições (cada lado)
5a. Desenrolamento abdominal	77	2 séries × 10-12 repetições	2 séries × 12-14 repetições	3 séries × 10-12 repetições	3 séries × 12-14 repetições
5b. Ponte com bola suíça	78	2 séries × 8-10 repetições	2 séries × 10-12 repetições	3 séries × 8-10 repetições	3 séries × 10-12 repetições

Tabela 9.3*b* – Programa de treinamento da base muscular B

Exercício	Pág.	Semana 1	Semana 2	Semana 3	Semana 4
1a. *Stiff*	57	2 séries × 6-8 repetições	2 séries × 8-10 repetições	3 séries × 6-8 repetições	3 séries × 12, 10, 8 repetições
1b. Flexão cruzada sobre caixa	199	2 séries × 4-6 repetições (cada lado)	2 séries × 6-8 repetições (cada lado)	3 séries × 4-6 repetições (cada lado)	3 séries × 10, 8, 6 repetições (cada lado)
2a. Extensão do tronco	62	2 séries × 8-10 repetições	2 séries × 10-12 repetições	3 séries × 8-10 repetições	3 séries × 12, 10, 8 repetições
2b. Desenvolvimento frontal unilateral com halter	179	2 séries × 4-6 repetições (cada lado)	2 séries × 6-8 repetições (cada lado)	3 séries × 4-6 repetições (cada lado)	3 séries × 10, 8, 6 repetições (cada lado)
3a. Elevação unilateral de quadril (permaneça durante 2 segundos com a perna elevada)	194	2 séries × 6-8 repetições (cada lado)	2 séries × 8-10 repetições (cada lado)	3 séries × 6-8 repetições (cada lado)	3 séries × 12, 10, 8 repetições (cada lado)
3b. Supino com halteres	42	2 séries × 6-8 repetições	2 séries × 8-10 repetições	3 séries × 6-8 repetições	3 séries × 12, 10, 8 repetições
4a. Prancha lateral com levantamento lateral de halter	71	2 séries × 6-8 repetições	2 séries × 8-10 repetições	3 séries × 6-8 repetições	3 séries × 12, 10, 8 repetições
4b. Tríceps-testa com halteres	47	2 séries × 6-8 repetições (cada lado)	2 séries × 8-10 repetições (cada lado)	3 séries × 6-8 repetições (cada lado)	3 séries × 12, 10, 8 repetições (cada lado)
5a. Flexão de perna com bola suíça	194-5	2 séries × 10-12 repetições	2 séries × 12-14 repetições	3 séries × 10-12 repetições	3 séries × 12-14 repetições
5b. Caldeirão com bola suíça	217	2 séries × 15-20 repetições	2 séries × 15-20 repetições	3 séries × 15-20 repetições	3 séries × 15-20 repetições

PROGRAMAS DE TREINAMENTOS METABÓLICOS DE MUSCULAÇÃO

Agora é a hora de ver como você vai juntar as técnicas de exercícios para formar programas de treinamento completos. Os exemplos de treinos a seguir envolvem todos os três Cs do treino metabólico: complexos, circuitos e combinações. Entretanto, antes de começar qualquer um desses programas, é importante saber quando e com que frequência usá-los a cada semana. Veja o que você vai precisar saber sobre seguir estes treinamentos metabólicos de musculação.

Treinamentos metabólicos de musculação

Os seis programas de treinamento a seguir, nas Tabelas 9.4 a 9.15, são compostos de duas partes alternáveis: treino A e treino B. Cada programa de treinamento é pensado para ser realizado 3 a 4 dias por semana, mas sem treinar mais do que 2 dias seguidos, durante 4 a 5 semanas, antes de passar para um programa diferente, de modo a evitar que o seu treino se torne chato.

Se você treina 3 dias por semana, siga cada programa durante 5 semanas na seguinte ordem: treinos A, B e A, na primeira semana; depois, treinos B, A e B, e assim por diante. Se você treina 4 dias por semana, que é o recomendado para obter melhores resultados, alterne entre o treino A e o treino B durante 4 semanas.

Esses programas prontos de treinamento podem facilmente ser ajustados a qualquer ambiente de treino. Você pode, e até deve, substituir exercícios nos programas de treinamento a seguir por exercícios semelhantes da mesma categoria, para acomodar o seu próprio ambiente de treino. Em outras palavras, se existe algum exercício específico de extensão dos membros superiores que você não consegue fazer, insira em seu lugar algum outro exercício de extensão dos membros superiores que se encaixe melhor à sua capacidade e situação de treinamento.

É importante notar que esses programas de treinamento são apresentados para ajudá-lo a pegar no tranco (na direção certa) mostrando de que forma esses conceitos e técnicas do treinamento metabólico de musculação podem ser reunidos de diversas formas para desenvolver programas completos de treinamento. Assim, é interessante não apenas seguir esses programas de treinamento, mas, também, usá-los como modelos para estruturar e desenvolver sua própria variedade de treino metabólico, com possibilidades infinitas.

Tabela 9.4 – Programa de treinamento metabólico de musculação 1: Treino A

Exercício	Pág.	Semana 1	Semana 2	Semana 3	Semana 4
Combinação com barra		Total: 8 minutos (o mais rápido possível)	Total: 9 minutos (o mais rápido possível)	Total: 10 minutos (o mais rápido possível)	Total: 10 minutos (o mais rápido possível) (use uma carga mais pesada do que a da Semana 3)
Remada curvada com barra	51	1 repetição	1 repetição	1 repetição	1 repetição
Stiff	57	2 repetições	2 repetições	2 repetições	2 repetições
Arranque	86	1 repetição	1 repetição	1 repetição	1 repetição
Desenvolvimento com barra pela frente	87	1 repetição	1 repetição	1 repetição	1 repetição
		Repouse 3-4 minutos	Repouse 3-4 minutos	Repouse 2-3 minutos	Repouse 2-3 minutos
Circuito Big Four		Total: 4-5 séries	Total: 4-5 séries	Total: 4-5 séries	Total: 4-5 séries
Puxada na barra pela frente (mãos supinadas)	49	6-8 repetições	6-8 repetições	8-10 repetições	8-10 repetições
Agachamento com salto com halteres	112	6-8 repetições	6-8 repetições	8-10 repetições	8-10 repetições
Flexão cruzada sobre caixa	199	10-14 repetições, no total	10-14 repetições, no total	14-20 repetições, no total	14-20 repetições, no total
Caldeirão com bola suíça	217	5-6 repetições (cada lado)	5-6 repetições (cada lado)	6-8 repetições (cada lado)	6-8 repetições (cada lado)
		Repouse 2-3 minutos entre cada série	Repouse 2-3 minutos entre cada série	Repouse 1-2 minutos entre cada série	Repouse 1-2 minutos entre cada série
Complexo unilateral de caminhada do fazendeiro		2-3 voltas (cada lado)	2-3 voltas (cada lado)	2-3 voltas (cada lado)	2-3 voltas (cada lado)
Caminhada do fazendeiro unilateral (1 volta; mão direita)	72	30-40 metros, no total	30-40 metros, no total	40-50 metros, no total	40-50 metros, no total
Remada unilateral com halter (mão esquerda)	52	6-8 repetições	6-8 repetições	8-10 repetições	8-10 repetições
Caminhada do fazendeiro unilateral (1 volta; mão direita)	72	30-40 metros, no total	30-40 metros, no total	40-50 metros, no total	40-50 metros, no total
Desenvolvimento unilateral com halter e agachamento parcial (mão esquerda)	44	6-8 repetições	6-8 repetições	8-10 repetições	8-10 repetições
Caminhada do fazendeiro unilateral (1 volta; mão direita)	72	30-40 metros, no total	30-40 metros, no total	40-50 metros, no total	40-50 metros, no total

(Continua)

(Continuação)

Exercício	Pág.	Semana 1	Semana 2	Semana 3	Semana 4
Afundo com halter no ombro (halter na mão esquerda; perna esquerda atrás)	155	6-8 repetições	6-8 repetições	8-10 repetições	8-10 repetições
Caminhada do fazendeiro unilateral (1 volta; mão direita)	72	30-40 metros, no total	30-40 metros, no total	40-50 metros, no total	40-50 metros, no total
		Repouse 30 segundos antes de trocar de lado. Repouse 2 minutos entre cada volta	Repouse 30 segundos antes de trocar de lado. Repouse 2 minutos entre cada volta	Repouse 30 segundos antes de trocar de lado. Repouse 2 minutos entre cada volta	Repouse 30 segundos antes de trocar de lado. Repouse 2 minutos entre cada volta
Exercícios de isolamento		2-3 séries	2-3 séries	2-3 séries	2-3 séries
Flexão de perna com bola suíça	194-5	12-15 repetições	12-15 repetições	15-20 repetições	15-20 repetições
Extensão de tronco em Y na bola suíça	213	12-15 repetições	12-15 repetições	15-20 repetições	15-20 repetições
		Repouse 60 segundos entre cada supersérie	Repouse 60 segundos entre cada supersérie	Repouse 60 segundos entre cada supersérie	Repouse 60 segundos entre cada supersérie

Tabela 9.5 – Programa de treinamento metabólico de musculação 1: Treino B

Exercício	Pág.	Semana 1	Semana 2	Semana 3	Semana 4
Combinação com barra angular		7 minutos (o máximo de voltas possível)	8 minutos (o máximo de voltas possível)	9 minutos (o máximo de voltas possível)	9 minutos (o máximo de voltas possível) (use uma carga mais pesada do que a da Semana 3)
Clean angular	144	1 repetição	1 repetição	1 repetição	1 repetição
Clean angular com rotação de tronco (troque de lado a cada 3-6 repetições)	146	1 repetição	1 repetição	1 repetição	1 repetição
		Descanse 3-4 minutos	Descanse 3-4 minutos	Descanse 3-4 minutos	Descanse 3-4 minutos
Circuito *Big Four*		4-5 séries	4-5 séries	4-5 séries	4-5 séries
Desenvolvimento com rotação de tronco (2 halteres)	45	6-8 repetições	6-8 repetições	8-10 repetições	8-10 repetições
Passada à frente com halteres	68	6-8 repetições	6-8 repetições	8-10 repetições	8-10 repetições

(*Continua*)

(Continuação)

Exercício	Pág.	Semana 1	Semana 2	Semana 3	Semana 4
Remada unilateral na polia	53	8-10 repetições (cada lado)	8-10 repetições (cada lado)	10-12 repetições (cada lado)	10-12 repetições (cada lado)
Ponte com bola suíça	78	10-14 repetições (cada lado)	10-14 repetições (cada lado)	14-20 repetições (cada lado)	14-20 repetições (cada lado)
		Repouse 2-3 minutos entre cada volta	Repouse 2-3 minutos entre cada volta	Repouse 1-2 minutos entre cada volta	Repouse 1-2 minutos entre cada volta
Complexo com halteres		*3-4 voltas (cada lado)*	*4-5 voltas (cada lado)*	*5-6 voltas (cada lado)*	*5-6 voltas (cada lado)*
Remada curvada com halteres	151	5-6 repetições	6-7 repetições	6-7 repetições	7-8 repetições
Stiff unilateral com halteres	151	5-6 repetições (cada lado)	6-7 repetições (cada lado)	6-7 repetições (cada lado)	7-8 repetições (cada lado)
Agachamento com halteres pela frente	152	5-6 repetições	6-7 repetições	6-7 repetições	7-8 repetições
Flexão com remada em prancha com halteres	152	6-8 repetições	8-10 repetições	8-10 repetições	10-12 repetições
		Repouse 2-3 minutos entre cada volta	Repouse 2-3 minutos entre cada volta	Repouse 1-2 minutos entre cada volta	Repouse 1-2 minutos entre cada volta
Exercícios de isolamento		*2-3 séries*	*2-3 séries*	*2-3 séries*	*2-3 séries*
Puxada na polia baixa	81	8-10 repetições (cada lado)	8-10 repetições (cada lado)	10-12 repetições (cada lado)	10-12 repetições (cada lado)
Tríceps *pulley* com corda	48	8-10 repetições	8-10 repetições	10-12 repetições	10-12 repetições
		Repouse 60 segundos entre cada supersérie	Repouse 60 segundos entre cada supersérie	Repouse 60 segundos entre cada supersérie	Repouse 60 segundos entre cada supersérie

Tabela 9.6 – Programa de treinamento metabólico de musculação 2: Treino A

Exercício	Pág.	Semana 1	Semana 2	Semana 3	Semana 4
Combinação com *kettlebells*		*8 minutos (o máximo de voltas possível)*	*9 minutos (o máximo de voltas possível)*	*10 minutos (o máximo de voltas possível)*	*10 minutos (o máximo de voltas possível) (use uma carga mais pesada do que a da Semana 3)*
Swing bilateral com *kettlebells*	116	2 repetições	2 repetições	2 repetições	2 repetições

(*Continua*)

(*Continuação*)

Exercício	Pág.	Semana 1	Semana 2	Semana 3	Semana 4
Swing clean bilateral	117	1 repetição	1 repetição	1 repetição	1 repetição
Afundo com *kettlebells* nos ombros (cada perna)	172	1 repetição (cada perna)	1 repetição (cada perna)	1 repetição (cada perna)	1 repetição (cada perna)
Desenvolvimento com *kettlebells*	170	1 repetição	1 repetição	1 repetição	1 repetição
		Repouse 3-4 minutos	Repouse 3-4 minutos	Repouse 2-3 minutos	Repouse 2-3 minutos
Circuito *Big Four*		*3-4 séries*	*3-4 séries*	*4-5 séries*	*4-5 séries*
Supino com halteres	42	8-10 repetições	8-10 repetições	8-10 repetições	8-10 repetições
Salto unilateral	196	6-8 repetições (cada lado)	6-8 repetições (cada lado)	6-8 repetições (cada lado)	6-8 repetições (cada lado)
Remada unilateral com apoio no banco e halter	52	6-8 repetições (cada lado)	6-8 repetições (cada lado)	6-8 repetições (cada lado)	6-8 repetições (cada lado)
Elevação unilateral de quadril	61	10-15 repetições	10-15 repetições	10-15 repetições	10-15 repetições
		Repouse 2-3 minutos entre cada volta	Repouse 2-3 minutos entre cada volta	Repouse 1-2 minutos entre cada volta	Repouse 1-2 minutos entre cada volta
Complexo com halteres		*4 séries*	*4 séries*	*5 séries*	*5 séries*
Desenvolvimento com rotação de tronco	45	6-8 repetições (cada lado)	6-8 repetições (cada lado)	6-8 repetições (cada lado)	6-8 repetições (cada lado)
Agachamento com halteres pela frente e Agachamento combinado com *stiff*	152, 149-50	6-8 repetições	6-8 repetições	6-8 repetições	6-8 repetições
Remada unilateral com apoio no banco e halter (cada lado)	52	6-8 repetições (cada lado)	6-8 repetições (cada lado)	6-8 repetições (cada lado)	6-8 repetições (cada lado)
		Repouse 2-3 minutos entre cada volta	Repouse 2-3 minutos entre cada volta	Repouse 1-2 minutos entre cada volta	Repouse 1-2 minutos entre cada volta
Exercícios de isolamento		*2-3 séries*	*2-3 séries*	*2-3 séries*	*2-3 séries*
Flexão com bola suíça (variação: mãos sobre caixa ou *medicine ball*)	243	12-15 repetições	12-15 repetições	O máximo de repetições	O máximo de repetições
Caldeirão com bola suíça	217	5-6 repetições (cada direção)	5-6 repetições (cada direção)	6-8 repetições (cada direção)	6-8 repetições (cada direção)
Extensão de tronco em Y na bola suíça	213	12-15 repetições	12-15 repetições	15-20 repetições	15-20 repetições
		Repouse 60 segundos entre cada supersérie	Repouse 60 segundos entre cada supersérie	Repouse 60 segundos entre cada supersérie	Repouse 60 segundos entre cada supersérie

Tabela 9.7 – Programa de treinamento metabólico de musculação 2: Treino B

Exercício	Pág.	Semana 1	Semana 2	Semana 3	Semana 4
Combinação com halter (unilateral)		8 minutos (o máximo de voltas possível)	9 minutos (o máximo de voltas possível)	10 minutos (o máximo de voltas possível)	10 minutos (o máximo de voltas possível) (use uma carga mais pesada do que a da Semana 3)
Burpee unilateral	105	1 repetição	1 repetição	1 repetição	1 repetição
Arranque unilateral	107	1 repetição	1 repetição	1 repetição	1 repetição
Agachamento unilateral com halter no ombro pela frente	108	1 repetição	1 repetição	1 repetição	1 repetição
Desenvolvimento unilateral com rotação de tronco (troque de lado a cada 3-5 repetições)	108	1 repetição	1 repetição	1 repetição	1 repetição
		Repouse 3-4 minutos	Repouse 3-4 minutos	Repouse 3-4 minutos	Repouse 2-3 minutos
Circuito *Big Five*		*3-4 séries*	*3-4 séries*	*4-5 séries*	*4-5 séries*
Puxada na polia alta com mãos supinadas (variação: pegada ampla)	49	8-10 repetições	8-10 repetições	8-10 repetições	8-10 repetições
Subida no banco com halteres	70	6-8 repetições (cada lado)	6-8 repetições (cada lado)	6-8 repetições (cada lado)	6-8 repetições (cada lado)
Flexão com posição de mergulho	200	6-8 repetições	6-8 repetições	6-8 repetições	6-8 repetições
Stiff unilateral com halter	58	6-8 repetições (cada lado)	6-8 repetições (cada lado)	6-8 repetições (cada lado)	6-8 repetições (cada lado)
Arrasto abdominal	215	5-8 repetições	5-8 repetições	5-8 repetições	5-8 repetições
		Repouse 2-3 minutos entre cada volta	Repouse 2-3 minutos entre cada volta	Repouse 1-2 minutos entre cada volta	Repouse 1-2 minutos entre cada volta
Complexo com elástico de resistência		*4 séries*	*4 séries*	*5 séries*	*5 séries*
Passada e flexão de braços com elástico de resistência	202	20-24 repetições (total)	20-24 repetições (total)	20-24 repetições (total)	20-24 repetições (total)
Rotação com elástico de resistência	214	20-24 repetições (cada lado)	20-24 repetições (cada lado)	20-24 repetições (cada lado)	20-24 repetições (cada lado)

(*Continua*)

(Continuação)

Exercício	Pág.	Semana 1	Semana 2	Semana 3	Semana 4
Remada unilateral com elástico de resistência e passada para trás	209	10-12 repetições (cada lado)	10-12 repetições (cada lado)	10-12 repetições (cada lado)	10-12 repetições (cada lado)
		Repouse 2-3 minutos entre cada volta	Repouse 2-3 minutos entre cada volta	Repouse 1-2 minutos entre cada volta	Repouse 1-2 minutos entre cada volta
Exercícios de isolamento		2-3 séries	2-3 séries	2-3 séries	2-3 séries
Flexão de cotovelos (bíceps) em suspensão	212	12-15 repetições	12-15 repetições	15-20 repetições	15-20 repetições
Remada aberta em suspensão	206	12-15 repetições	12-15 repetições	O máximo de repetições	O máximo de repetições
		Repouse 60 segundos entre cada supersérie	Repouse 60 segundos entre cada supersérie	Repouse 60 segundos entre cada supersérie	Repouse 60 segundos entre cada supersérie

Tabela 9.8 – Programa de treinamento metabólico de musculação 3: Treino A

Exercício	Pág.	Semana 1	Semana 2	Semana 3	Semana 4
Combinação com halter (unilateral)		8 minutos (o máximo de voltas possível)	9 minutos (o máximo de voltas possível)	10 minutos (o máximo de voltas possível)	10 minutos (o máximo de voltas possível) (use uma carga mais pesada do que a da Semana 3)
Swing unilateral com halter	100	2 repetições	2 repetições	2 repetições	2 repetições
Arranque unilateral	101	1 repetição	1 repetição	1 repetição	1 repetição
Agachamento unilateral com halter no ombro pela frente	102	1 repetição	1 repetição	1 repetição	1 repetição
Desenvolvimento unilateral com halter e agachamento parcial (troque de lado a cada 3-5 voltas)	102	1 repetição	1 repetição	1 repetição	1 repetição
		Repouse 3-4 minutos	Repouse 3-4 minutos	Repouse 3-4 minutos	Repouse 2-3 minutos
Circuito *Big Four*		3-4 séries	3-4 séries	4-5 séries	4-5 séries
Flexão com travamento	199	5-7 repetições (cada lado)	5-7 repetições (cada lado)	5-7 repetições (cada lado)	5-7 repetições (cada lado)
Bom-dia	60	8-10 repetições	8-10 repetições	8-10 repetições	8-10 repetições
Remada curvada com barra (pegada supinada)	51	6-8 repetições	6-8 repetições	6-8 repetições	6-8 repetições

(*Continua*)

(*Continuação*)

Exercício	Pág.	Semana 1	Semana 2	Semana 3	Semana 4
Remada em prancha com halteres	111	6-8 repetições (cada lado)	6-8 repetições (cada lado)	6-8 repetições (cada lado)	6-8 repetições (cada lado)
		Repouse 2-3 minutos entre cada volta	Repouse 2-3 minutos entre cada volta	Repouse 1-2 minutos entre cada volta	Repouse 1-2 minutos entre cada volta
Complexo com anilha		*3-4 séries*	*3-4 séries*	*4-5 séries*	*4-5 séries*
Rotação de tronco em diagonal	174	6-8 repetições (cada lado)	6-8 repetições (cada lado)	6-8 repetições (cada lado)	6-8 repetições (cada lado)
Swing com anilha	174	12-16 repetições	12-16 repetições	12-16 repetições	12-16 repetições
Passada lateral	175	6-8 repetições (cada lado)	6-8 repetições (cada lado)	6-8 repetições (cada lado)	6-8 repetições (cada lado)
		Repouse 2-3 minutos entre cada volta	Repouse 2-3 minutos entre cada volta	Repouse 1-2 minutos entre cada volta	Repouse 1-2 minutos entre cada volta
Exercícios de isolamento		*2-3 séries*	*2-3 séries*	*2-3 séries*	*2-3 séries*
Crucifixo invertido no aparelho	56	12-15 repetições	12-15 repetições	15-20 repetições	15-20 repetições
Engatinhar	213	4-6 repetições	4-6 repetições	6-8 repetições	6-8 repetições
		Repouse 60 segundos entre cada supersérie	Repouse 60 segundos entre cada supersérie	Repouse 60 segundos entre cada supersérie	Repouse 60 segundos entre cada supersérie

Tabela 9.9 – Programa de treinamento metabólico de musculação 3: Treino B

Exercício	Pág.	Semana 1	Semana 2	Semana 3	Semana 4
Combinação com halter (unilateral)					
Levantamento turco (troque de lado a cada 3 repetições)	73	7 minutos (o máximo de voltas possível); repouse 3-4 minutos	8 minutos (o máximo de voltas possível); repouse 3-4 minutos	9 minutos (o máximo de voltas possível); repouse 3-4 minutos	9 minutos (o máximo de voltas possível; use uma carga mais pesada do que a da Semana 3); repouse 3-4 minutos
Circuito *Big Four*		*3-4 séries*	*3-4 séries*	*4-5 séries*	*4-5 séries*
Remada fechada unilateral	205	8-10 repetições (cada lado)	8-10 repetições (cada lado)	8-10 repetições (cada lado)	8-10 repetições (cada lado)
Afundo com halteres e pé apoiado no banco	63	6-8 repetições (cada lado)	6-8 repetições (cada lado)	6-8 repetições (cada lado)	6-8 repetições (cada lado)

(*Continua*)

(*Continuação*)

Exercício	Pág.	Semana 1	Semana 2	Semana 3	Semana 4
Supino com halteres	42	6-8 repetições	6-8 repetições	6-8 repetições	6-8 repetições (cada lado)
Rotação com elástico de resistência	214	12-16 repetições (cada lado)	12-16 repetições (cada lado)	12-16 repetições (cada lado)	12-16 repetições (cada lado)
		Repouse 2-3 minutos entre cada volta	Repouse 2-3 minutos entre cada volta	Repouse 1-2 minutos entre cada volta	Repouse 1-2 minutos entre cada volta
Complexo com barra angular		*3-4 séries*	*3-4 séries*	*4-5 séries*	*4-5 séries*
Afundo com barra angular	142	4-6 repetições (cada lado)	4-6 repetições (cada lado)	4-6 repetições (cada lado)	4-6 repetições (cada lado)
Desenvolvimento alternando posições	143	4-6 repetições (cada lado)	4-6 repetições (cada lado)	4-6 repetições (cada lado)	4-6 repetições (cada lado)
Clean angular (lado esquerdo)	144	6-8 repetições	6-8 repetições	6-8 repetições	6-8 repetições
Clean angular (lado direito)	144	6-8 repetições	6-8 repetições	6-8 repetições	6-8 repetições
		Repouse 2-3 minutos entre cada volta	Repouse 2-3 minutos entre cada volta	Repouse 1-2 minutos entre cada volta	Repouse 1-2 minutos entre cada volta
Exercícios de isolamento		*2-3 séries*	*2-3 séries*	*2-3 séries*	*2-3 séries*
Tríceps-testa em suspensão	204	10-12 repetições	10-12 repetições	12-15 repetições	12-15 repetições
Puxada em Y em suspensão	207	10-12 repetições	10-12 repetições	12-15 repetições	12-15 repetições
		Repouse 60 segundos entre cada supersérie	Repouse 60 segundos entre cada supersérie	Repouse 60 segundos entre cada supersérie	Repouse 60 segundos entre cada supersérie

Tabela 9.10 – Programa de treinamento metabólico de musculação 4: Treino A

Exercício	Pág.	Semana 1	Semana 2	Semana 3	Semana 4
Circuito *Big Three*		*4-5 séries*	*4-5 séries*	*5-6 séries*	*5-6 séries*
Stiff	57	8-10 repetições	8-10 repetições	8-10 repetições	8-10 repetições
Puxada na barra pela frente (mãos supinadas)	49	O máximo de repetições	O máximo de repetições	O máximo de repetições	O máximo de repetições
Flexão em um braço	198-9	3-5 repetições (cada lado)	3-5 repetições (cada lado)	3-5 repetições (cada lado)	3-5 repetições (cada lado)
Circuito *Big Four* (unilateral)		*3-4 séries*	*3-4 séries*	*4-5 séries*	*4-5 séries*

(*Continua*)

(Continuação)

Exercício	Pág.	Semana 1	Semana 2	Semana 3	Semana 4
Flexão cruzada sobre caixa	199	6-8 repetições (cada lado)	6-8 repetições (cada lado)	6-8 repetições (cada lado)	6-8 repetições (cada lado)
Agachamento unilateral com halteres pela frente (variação: somente com o peso corporal)	69	6-8 repetições (cada lado)	6-8 repetições (cada lado)	6-8 repetições (cada lado)	6-8 repetições (cada lado)
Remada unilateral com halter	52	6-8 repetições (cada lado)	6-8 repetições (cada lado)	6-8 repetições (cada lado)	6-8 repetições (cada lado)
Passada à frente com inclinação do tronco e halteres	63	6-8 repetições (cada lado)	6-8 repetições (cada lado)	6-8 repetições (cada lado)	6-8 repetições (cada lado)
		Repouse 2-3 minutos entre cada volta	Repouse 2-3 minutos entre cada volta	Repouse 1-2 minutos entre cada volta	Repouse 1-2 minutos entre cada volta
Complexo bilateral de caminhada do fazendeiro		3-4 séries	3-4 séries	4-5 séries	4-5 séries
Caminhada do fazendeiro bilateral (1 volta)	176	30-40 metros	30-40 metros	30-40 metros	30-40 metros
Remada curvada com barra (pegada supinada)	51	6-8 repetições	6-8 repetições	6-8 repetições	6-8 repetições
Caminhada do fazendeiro bilateral (1 volta)	176	30-40 metros	30-40 metros	30-40 metros	30-40 metros
Desenvolvimento com rotação de tronco	45	4-6 repetições (cada lado)	4-6 repetições (cada lado)	4-6 repetições (cada lado)	4-6 repetições (cada lado)
Caminhada do fazendeiro bilateral (1 volta)	176	30-40 metros	30-40 metros	30-40 metros	30-40 metros
Passada para trás com halteres (alterne as pernas)	68	5-6 repetições (cada lado)	5-6 repetições (cada lado)	5-6 repetições (cada lado)	5-6 repetições (cada lado)
Caminhada do fazendeiro bilateral (1 volta)	176	30-40 metros	30-40 metros	30-40 metros	30-40 metros
		Repouse 2-3 minutos entre cada volta	Repouse 2-3 minutos entre cada volta	Repouse 1-2 minutos entre cada volta	Repouse 1-2 minutos entre cada volta
Exercícios de isolamento		2-3 séries	2-3 séries	2-3 séries	2-3 séries
Rosca bíceps na corda	57	12-15 repetições	12-15 repetições	15-20 repetições	15-20 repetições
Prancha lateral com levantamento lateral de halter	71	8-10 repetições (cada lado)	8-10 repetições (cada lado)	10-12 repetições (cada lado)	10-12 repetições (cada lado)
		Repouse 60 segundos entre cada supersérie	Repouse 60 segundos entre cada supersérie	Repouse 60 segundos entre cada supersérie	Repouse 60 segundos entre cada supersérie

Tabela 9.11 – Programa de treinamento metabólico de musculação 4: Treino B

Exercício	Pág.	Semana 1	Semana 2	Semana 3	Semana 4
Combinação com halteres		8 minutos (o máximo de voltas possível)	9 minutos (o máximo de voltas possível)	10 minutos (o máximo de voltas possível)	10 minutos (o máximo de voltas possível)
Remada unilateral com halter	52	1 repetição	1 repetição	1 repetição	1 repetição
Agachamento com halter	97	2 repetições	2 repetições	2 repetições	2 repetições
Arranque unilateral	98	1 repetição	1 repetição	1 repetição	1 repetição
Desenvolvimento unilateral com halter e agachamento parcial	99	1 repetição (troque as mãos a cada 3-4 voltas)	1 repetição (troque as mãos a cada 3-4 voltas)	1 repetição (troque as mãos a cada 3-4 voltas)	1 repetição (troque as mãos a cada 3-4 voltas)
		Repouse 3-4 minutos	Repouse 3-4 minutos	Repouse 3-4 minutos	Repouse 3-4 minutos
Complexo com elástico de resistência		4 séries	4 séries	5 séries	5 séries
Passada e flexão de braços com elástico de resistência (alterne as pernas)	202	20-24 repetições (total)	20-24 repetições (total)	20-24 repetições (total)	20-24 repetições (total)
Rotação com elástico de resistência	214	20-24 repetições (cada lado)	20-24 repetições (cada lado)	20-24 repetições (cada lado)	20-24 repetições (cada lado)
Braçada com elástico de resistência	210	20-24 repetições	20-24 repetições	20-24 repetições	20-24 repetições
Remada composta com puxada na polia	54	10-12 repetições (cada lado)	10-12 repetições (cada lado)	10-12 repetições (cada lado)	10-12 repetições (cada lado)
		Repouse 2-3 minutos entre cada volta	Repouse 2-3 minutos entre cada volta	Repouse 1-2 minutos entre cada volta	Repouse 1-2 minutos entre cada volta
Complexo contagem regressiva com peso corporal		8 minutos (o máximo de voltas possível)	9 minutos (o máximo de voltas possível)	10 minutos (o máximo de voltas possível)	10 minutos (o máximo de voltas possível)
Agachamento com salto	225	4 repetições	4 repetições	4 repetições	4 repetições
Flexão de braços	226	3 repetições	3 repetições	3 repetições	3 repetições
Burpee	226	2 repetições	2 repetições	2 repetições	2 repetições
Puxada na barra	227	1 repetição	1 repetição	1 repetição	1 repetição

(*Continua*)

(*Continuação*)

Exercício	Pág.	Semana 1	Semana 2	Semana 3	Semana 4
		Repouse 2-3 minutos entre cada volta	Repouse 2-3 minutos entre cada volta	Repouse 1-2 minutos entre cada volta	Repouse 1-2 minutos entre cada volta
Exercícios de isolamento		2-3 séries	2-3 séries	2-3 séries	2-3 séries
Arrasto abdominal	215	4-7 repetições	4-7 repetições	7-10 repetições	7-10 repetições
Panturrilha (flexão plantar)	137	12-15 repetições	12-15 repetições	15-20 repetições	15-20 repetições
		Repouse 60 segundos entre cada supersérie	Repouse 60 segundos entre cada supersérie	Repouse 60 segundos entre cada supersérie	Repouse 60 segundos entre cada supersérie

Tabela 9.12 – Programa de treinamento metabólico de musculação 5: Treino A

Exercício	Pág.	Semana 1	Semana 2	Semana 3	Semana 4
Circuito *Big Three*		4 séries	4 séries	5 séries	5 séries
Puxada na barra pela frente (mãos supinadas)	49	O máximo de repetições	O máximo de repetições	O máximo de repetições	O máximo de repetições
Passada para trás com halteres	68	6-8 repetições (cada lado)	6-8 repetições (cada lado)	6-8 repetições (cada lado)	6-8 repetições (cada lado)
Supino inclinado com halteres	42	6-8 repetições	6-8 repetições	6-8 repetições	6-8 repetições
		Repouse 2-3 minutos entre cada volta	Repouse 2-3 minutos entre cada volta	Repouse 1-2 minutos entre cada volta	Repouse 1-2 minutos entre cada volta
Circuito *Big Five*		3-4 séries	3-4 séries	4-5 séries	4-5 séries
Remada curvada unilateral com barra angular	147-8	8-10 repetições (cada lado)	8-10 repetições (cada lado)	8-10 repetições (cada lado)	8-10 repetições (cada lado)
Agachamento unilateral com halteres pela frente	69	6-8 repetições (cada lado)	6-8 repetições (cada lado)	6-8 repetições (cada lado)	6-8 repetições (cada lado)
Desenvolvimento alternando posições	143	6-8 repetições (cada lado)	6-8 repetições (cada lado)	6-8 repetições (cada lado)	6-8 repetições (cada lado)
Swing unilateral com halter	100	8-10 repetições (cada lado)	8-10 repetições (cada lado)	8-10 repetições (cada lado)	8-10 repetições (cada lado)
Engatinhar	232	3-5 repetições	3-5 repetições	3-5 repetições	3-5 repetições
		Repouse 2-3 minutos entre cada volta	Repouse 2-3 minutos entre cada volta	Repouse 1-2 minutos entre cada volta	Repouse 1-2 minutos entre cada volta

(*Continua*)

(*Continuação*)

Exercício	Pág.	Semana 1	Semana 2	Semana 3	Semana 4
Complexo com anilha		3-4 séries	3-4 séries	4-5 séries	4-5 séries
Rotação de tronco em diagonal (cada lado)	174	8-10 repetições (cada lado)	8-10 repetições (cada lado)	8-10 repetições (cada lado)	8-10 repetições (cada lado)
Swing com anilha	174	10-12 repetições	10-12 repetições	10-12 repetições	10-12 repetições
Passada lateral	175	6-8 repetições (cada lado)	6-8 repetições (cada lado)	6-8 repetições (cada lado)	6-8 repetições (cada lado)
Abdominal com anilha e bola suíça	80	10-12 repetições	10-12 repetições	10-12 repetições	10-12 repetições
		Repouse 2-3 minutos entre cada volta	Repouse 2-3 minutos entre cada volta	Repouse 1-2 minutos entre cada volta	Repouse 1-2 minutos entre cada volta
Exercícios de isolamento		2-3 séries	2-3 séries	2-3 séries	2-3 séries
Elevação unilateral de quadril	194	12-15 repetições (cada lado)	12-15 repetições (cada lado)	15-20 repetições (cada lado)	15-20 repetições (cada lado)
Arco estreito com barra inclinada	76	10-12 repetições (cada lado)	10-12 repetições (cada lado)	12-15 repetições (cada lado)	12-15 repetições (cada lado)
		Repouse 60 segundos entre cada supersérie	Repouse 60 segundos entre cada supersérie	Repouse 60 segundos entre cada supersérie	Repouse 60 segundos entre cada supersérie

Tabela 9.13 – Programa de treinamento metabólico de musculação 5: Treino B

Exercício	Pág.	Semana 1	Semana 2	Semana 3	Semana 4
Circuito *Big Four*		4 séries	4 séries	5 séries	5 séries
Remada curvada com barra (pegada aberta)	51	8-10 repetições	8-10 repetições	8-10 repetições	8-10 repetições
Passada à frente com inclinação do tronco e halteres	63	6-8 repetições (cada lado)	6-8 repetições (cada lado)	6-8 repetições (cada lado)	6-8 repetições (cada lado)
Supino com halteres	42	8-10 repetições	8-10 repetições	8-10 repetições	8-10 repetições
Desenvolvimento unilateral com rotação de tronco	45	6-8 repetições (cada lado)	6-8 repetições (cada lado)	6-8 repetições (cada lado)	6-8 repetições (cada lado)
		Repouse 2-3 minutos entre cada volta	Repouse 2-3 minutos entre cada volta	Repouse 1-2 minutos entre cada volta	Repouse 1-2 minutos entre cada volta
Circuito *Big Four*		3-4 séries	3-4 séries	4-5 séries	4-5 séries
Afundo com apoio no banco	197	6-8 repetições (cada lado)	6-8 repetições (cada lado)	6-8 repetições (cada lado)	6-8 repetições (cada lado)

(*Continua*)

(Continuação)

Exercício	Pág.	Semana 1	Semana 2	Semana 3	Semana 4
Remada em prancha com halteres	71	6-8 repetições (cada lado)	6-8 repetições (cada lado)	6-8 repetições (cada lado)	6-8 repetições (cada lado)
Agachamento combinado com *stiff*	149-50	6-8 repetições	6-8 repetições	6-8 repetições	6-8 repetições
Supino com halteres	42	6-8 repetições	6-8 repetições	6-8 repetições	6-8 repetições
		Repouse 2-3 minutos entre cada volta	Repouse 2-3 minutos entre cada volta	Repouse 1-2 minutos entre cada volta	Repouse 1-2 minutos entre cada volta
Combinação com dois *kettlebells* (um em cada mão)		*8 minutos (o máximo de repetições possível)*	*9 minutos (o máximo de repetições possível)*	*10 minutos (o máximo de repetições possível)*	*10 minutos (o máximo de repetições possível) (use uma carga mais leve do que a da Semana 3)*
Swing bilateral com *kettlebells*	116	2 repetições	2 repetições	2 repetições	2 repetições
Swing clean bilateral	117	1 repetição	1 repetição	1 repetição	1 repetição
Agachamento com *kettlebells* pela frente	117	1 repetição	1 repetição	1 repetição	1 repetição
Desenvolvimento com *kettlebells*	118	1 repetição	1 repetição	1 repetição	1 repetição
Exercícios de isolamento		*2-3 séries*	*2-3 séries*	*2-3 séries*	*2-3 séries*
Puxada na polia baixa	81	8-10 repetições (cada lado)	8-10 repetições (cada lado)	12-15 repetições (cada lado)	12-15 repetições (cada lado)
Extensão de tronco em Y na bola suíça	213	12-15 repetições	12-15 repetições	12-15 repetições	12-15 repetições
		Repouse 60 segundos entre cada supersérie	Repouse 60 segundos entre cada supersérie	Repouse 60 segundos entre cada supersérie	Repouse 60 segundos entre cada supersérie

Tabela 9.14 – Programa de treinamento metabólico de musculação 6: Treino A

Exercício	Pág.	Semana 1	Semana 2	Semana 3	Semana 4
Circuito *Big Four*		*4 séries*	*4 séries*	*5 séries*	*5 séries*
Supino com halteres	42	10-12 repetições	10-12 repetições	10-12 repetições	10-12 repetições
Stiff unilateral com barra (alternar pernas)	58	6-8 repetições (cada lado)	6-8 repetições (cada lado)	6-8 repetições (cada lado)	6-8 repetições (cada lado)
Remada sentado em aparelho	55	10-12 repetições	10-12 repetições	10-12 repetições	10-12 repetições

(*Continua*)

(*Continuação*)

Exercício	Pág.	Semana 1	Semana 2	Semana 3	Semana 4
Canivete com desenrolamento	79	8-10 repetições	8-10 repetições	8-10 repetições	8-10 repetições
		Repouse 2-3 minutos entre cada volta	Repouse 2-3 minutos entre cada volta	Repouse 1-2 minutos entre cada volta	Repouse 1-2 minutos entre cada volta
Circuito *Big Four*		*3-4 séries*	*3-4 séries*	*4-5 séries*	*4-5 séries*
Subida no banco com halteres	70	6-8 repetições (cada lado)	6-8 repetições (cada lado)	6-8 repetições (cada lado)	6-8 repetições (cada lado)
Remada curvada na barra T	50	8-10 repetições	8-10 repetições	8-10 repetições	8-10 repetições
Passada à frente com inclinação do tronco e halteres	63	6-8 repetições (cada lado)	6-8 repetições (cada lado)	6-8 repetições (cada lado)	6-8 repetições (cada lado)
Flexão cruzada sobre caixa	199	6-8 repetições (cada lado)	6-8 repetições (cada lado)	6-8 repetições (cada lado)	6-8 repetições (cada lado)
		Repouse 2-3 minutos entre cada volta	Repouse 2-3 minutos entre cada volta	Repouse 1-2 minutos entre cada volta	Repouse 1-2 minutos entre cada volta
Circuito *Big Four*		*3-4 séries*	*3-4 séries*	*4-5 séries*	*4-5 séries*
Remada composta com puxada na polia	54	8-10 repetições (cada lado)	8-10 repetições (cada lado)	8-10 repetições (cada lado)	8-10 repetições (cada lado)
Agachamento com salto com halteres	112	8-10 repetições	8-10 repetições	8-10 repetições	8-10 repetições
Supino com polia e barra	47	8-10 repetições	8-10 repetições	8-10 repetições	8-10 repetições
Flexão de perna com bola suíça	194-5	15-20 repetições	15-20 repetições	15-20 repetições	15-20 repetições
		Repouse 2-3 minutos entre cada volta	Repouse 2-3 minutos entre cada volta	Repouse 1-2 minutos entre cada volta	Repouse 1-2 minutos entre cada volta
Exercícios de isolamento		*2-3 séries*	*2-3 séries*	*2-3 séries*	*2-3 séries*
Arco estreito com barra inclinada	76	12-15 repetições (cada lado)	12-15 repetições (cada lado)	15-20 repetições (cada lado)	15-20 repetições (cada lado)
Tríceps-testa com halteres	47	12-15 repetições	12-15 repetições	15-20 repetições	15-20 repetições
		Repouse 60 segundos entre cada supersérie	Repouse 60 segundos entre cada supersérie	Repouse 60 segundos entre cada supersérie	Repouse 60 segundos entre cada supersérie

Tabela 9.15 – Programa de treinamento metabólico de musculação 6: Treino B

Exercício	Pág.	Semana 1	Semana 2	Semana 3	Semana 4
Combinação com barra		8 minutos (o mais rápido possível)	9 minutos (o mais rápido possível)	10 minutos (o mais rápido possível)	10 minutos (o máximo de repetições possível) (use uma carga mais leve do que a da Semana 3)
Remada curvada com barra (pegada supinada)	88	1 repetição	1 repetição	1 repetição	1 repetição
Stiff	89	2 repetições	2 repetições	2 repetições	2 repetições
Encolhimento de ombros com movimentação dos quadris	89	1 repetição	1 repetição	1 repetição	1 repetição
Arranque	90	1 repetição	1 repetição	1 repetição	1 repetição
Desenvolvimento com barra pela frente	91	1 repetição	1 repetição	1 repetição	1 repetição
Agachamento com barra pela frente	66	1 repetição	1 repetição	1 repetição	1 repetição
		Repouse 3-4 minutos	Repouse 3-4 minutos	Repouse 2-3 minutos	Repouse 2-3 minutos
Complexo contagem regressiva com peso corporal		8 minutos (o máximo de repetições possível)	9 minutos (o máximo de repetições possível)	10 minutos (o máximo de repetições possível)	10 minutos (o máximo de repetições possível) (use uma carga mais leve do que a da Semana 3)
Passada para trás com braços elevados	193	4 repetições (cada perna)	4 repetições (cada perna)	4 repetições (cada perna)	4 repetições (cada perna)
Flexão dançando break	186	3 repetições	3 repetições	3 repetições	3 repetições
Pulo do sapo	197	2 repetições	2 repetições	2 repetições	2 repetições
Puxada na barra pela frente (mãos supinadas)	49	1 repetição	1 repetição	1 repetição	1 repetição
		Repouse 2-3 minutos entre cada volta	Repouse 2-3 minutos entre cada volta	Repouse 1-2 minutos entre cada volta	Repouse 1-2 minutos entre cada volta
Complexo unilateral de caminhada do fazendeiro		3-4 séries (cada lado)	3-4 séries (cada lado)	4-5 séries (cada lado)	4-5 séries (cada lado)
Caminhada do fazendeiro unilateral (1 volta; mão direita)	72	30-40 metros	30-40 metros	30-40 metros	30-40 metros
Swing unilateral com halter (mão esquerda)	100	6-8 repetições	6-8 repetições	6-8 repetições	6-8 repetições

(Continua)

(*Continuação*)

Exercício	Pág.	Semana 1	Semana 2	Semana 3	Semana 4
Caminhada do fazendeiro unilateral (1 volta; mão direita)	72	30-40 metros	30-40 metros	30-40 metros	30-40 metros
Afundo com halter no ombro (halter na mão esquerda; perna esquerda atrás)	180	6-8 repetições	6-8 repetições	6-8 repetições	6-8 repetições
Caminhada do fazendeiro unilateral (1 volta; mão direita)	72	30-40 metros	30-40 metros	30-40 metros	30-40 metros
Stiff unilateral com halteres (variação: halter na mão esquerda; perna direita no chão)	182	6-8 repetições	6-8 repetições	6-8 repetições	6-8 repetições
Caminhada do fazendeiro unilateral (1 volta; mão direita)	72	30-40 metros	30-40 metros	30-40 metros	30-40 metros
		Repouse 2-3 minutos entre cada volta	Repouse 2-3 minutos entre cada volta	Repouse 1-2 minutos entre cada volta	Repouse 1-2 minutos entre cada volta
Exercícios de isolamento		*2-3 séries*	*2-3 séries*	*2-3 séries*	*2-3 séries*
Rotação com elástico de resistência	214	12-15 repetições (cada lado)	12-15 repetições (cada lado)	15-20 repetições (cada lado)	15-20 repetições (cada lado)
Tríceps *pulley* com corda	48	12-15 repetições	12-15 repetições	15-20 repetições	15-20 repetições
		Repouse 60 segundos entre cada supersérie	Repouse 60 segundos entre cada supersérie	Repouse 60 segundos entre cada supersérie	Repouse 60 segundos entre cada supersérie

Definindo seu programa semanal de treinamento metabólico de musculação

Para ajudar a definir seu programa semanal de treinamento metabólico de musculação, vamos supor que você treina 4 dias por semana. Aqui estão algumas opções.

Quadro 9.1 – Treinamento em 4 dias por semana: Opção 1

Segunda-feira	Treino A
Terça-feira	Treino B
Quarta-feira	Repouso ou repouso ativo (*vide* Capítulo 10)
Quinta-feira	Treino A
Sexta-feira	Treino B
Sábado	Repouso ou repouso ativo
Domingo	Repouso ou repouso ativo

Quadro 9.2 – Treinamento em 4 dias por semana: Opção 2

Segunda-feira	Repouso ou repouso ativo (*vide* Capítulo 10)
Terça-feira	Treino A
Quarta-feira	Treino B
Quinta-feira	Repouso ou repouso ativo
Sexta-feira	Treino A
Sábado	Treino B
Domingo	Repouso ou repouso ativo

Quadro 9.3 – Treinamento em 4 dias por semana: Opção 3

Segunda-feira	Treino A
Terça-feira	Repouso ou repouso ativo (*vide* Capítulo 10)
Quarta-feira	Treino B
Quinta-feira	Repouso ou repouso ativo
Sexta-feira	Treino A
Sábado	Treino B
Domingo	Repouso ou repouso ativo

PROGRAMAS DE TREINAMENTO COM PESO CORPORAL

Se você não pode estar na academia todos os dias, pode usar os programas a seguir, os quais incluem apenas exercícios com peso corporal e com elásticos (*vide* Tabelas 9.16*a* e 9.16*b*). Esses treinos devem ser usados apenas como complementos dos seus treinos normais semanais na academia, nos dias em que você está viajando ou não pode ir à academia, por qualquer que seja o motivo.

Em outras palavras, esses programas de treinamento com peso corporal *não* foram feitos para serem seguidos sozinhos, e *não* foram pensados para substituir o seu treino na academia. Seu treinamento principal deve ser feito com o uso de equipamentos. Porém, não há problema substituir o treino de vez em quando por um ou mais desses programas com peso corporal, mesmo que você esteja na academia, só para variar um pouco o seu treino.

Dois treinos com peso corporal são apresentados: o Treino A é de nível intermediário, e o Treino B é avançado. Escolha o treino que melhor reflete a sua aptidão física. Você sempre pode alternar os dois treinos, ou seguir o mesmo treino duas ou três vezes antes de trocar para o outro e fazê-lo duas ou três vezes.

Ambos os treinos com peso corporal são pensados para serem realizados como circuitos. Faça os exercícios marcados *1a*, *1b* e *1c* um atrás do outro, e repouse depois de completar todos os exercícios de um dado circuito. Repouse o mínimo necessário e o máximo que puder entre cada exercício. Repita os mesmos exercícios (ou seja, o mesmo circuito) pelo número de séries indicado. Depois, repita com os exercícios marcados com *2a*, *2b*, *2c*, e assim por diante. Repouse de 60 a 90 segundos entre cada circuito.

Tabela 9.16a – Programa de treinamento com peso corporal A

MINICIRCUITO 1 (2-3 SÉRIES)		
1a. Agachamento com salto com halteres	p. 112	8-10 repetições
1b. Flexão dançando *break*	p. 222	8-10 repetições
1c. Puxada de dorsais com elástico de resistência	p. 212	12-15 repetições
MINICIRCUITO 2 (2-3 SÉRIES)		
2a. Afundo com apoio no banco	p. 197	10-12 repetições (cada lado)
2b. Flexão com posição de mergulho	p. 200	10-15 repetições
2c. Braçada com elástico de resistência	p. 210	15-20 repetições
MINICIRCUITO 3 (2-3 SÉRIES)		
3a. Elevação unilateral de quadril	p. 61	12-15 repetições (cada lado)
3b. Passada e flexão de braços com elástico de resistência	p. 202	16-20 repetições (total)
3c. Remada unilateral com elástico de resistência e passada para trás	p. 209	12-15 repetições (cada lado)
SÉRIES PAREADAS (2-3 SÉRIES)		
4a. Puxada na polia baixa	p. 81	12-15 repetições (cada lado)
4b. Engatinhar	p. 213-4	4-6 repetições
COMPLEXO COM PESO CORPORAL (1-2 SÉRIES FEITAS O MAIS RÁPIDO POSSÍVEL)		
5a. Remada composta com puxada em polia	p. 54	15 repetições (cada lado)
5b. Passada para trás com braços elevados	p. 193	16 repetições (total)
5c. Flexão de braços com halteres	p. 111	8-10 repetições
5d. *Burpee*	p. 220	10-15 repetições

Tabela 9.16b – Programa de treinamento com peso corporal B

MINICIRCUITO 1 (2-3 SÉRIES)		
1a. Afundo inclinado com salto tesoura	p. 196	8-10 repetições (total)
1b. Flexão dançando *break*	p. 186	8-10 repetições
1c. Elevação unilateral de quadril	p. 61	10-15 repetições (cada lado)
1d. Remada composta com elástico de resistência (unilateral)	p. 211	12-15 repetições (cada lado)
MINICIRCUITO 2 (2-3 SÉRIES)		
2a. Agachamento unilateral com halteres pela frente	p. 69	10-12 repetições (cada lado)
2b. Flexão com posição de mergulho	p. 200	10-15 repetições
2c. Braçada com elástico de resistência	p. 210	15-20 repetições
2d. Rotação de tronco em diagonal	p. 174	10-15 repetições (cada lado)

(*Continua*)

(Continuação)

MINICIRCUITO 3 (2-3 SÉRIES)		
3a. Salto unilateral	p. 196	12-15 repetições (cada lado)
3b. Passada e flexão de braços com elástico de resistência	p. 202	16-20 repetições (total)
3c. Remada fechada alternada com elástico de resistência	p. 208	24-30 repetições (cada lado)
3d. Arrasto abdominal	p. 215	4-6 repetições
COMPLEXO COM PESO CORPORAL (2-4 SÉRIES FEITAS O MAIS RÁPIDO POSSÍVEL)		
4a. Engatinhar	p. 213-4	5 repetições
4b. Agachamento com salto tesoura	p. 232	16 repetições (total)
4c. Flexão dançando *break*	p. 222	8-10 repetições
4d. *Burpee*	p. 220	8-10 repetições

PROGRAMA DE TREINAMENTO *FAT-LOSS FIVE*

O treino *Fat-Loss Five* é uma fórmula prática de treinamento baseada nos conceitos de treinamento em circuito abordados no Capítulo 4. Além disso, o nome *Fat-Loss Five*, que significa *perda de gordura em cinco etapas*, é bacana e fácil de lembrar.

Basicamente, uma sequência *Fat-Loss Five* consiste em cinco exercícios realizados um atrás do outro, como um circuito. Esse circuito foi desenvolvido não apenas para ser uma fórmula de treinamento simples (mas não fácil) de seguir, mas, também, para ser uma fórmula de treinamento completa com todos os exercícios de que você precisa. Existem dois componentes básicos para o circuito *Fat-Loss Five*: quatro exercícios de força e um exercício aeróbio completo.

Enquanto você trabalha os exercícios de força, a sequência do circuito *Fat-Loss Five* cria um efeito cardiorrespiratório constante. Sempre que você faz qualquer exercício de força, seu corpo bombeia mais sangue para os músculos envolvidos no movimento. Fazendo um exercício dos membros superiores, seguido de um exercício dos membros inferiores e um exercício do tronco, você muda constantemente a região em que o corpo deve aumentar o fluxo sanguíneo. Além disso, finalizar cada circuito de exercícios de força com um exercício aeróbio explosivo e completo mantém o efeito cardiorrespiratório por ainda mais tempo.

Aqui estão as cinco categorias que integram um circuito *Fat-Loss Five*:

1. Exercício de extensão dos membros superiores.
2. Exercício de puxada dos membros superiores.
3. Exercício dos membros inferiores focado nas pernas ou nos quadris.
4. Exercício do tronco.
5. Exercício aeróbio.

A beleza do circuito *Fat-Loss Five* está na sua simplicidade e versatilidade. Você pode inserir virtualmente qualquer exercício que quiser, desde que ele se encaixe em uma das cinco categorias. Para os exercícios de força, qualquer um dos movimentos (usando pesos livres ou o seu peso corporal) do capítulo sobre circuitos pode ser usado em um circuito *Fat-Loss Five*. Além disso, qualquer um dos exercícios com peso corporal do Capítulo 7 pode ser integrado em circuitos *Fat-Loss Five*, desde que se encaixe em uma das cinco categorias de movimentos de força que acabamos de listar. A seguir, estão mais alguns detalhes sobre cada uma das categorias.

Exercícios de extensão dos membros superiores
O propósito desses exercícios é incorporar os músculos do peitoral, os ombros, os tríceps e o tronco, para manter o corpo em uma posição estável. Aqui está uma lista dos cinco principais exercícios sugeridos para essa categoria:

1. Passada e flexão de braços com elástico de resistência.
2. Flexão dançando *break*.
3. Flexão com posição de mergulho.
4. Flexão cruzada sobre caixa.
5. Desenvolvimento com rotação de tronco (com halteres).

Exercícios de puxada dos membros superiores
O propósito desses exercícios é incorporar os músculos das costas, os ombros, os bíceps e o tronco, para manter o corpo em uma posição estável. Aqui está uma lista dos cinco principais exercícios sugeridos para essa categoria:

1. Remada aberta com elástico de resistência.
2. Braçada com elástico de resistência.
3. Remada alternada com elástico de resistência.
4. Remada em suspensão (cotovelos abaixados ou elevados).
5. Puxada em Y em suspensão.

Exercícios dos membros inferiores
Você pode escolher um exercício dos membros inferiores orientado para as pernas ou para os quadris para essa categoria. O propósito desses exercícios é incorporar os músculos das pernas, os glúteos e o tronco, para manter o corpo em uma posição estável. Aqui está uma lista dos cinco principais exercícios sugeridos para essa categoria:

1. Agachamento pela frente ou atrás (com barra).
2. *Swing* (com *kettlebell* ou halter).
3. Passada lateral.
4. Pulo do sapo.
5. *Step* alternado (com halter).

Exercícios do tronco
O propósito desses exercícios é enfatizar a musculatura abdominal e oblíqua, ao mesmo tempo, incorporando os quadris e os ombros, o que, conforme já mencionamos, provou ser uma maneira mais eficaz de treinar os músculos abdominais do que treiná-los isolados. Aqui está uma lista dos cinco principais exercícios sugeridos para essa categoria:

1. Arrasto abdominal.
2. Engatinhar.
3. Ponte com bola suíça.
4. Arco com barra inclinada.
5. Prancha em um braço.

Exercícios aeróbios
Várias opções de exercícios aeróbios para o circuito *Fat-Loss Five* são apresentadas aqui. Embora não seja recomendado usar esses exercícios como contínuos e de longa duração nos programas de treinamento apresentados neste livro, eles podem ser feitos em curta duração dentro dos circuitos *Fat-Loss Five* para aumentar sua eficácia. São feitos em intervalos curtos de 1 a 2 minutos, o que reduz drasticamente o impacto que eles podem causar nas suas articulações se forem realizados por longos períodos. As opções de exercícios aeróbios para o *Fat-Loss Five* incluem treinos de boxe sombra ou *kick boxing*, pular corda, corrida, exercícios com bicicleta ergométrica (de preferência, com a bicicleta Airdyne), aparelho de remada, bola de reação, elíptico e VersaClimber.

Programa *Fat-Loss Five*

Um circuito *Fat-Loss Five* completo tem 4 minutos de tempo de trabalho total, com 1 minuto de repouso (5 minutos de duração, no total). Portanto, 2 voltas duram 10 minutos e 3 voltas duram 15 minutos. Agora, você entende de onde vem o nome *Fat-Loss Five*: são cinco exercícios, e cada circuito leva exatamente 5 minutos. Além disso, como você vai ver nos treinos apresentados neste capítulo, normalmente você vai realizar de 2 a 3 rodadas de determinado circuito *Fat Loss Five*.

Cada um dos quatro exercícios de força em um circuito *Fat-Loss Five* é realizado por 30 segundos. Depois, você repousa por 15 segundos antes de começar o próximo exercício de força. Porém, o intervalo de exercício aeróbio completo que é realizado no final deve ser feito de 1 a 2 minutos. Isso significa que, conforme você ganha maior resistência, pode não precisar repousar por 60 segundos completos entre cada circuito. Em vez disso, talvez você queira fazer uma recuperação ativa mais longa, estendendo seu intervalo aeróbio para 2 minutos (em vez de 1) e, depois, começar o próximo circuito imediatamente. Em outras palavras, você não para de se mover. Ainda são 5 minutos no total: você faz 1 minuto de exercício aeróbio e, depois, 1 minuto de pausa antes de começar a próxima volta do circuito; ou faz 2 minutos de exercício aeróbio e começa a próxima volta do circuito logo em seguida. É claro, eliminar o descanso completo fará que seus treinos sejam ainda mais produtivos, porque você está fazendo mais atividade no mesmo período de tempo.

O Fat-Loss Five e exercícios bilaterais

Embora exercícios unilaterais possam certamente ser implementados em um circuito *Fat-Loss Five* da forma como foram descritos no Capítulo 4, esses mesmos circuitos terão uma transição mais suave se incluírem apenas exercícios bilaterais ou que alternem os lados do corpo, como afundos ou *step* (onde você alterna as pernas a cada repetição). Além disso, movimentos compostos (como agachamentos, flexões, puxadas, remadas com barra) são melhores em circuitos *Fat-Loss Five* do que exercícios mais simples, que trabalham uma única articulação (por exemplo, roscas de bíceps, extensões de tríceps). Movimentos compostos criam uma resposta de treino metabólico melhor do que movimentos únicos, porque trabalham mais músculos, e o objetivo do programa *Fat-Loss Five* é maximizar o efeito metabólico de cada repetição, de cada sequência de circuito e de cada treino.

Há duas intensidades que devem ser consideradas para o circuito *Fat-Loss Five*: a intensidade total de todo o circuito e a intensidade de trabalho de cada exercício dentro de um dado circuito. Durante os exercícios de força dentro de um circuito, você deve ser capaz de completar os 30 segundos de tempo de trabalho com um bom controle e um ritmo consistente do começo ao fim. Em uma escala de 1 a 10 (10 indicando muito esforço), ao final de cada exercício de força, você deve estar chegando a um 7 ou 8. Ademais, como os exercícios de força são realizados com maior intensidade do que o exercício aeróbio completo, eles são feitos por um tempo mais curto (30 segundos). O objetivo é completar o máximo de repetições possível nesses 30 segundos. Porém, você deve sempre priorizar a qualidade dos movimentos, e não a quantidade. Se o cansaço começar a interferir na qualidade dos seus movimentos (controle dos exercícios), basta fazer as repetições mais lentamente ou reduzir a amplitude do movimento (por exemplo, não abaixe tanto em agachamentos ou flexões) para tornar o exercício mais fácil e manter o controle adequado.

Para o intervalo aeróbio, use um ritmo que faça você chegar a 70% ou 80% da sua frequência cardíaca máxima. Quando for começar a próxima volta do circuito, você deve se sentir recuperado. Se conseguir falar uma frase inteira sem ficar com a respiração pesada (ofegante), já pode começar a próxima volta. Mas se ainda estiver ofegando depois de um repouso de 60 segundos entre cada circuito, você precisa reduzir a intensidade do seu intervalo aeróbio.

Depois de ter realizado de 2 a 3 voltas dos mesmos exercícios em um dado circuito *Fat-Loss Five*, os exercícios de força mudam, mas o exercício aeróbio continua o mesmo durante todo o treino, não importa quantas vezes os exercícios de força mudem. Manter o mesmo exercício aeróbio permite que você desenvolva um ritmo constante ao longo de todo o treino, ao mesmo tempo que mudar os movimentos de força a cada 2 ou 3 voltas cria variedade suficiente para manter as coisas interessantes e ajuda a estimular seus músculos de maneiras diferentes.

Treinos *Fat-Loss Five*

A Tabela 9.17 traz dois treinos *Fat-Loss Five* – um intermediário e um avançado. Tenha o cuidado de escolher o treino certo para o seu preparo físico. Fique à vontade para misturar os exercícios que você vai usar na fase de força ou aeróbia dos seus circuitos, apenas mantendo a estrutura do circuito.

Tabela 9.17a – Programa de treinamento *Fat-Loss Five* A

CIRCUITO *FAT-LOSS FIVE* 1 (2-3 SÉRIES)*		
1a. Agachamento	p. 189	30 segundos
1b. Prancha em um braço	p. 215	15 segundos (cada lado)
1c. Flexão em T com halteres	p. 113	30 segundos
1d. Remada fechada alternada com elástico de resistência	p. 208	30 segundos (15 segundos cada lado)
Aeróbio: boxe sombra		1 minuto
CIRCUITO *FAT-LOSS FIVE* 2 (2-3 SÉRIES)*		
2a. Passada à frente com inclinação do tronco e halteres	p. 63	30 segundos (total)
2b. Engatinhar	p. 213-4	30 segundos
2c. Passada e flexão de braços com elástico de resistência	p. 202	30 segundos
2d. Remada aberta com elástico de resistência	p. 208	30 segundos
Aeróbio: boxe sombra		1 minuto
CIRCUITO *FAT-LOSS FIVE* 3 (2-3 SÉRIES)*		
3a. Passada lateral	p. 175	30 segundos (total)
3b. Extensão dos braços à frente	p. 214	15 segundos (cada lado)
3c. Flexão com bola suíça	p. 243	30 segundos
3d. Braçada com elástico de resistência	p. 210	30 segundos
Aeróbio: boxe sombra		1 minuto

* Descanse 15 segundos entre cada exercício e 1 minuto entre cada série.

Tabela 9.17b – Programa de treinamento *Fat-Loss Five* B

CIRCUITO *FAT-LOSS FIVE* 1 (2-3 SÉRIES)*		
1a. 2 Agachamentos (peso corporal) alternados com 1 *Burpee*	p. 189, 226	30 segundos
1b. Flexão dançando *break*	p. 222	30 segundos
1c. Remada fechada alternada com elástico de resistência	p. 208	30 segundos (15 segundos cada lado)
1d. Rotação com elástico de resistência	p. 214	30 segundos (15 segundos cada lado)
Aeróbio: pular corda		1 minuto
CIRCUITO *FAT-LOSS FIVE* 2 (2-3 SÉRIES)*		
2a. Passada à frente com inclinação do tronco e halteres	p. 63	30 segundos
2b. Engatinhar	p. 213-4	30 segundos
2c. Passada e flexão de braços com elástico de resistência	p. 202	30 segundos
2d. Braçada com elástico de resistência	p. 210	30 segundos
Aeróbio: boxe sombra		1 minuto
CIRCUITO *FAT-LOSS FIVE* 3 (2-3 SÉRIES)*		
3a. Passada com rotação	p. 192	30 segundos (total)
3b. Arrasto abdominal	p. 215	30 segundos
3c. Flexão com posição de mergulho e com rotação	p. 201	30 segundos
3d. Puxada de dorsais com elástico de resistência	p. 212	30 segundos
Aeróbio: pular corda		1 minuto
CIRCUITO *FAT-LOSS FIVE* 4 (2-3 SÉRIES)*		
4a. Subida no banco com halteres	p. 70	30 segundos (total)
4b. Remada em prancha com halteres	p. 71	15 segundos (cada lado)
4c. Remada composta com elástico de resistência (bilateral)	p. 230	30 segundos
4d. Desenvolvimento unilateral com rotação de tronco (2 halteres)	p. 45	30 segundos
Aeróbio: boxe sombra		1 minuto

* Descanse 15 segundos entre cada exercício e 1 minuto entre cada série.

Adicionando um treino *Fat-Loss Five* ao treinamento semanal

O método de treinamento descrito na seção anterior também lhe dá a opção de usar o programa *Fat-Loss Five* em um dos seus dias de treinamento para adicionar mais variedade aos seus programas e tornar seus treinos mais diversificados.

Se sua agenda permite que você treine 4 vezes por semana, a seguir, estão alguns planos de treinamento de 4 dias por semana que incluem um dia de treino *Fat-Loss Five*.

Se sua agenda permite que você treine 5 dias na semana, o que é preferível para obter melhores resultados, a seguir, estão alguns planos de treinamento de 5 dias na semana que incluem um dia de treino *Fat-Loss Five*.

Quadro 9.4 – Treinamento em 4 dias por semana com *Fat-Loss Five*: Opção 1*

Segunda-feira	Treino A
Terça-feira	Treino B
Quarta-feira	Repouso ou repouso ativo
Quinta-feira	Treino A
Sexta-feira	Treino Fat-Loss Five (45 minutos)
Sábado	Repouso ou repouso ativo
Domingo	Repouso ou repouso ativo

* Inicie a semana seguinte usando o Treino B na segunda-feira, o Treino A na terça-feira, e assim por diante.

Quadro 9.5 – Treinamento em 4 dias por semana com *Fat-Loss Five*: Opção 2*

Segunda-feira	Repouso ou repouso ativo
Terça-feira	Treino A
Quarta-feira	Treino B
Quinta-feira	Repouso ou repouso ativo
Sexta-feira	Treino A
Sábado	Treino Fat-Loss Five (45 minutos)
Domingo	Repouso ou repouso ativo

* Inicie a semana seguinte usando o Treino B na terça-feira, o Treino A na quarta-feira, e assim por diante.

Quadro 9.6 – Treinamento em 4 dias por semana com *Fat-Loss Five*: Opção 3*

Segunda-feira	Treino A
Terça-feira	Repouso ou repouso ativo
Quarta-feira	Treino B
Quinta-feira	Repouso ou repouso ativo
Sexta-feira	Treino A
Sábado	Treino Fat-Loss Five (45 minutos)
Domingo	Repouso ou repouso ativo

* Inicie a semana seguinte usando o Treino B na segunda-feira, o Treino A na quarta-feira, e assim por diante.

Quadro 9.7 – Treinamento em 5 dias por semana com *Fat-Loss Five*: Opção 1

Segunda-feira	Treino A
Terça-feira	Treino B
Quarta-feira	Repouso ou repouso ativo
Quinta-feira	Treino A
Sexta-feira	Treino B
Sábado	Treino Fat-Loss Five (35-50 minutos)
Domingo	Repouso ou repouso ativo

Quadro 9.8 – Treinamento em 5 dias por semana com *Fat-Loss Five*: Opção 2

Segunda-feira	Repouso ou repouso ativo
Terça-feira	Treino A
Quarta-feira	Treino B
Quinta-feira	Repouso ou repouso ativo
Sexta-feira	Treino A
Sábado	Treino B
Domingo	Treino Fat-Loss Five (35-50 minutos)

Agora que você já recebeu o prato principal, é hora da sobremesa. No próximo capítulo, vamos abordar algumas coisas que você deve saber para poder continuar tirando o melhor proveito das estratégias de treinamento oferecidas neste livro por um bom tempo.

capítulo

10

Treino para perda de gordura para a vida toda

O objetivo deste último capítulo é apresentar uma variedade de estratégias de estilo de vida simples e práticas. Essas estratégias vão ajudá-lo não apenas a conseguir resultados a curto prazo dos conceitos e programas de treinamento deste livro, mas, também, a manter resultados sustentáveis em longo prazo.

MUDE SUA ROTINA

Uma das maravilhas do corpo humano é o fato de que ele se adapta bem a qualquer coisa. Quanto mais ele repete alguma coisa, mais ele se torna capacitado e eficiente para fazer essa coisa. Embora essa seja uma qualidade incrível que nos permite melhorar nas coisas que praticamos, isso também significa que quanto mais fazemos um treino específico menos efeito ele fará no nosso corpo ao longo do tempo. Contudo, também deve haver alguma consistência nos treinos que você faz, de forma que possa garantir que está praticando (novos) exercícios específicos para melhorar suas capacidades e criar adaptações neurais que permitem que você coordene melhor o trabalho de todos os músculos relevantes em um dado exercício.[1] Isso, sem mencionar a melhora no seu preparo físico com base nas exigências do programa. Em outras palavras, se você muda constantemente seus treinos, não tem como medir se está melhorando.

Então, sim, você quer variedade no seu treino, mas não muita, e não o tempo todo. Vamos explorar de que forma seu corpo se adapta ao exercício e com que frequência recomenda-se que você mude sua rotina.

Entenda de que forma seu corpo reage ao exercício

Uma das perguntas mais frequentes com relação aos treinamentos é com que frequência você deve mudar seus treinos. A resposta que eu dou para isso é a cada 3 a 5 semanas, com base na síndrome de adaptação geral (SAG), de Hans Selye. A SAG descreve três estágios da resposta do corpo humano ao estresse.

Alerta ou choque
Esse estágio envolve o choque inicial do novo estímulo ao sistema, que pode incluir dor muscular, rigidez e possíveis (temporárias) quedas no desempenho. Esse primeiro estágio é inevitável; ele vai ocorrer toda vez que você mudar seu programa de exercícios, a cada 3 a 5 semanas, logo no início.

Resistência ou adaptação

Esse estágio envolve uma adaptação positiva do corpo ao estímulo, o que pode incluir aumento em tamanho e força musculares, melhora do recrutamento de unidades motoras (ou seja, da coordenação neuromuscular), e aumento da força do tecido conjuntivo e da massa óssea. O objetivo é criar uma *adaptação* positiva ao novo programa (ou seja, ao estímulo do treinamento) sem alcançar o ponto de *acomodação*, que é quando você para de se adaptar positivamente.

Mudar seu programa de exercícios a cada 3 a 5 semanas dá ao seu corpo tempo suficiente para se adaptar. É comprovado que uma melhora na coordenação neuromuscular e um aumento na hipertrofia muscular (ou seja, o tamanho dos músculos) ocorrem nos primeiros estágios (as primeiras 3 a 5 semanas) ou ao começar um novo programa de treinamento,[2,3,4] mas não duram o suficiente para que seu corpo se acomode ao estímulo do treinamento e torne o programa obsoleto e menos benéfico. Se você está fazendo as mesmas repetições toda semana, é uma boa ideia mudar os exercícios que você mais pratica a cada 3 ou 4 semanas. Porém, se você está mudando a quantidade de séries e de repetições que usa toda semana para os mesmos exercícios, não precisa mudar o programa com tanta frequência, graças à variedade de repetições. Assim, mudar seu programa de exercícios a cada 5 a 6 semanas é o ideal.

Exaustão ou fadiga

Esse estágio envolve uma diminuição na capacidade do corpo de se restabelecer e de responder positivamente ao estresse, o que pode levar a *overtraining*, tédio e redução do desempenho e da energia. Você vai querer evitar o estágio de exaustão quando estiver fazendo mais do que seu corpo consegue aguentar.

Use os mesmos exercícios de maneiras diferentes

Em relação à adaptação do seu corpo ao exercício, todo bom programa deve ser suficientemente consistente para permitir que você progrida, além de suficientemente variado para que você não fique entediado nem sofra uma lesão por esforço repetitivo. Isso envolve usar os mesmos exercícios básicos, mas de maneiras levemente diferentes. Por exemplo, em um agachamento, você pode trocar a posição dos pés (mais afastados, ou paralelos), pode colocar a barra em diversas posições (por exemplo, agachamento pela frente, agachamento com barra atrás dos ombros, usar uma *trap bar*) e pode fazer versões unilaterais de afundos e agachamentos. O exercício é sempre o agachamento, mas de tantas em tantas semanas você faz uma variação diferente do agachamento, como essas que acabamos de ver. Não é preciso exagerar e enfeitar demais os exercícios. Assim como tudo na vida, manter o foco no essencial (o agachamento) e saber aproveitar ao máximo os movimentos básicos (as variações do agachamento) vão fazer que o seu treino traga resultados.

Personalize seus exercícios

Um dos maiores erros da prática de exercícios é tentar adaptar o indivíduo ao exercício, e não o exercício ao indivíduo. Todos nós pertencemos à mesma espécie, somos todos humanos, assim como todos os automóveis pertencem à mesma categoria de veículo. No entanto, assim como os automóveis, os humanos existem em todas as formas e tamanhos. Da mesma forma que você nunca esperaria que um carro esportivo novinho em folha aguentasse a mesma carga que uma caminhonete *off-road*, também não é realista esperar que um homem, no futebol americano, com o físico de *running back* se mova da mesma forma que um com o físico de um *lineman*. É bastante óbvio que, embora ambos possam fazer agachamentos, flexões, torções, puxadas, entre outros, eles irão desempenhar os movimentos de maneiras ligeiramente diferentes. Em outras palavras, não existe um exercício exato que seja ideal para todos, porque existem variações na maneira com que cada ser humano se move. Portanto, as pessoas devem escolher as variações de exercício específicas que se adaptam melhor à maneira delas.

Não nos movemos de forma diferente com base apenas na nossa forma e no nosso tamanho, que dependem da nossa estrutura óssea e proporção corporal, mas lesões anteriores, perda de cartilagem ou processos degenerativos naturais das articulações, como a artrite, também podem influenciar nossos movimentos. Assim, tentar adequar todas as pessoas ao mesmo movimento pode ser muito perigoso. Fazer isso pode causar um problema ou piorar uma condição já existente, porque esse movimento pode ir contra a capacidade de movimentos e a fisiologia atuais da pessoa.

Tentar se encaixar em certos exercícios simplesmente não faz sentido, nem fisiologicamente, nem do ponto de vista da segurança. Dito isso, aqui está uma maneira simples de encontrar exercícios que fazem sentido, porque uma abordagem individualizada é necessária na seleção dos exercícios.

Este livro apresentou cinco categorias de exercícios que devem ser incluídos em qualquer programa de treinamento para garantir treinos completos: extensão dos membros superiores, puxada dos membros superiores, membros inferiores orientado para as pernas, membros inferiores orientado para os quadris e abdominais ou tronco. Em cada uma dessas categorias, há uma ampla variedade de opções de exercícios para escolher. Quando se trata de escolher os exercícios que lhe caem melhor, existem dois critérios simples:

1. *Conforto*: o movimento não provoca dores, é natural, funciona bem para o seu corpo, e assim por diante.
2. *Controle*: você consegue demonstrar a técnica do movimento e o posicionamento do corpo conforme descrito para cada exercício. Por exemplo, ao agachar, você mostra um bom alinhamento dos joelhos e da coluna durante todo o exercícios, bem como movimentos suaves e intencionados.

Para permitir um bom conforto e controle, você pode precisar modificar (encurtar) a amplitude de movimento de um exercício específico, como um agachamento, até encontrar a forma que melhor se encaixa no seu preparo físico atual. Como discutimos, você deve realizar cada treino durante cerca de 4 semanas, para ter certeza de que está medindo seu progresso com base na última vez em que fez o exercício. A maneira de medir o seu progresso pode ser resumida em uma palavra: desempenho!

A melhora no desempenho pode aparecer como um aumento na amplitude do movimento (por exemplo, você consegue descer mais no agachamento) ou como uma melhora na força. A melhora na força é óbvia, já que você consegue levantar mais peso ou fazer mais repetições usando a mesma carga que usava antes.

Com relação a medir a amplitude do movimento dos seus exercícios, se você perdeu essa flexibilidade porque simplesmente deixou de praticar (quem não pratica, não alcança), essa amplitude de movimento perdida lentamente volta quando você começa a praticar o exercício novamente. E se ela não melhorar, ou deixar de evoluir em um dado momento, mesmo que você esteja realizando esse movimento regularmente (com bom conforto e controle, é claro), não é recomendado ir além do seu limite, porque você, provavelmente, já está fazendo o máximo que pode.

Aprenda a treinar de forma firme e inteligente

Muitos dos conceitos do treinamento metabólico de musculação neste livro são de alta intensidade e, por isso, desafiadores. Por mais empolgado que você esteja para começar a colocar esses treinos em prática, deve entender que, como você já viu, para que um programa de treinamento tenha a máxima eficácia e segurança, você deve evitar o estágio da exaustão (fadiga). A mentalidade de "vá com tudo ou volte para casa" não é a melhor abordagem para o treino, mas uma receita egocêntrica para uma rápida redução do seu desempenho e saúde.

Certifique-se de começar a usar os conceitos deste livro usando o cérebro, não o ego. Passe de um treino ao próximo com um ritmo gradual, mantendo todos os treinos em um nível que desafie o seu preparo físico atual, mas sem deixá-lo esgotado. Qualquer treino vai fazer você ficar cansado, porém, só um treino inteligente pode fazer você melhorar. Seja esperto e não julgue seu treino com base no cansaço que ele causa, mas, sim, nos resultados que ele traz, que são o ganho de massa muscular e a perda de gordura corporal (sem lesões).

Incorpore outros tipos de exercícios

Você tem uma ampla variedade de opções de exercícios para incluir em seus treinos de musculação. Também discutimos a importância de usar exercícios variados, não apenas para se adequar melhor ao movimento do seu corpo, mas, também, para manter seus treinos interessantes e sempre fazer seu corpo se adaptar positivamente. Dito isso, embora todos os exercícios neste livro sejam diferentes, eles ainda podem ser agrupados no mesmo tipo de treinamento, que é o treinamento (metabólico) de musculação. E, assim como é importante fazer uma variedade de exercícios para garantir que seus treinos sejam completos, também é importante incorporar diversidade no tipo de exercício que você faz, para garantir que desenvolva um corpo que não é apenas magro, mas, também, capaz de realizar qualquer atividade. A seguir, estão alguns tipos de exercícios que podem diversificar e complementar seu treino de musculação.

Pratique um esporte
Qual é a diferença entre correr na esteira e correr atrás da bola no futebol? Na verdade, quase nenhuma, mas correr atrás da bola é muito mais divertido, porque é um jogo, ao passo que correr na esteira é um treino. Não importa o quanto você esteja motivado para se exercitar, uma atividade física é mais divertida quando é praticada como parte de um jogo. Praticar um esporte regularmente, algumas vezes por semana, vai não apenas fazer que você seja mais ativo, o que vai lhe ajudar a ter um corpo definido e atlético, mas também será mais divertido do que ir à academia. Além disso, vai servir como um ótimo complemento aos programas de musculação deste livro.

Pratique ioga
A regra geral das articulações é que elas são desenhadas para funcionar primeiramente na sua amplitude média de movimento, mas também precisam de alguma atividade que as faça chegar à sua amplitude máxima de movimento, para que fiquem saudáveis e mantenham a amplitude de movimento atual. E, mais uma vez, "quem não pratica, não alcança".

Os conceitos de treino metabólico apresentados evitam ações que usem a amplitude máxima de movimento das articulações, que é a maneira mais segura de levantar cargas pesadas. Dito isso, fazer aula de ioga uma ou mais vezes por semana pode servir como um bom complemento para seus treinos de musculação. Por causa de sua natureza de baixa carga e ritmo lento, muitos movimentos da ioga exigem que suas articulações alcancem sua amplitude máxima de movimento, de uma maneira que você não consegue alcançar com a musculação. Praticar ioga pode ajudar a garantir a saúde das articulações, variar as atividades e lhe dar um corpo mais capaz, que não é apenas forte e magro, mas também flexível. Além disso, muitos atletas acreditam que a ioga ajuda a melhorar sua capacidade de relaxar e se recuperar de exercícios intensos.

DÊ UM TEMPO PARA O CORPO DESCANSAR E SE RECUPERAR

Dar um tempo para o corpo descansar e se recuperar de exercícios intensos como os treinos de musculação apresentados é vital, porque o seu corpo não fica mais forte e mais magro durante o treino, ele melhora e se fortalece no período de recuperação entre cada treino. Assim, melhorar seu tempo de recuperação vai melhorar seus resultados. Esse é um dos principais motivos pelos quais os programas de treinamento neste livro recomendam praticar musculação de quatro a cinco vezes por semana. Isso garante que você tenha um bom tempo para se recuperar entre os treinos, minimize o risco de *overtraining* e continue tendo bons resultados.

Reconheça a dor

Isso deveria ser óbvio, mas muitas pessoas são teimosas e escolhem exercícios que causam dor. Como dissemos, se um exercício lhe causa dor por qualquer que seja o motivo, encontre outro exercício que não o machuque. Agora, não se trata da sensação associada com a fadiga muscular ou da sensação de queimação, mas de dores que continuam depois que você vai embora da academia, ou que pioram quando você executa certos movimentos.

Esses problemas podem simplesmente precisar de tempo de recuperação e repouso, ou podem ser lesões, que são áreas comprometidas do seu corpo que não conseguem mais tolerar a alta carga e não conseguem se desenvolver. De qualquer forma, você não está ajudando a situação quando treina, mesmo sentindo dor. Na verdade, você pode, até mesmo, estar piorando as coisas e causando ainda mais danos, o que pode fazer a dor passar de suportável para debilitante. Assim, é sempre uma boa ideia procurar um profissional qualificado da área da Saúde para avaliar qualquer dor, em vez de tentar bancar o médico por conta própria.

Além disso, existem muitas opções de exercícios neste livro para você escolher. Se um determinado exercício de extensão dos membros superiores lhe causa dor, por exemplo, basta experimentar as outras opções dessa categoria até encontrar uma que você consiga realizar sem dor.

Outra opção que pode ajudá-lo a evitar áreas dolorosas é simplesmente limitar a amplitude de movimento do exercício. Digamos que você pode realizar um exercício de agachamento sem dor, mas começa a sentir dor ao chegar mais próximo do chão. Em casos como esse, basta reduzir a amplitude do movimento e ir só até o seu limite.

Qualquer treino (ou seja, exercício) é um estresse aplicado ao corpo. É esse estresse que faz o corpo adaptar-se, tornando-se mais forte, maior, e mais magro para acomodar o estresse de forma mais eficiente e tolerá-lo melhor, reduzindo a chance de ferimentos. Assim, treinar de forma inteligente é aplicar estresse suficiente ao corpo para que ele se adapte, sem aplicar estresse demais nem sobrecarregar os tecidos a ponto de danificá-los. Quando existe dor, sua tolerância ao estresse fica muito reduzida, e você tem muito mais chances de sofrer lesões, o que, novamente, tem grandes chances de piorar as coisas. O objetivo é adequar os exercícios deste livro a você (à forma como você se move e ao que você se sente melhor fazendo), e não tentar adequar você aos exercícios.

Tire férias do treinamento

Esse é outro ponto que deveria ser senso comum, mas muitas pessoas não fazem, então, vale a pena mencionar. Depois de alguns meses seguindo os programas de treinamento apresentados aqui, você deve ficar alguns dias sem treinar, para permitir que seu corpo e mente se recuperem e retomem o foco. Tirar "férias" de 4 a 7 dias a cada 8 a 12 semanas pode ser um método valioso para evitar o *overtraining*, e também pode fazer que você fique ansioso para voltar à academia, o que pode ajudá-lo a evitar o hábito de simplesmente seguir os movimentos automaticamente.

Só porque você está tirando férias dos programas de treinamento não significa que você não deva fazer nada. Durante seus dias de folga, tente praticar algumas atividades de baixo impacto, como fazer uma longa caminhada ou uma trilha, andar de bicicleta ou nadar. Ioga também pode ser uma ótima opção para seus períodos de repouso ativo. Se você já pratica ioga toda semana, como recomendamos, pode, simplesmente, intensificar sua prática durante a sua semana de férias.

Além disso, você não precisa usar os métodos do treino metabólico em todos os seus programas de treinamento ao longo do ano. Na verdade, quando a perda de gordura é seu principal objetivo de treinamento, recomendo que você use dois dos programas de musculação de 4 semanas apresentados neste livro – isso significa 2 meses de treinamento. Depois, faça de 4 a 6 semanas de treinos de musculação tradicionais para enfatizar a sua força. Fazer isso não apenas evita o tédio da rotina, mas também garante que o seu corpo não se adapte demais a um estilo específico de treino. Além disso, reservar de 4 a 6 semanas para enfatizar o desenvolvimento de força só ajuda a tirar melhor proveito dos seus treinos de musculação quando voltar a praticá-los, porque, aí, você será capaz de realizar os exercícios com maiores controle e intensidade.

A beleza do sistema de treinamento metabólico de musculação é a sua versatilidade e a sua simplicidade. Usando as ferramentas que aprendeu neste capítulo e ao longo de todo o livro, você vai chegar à sua melhor forma com segurança e eficácia. Embora eu tenha apresentado uma ampla variedade de exercícios e programas que você pode usar independentemente do equipamento ou ambiente de treino, convido-o a usar os métodos deste livro como inspiração para desenvolver os seus próprios complexos, combinações, circuitos e programas de treinamento metabólico.

Este livro é uma poderosa arma para perder gordura que, agora, está carregada no seu arsenal de treinamento. É só apontar e disparar!

Referências

CAPÍTULO 1

1. Migliaccio S, Greco EA, et al. Skeletal alterations in women affected by obesity. Aging Clin Exp Res. 2013 Sep 24.

2. Ackerman IN, Osborne RH. Obesity and increased burden of hip and knee joint disease in Australia: results from a national survey. BMC Musculoskelet Disord. 2012 Dec 20;13:254.

3. Sundquist K, Winkleby M, Li X, Ji J, Hemminki K, Sundquist J. Familiar transmission of coronary heart disease: A cohort study of 80, 214 Swedish adoptees linked to their biological and adoptive parents. Am Heart J. 2011 Aug;162(2):317-23.

4. Michael Craig Miller M.D. Understanding Depression. Harvard Medical School. March 1, 2011.

5. Schoenfeld TJ, Rada P, et al. Physical exercise prevents stress-induced activation of granule neurons and enhances local inhibitory mechanisms in the dentate gyrus. J Neurosci. 2013 May 1;33(18):7770-7.

6. Driver HS, Taylor SR. Exercise and sleep. Sleep Med Rev. 2000 Aug;4(4):387-402.

CAPÍTULO 2

1. Brad Schoenfled. The MAX Muscle Plan. Human Kinetics Publishing. 2013. Pg. 206.

2. George Abboud, et. al. Effects of Load-Volume on EPOC After Acute Bouts of Resistance Training in Resistance-Trained Men. Journal of Strength and Conditioning Research, 2013;27(7)1936-41.

3. Chantal A. Vella, PhD, Len Kravitz, PhD. Exercise After-Burn: A Research Update. IDEA Fitness Journal. November 2004.

4. Willis et al. Effects of aerobic and/or resistance training on body mass and fat mass in overweight or obese adults. J Appl Phys. 2012 Dec; 113(12):1831-1837; 2012.

5. Heden T, Lox C, Rose P, Reid S, Kirk EP. One-set resistance training elevates energy expenditure for 72 h similar to three sets. Eur J Appl Physiol. 2011 Mar;111(3):477-84.

6. Bahr R, Sejersted OM. Effect of intensity of exercise on excess postexercise oxygen consumption. Metabolism, 1991;40(8):836-41.

7. Phelain JF, et al. Postexericse energy expenditure and substrate oxidation in young women resulting from exercise bouts of different intensity. Journal of the American College of Nutrition, 1997;16(2), 140-6.

8. Yingling VR, Yack HJ, and White SC. 1996. The Effect of Rearfoot Motion on Attenuation of the Impulse Wave at Impact During Running. Journal of Applied Biomechanics (Champaign, IL: Human Kinetics). 1996;12:313-25.

CAPÍTULO 3

1. Frank M. Sacks, M.D., George A. Bray, M.D., et al. Comparison of Weight-Loss Diets with Different Compositions of Fat, Protein, and Carbohydrates. N Engl J Med 2009 Feb;360:859-73.

2. Zalesin KC, Franklin BA, Lillystone MA, et al. Differential loss of fat and lean mass in the morbidly obese after bariatric surgery. MetabSyndr Relat Disord. 2010;8(1):15–20. doi:10.1089/met.2009.0012.

3. Santarpia L, Contaldo F, Pasanisi F. Body composition changes after weight-loss interventions for overweight and obesity. Clin Nutr. 2013;32(2):157-61. doi:10.1016/j.clnu.2012.08.016.

4. Chaston TB, Dixon JB, O'Brien PE. Changes in fat-free mass during significant weight loss: a systematic review. International Journal of Obesity (2005). 2007;31(5):743–750.

5. Redman LM, Heilbronn LK, Martin CK, et al. Metabolic and Behavioral Compensations in Response to Caloric Restriction: Implications for the Maintenance of Weight Loss. PLoS One. 2009;4(2):e4377 EP –. doi:doi:10.1371/journal.pone.0004377.

6. Garthe I, Raastad T, Refsnes PE, Koivisto A, Sundgot-Borgen J. Effect of two different weightloss rates on body composition and strength and power-related performance in elite athletes. Int J Sport Nutr Exerc Metab. 2011;21(2):97-104.

7. Mero AA, Huovinen H, Matintupa O, et al. Moderate energy restriction with high protein diet results in healthier outcome in women. J Int Soc Sports Nutr. 2010;7(1):4. doi:10.1186/1550-2783-7-4.

8. Martin CK, Das SK, Lindblad L, et al. Effect of calorie restriction on the free-living physical activity levels of nonobese humans: results of three randomized trials. J Appl Physiol. 2011;110(4):956-63. doi:10.1152/japplphysiol.00846.2009.

9. Mozaffarian D, Katan M, Ascherio A, Stampfer M, Willett W. Trans fatty acids and cardiovascular disease. N Engl J Med. 2006;354:1601-13.

10. Amanda R. Kirpitch, MA, RD, CDE, LDN and Melinda D. Maryniuk, MEd, RD, CDE, LDN. The 3 R's of Glycemic Index: Recommendations, Research, and the Real World. Clinical Diabetes October 2011; (29)4:155-9.

11. Hall KD. What is the required energy deficit per unit weight loss? International Journal of Obesity (2005). 2008;32(3):573-6. doi:10.1038/ sj.ijo.0803720.

12. van der Ploeg GE, Brooks AG, Withers RT, Dollman J, Leaney F, Chatterton BE. Body composition changes in female bodybuilders during preparation for competition. Eur J Clin Nutr. 2001;55(4):268-77. doi:10.1038/sj.ejcn.1601154.

13. Withers RT, Noell CJ, Whittingham NO, Chatterton BE, Schultz CG, Keeves JP. Body composition changes in elite male bodybuilders during preparation for competition. Aust J Sci Med Sport. 1997;29(1):11–16. Available at: http://www.ncbi.nlm.nih.gov/pubmed/9127683.

14. Erica R Goldstein, Tim Ziegenfuss, et al. International society of sports nutrition position stand: caffeine and performance. Journal of the International Society of Sports Nutrition 2010;7:5.

15. Holmstrup, ME, Owns CM, Fairchild TJ, Kanaley JA. Effect of meal frequency on glucose and insulin excursions over the course of a day. The European e-Journal of Clinical Nutrition and Metabolism. 2010 Dec;5(6):e277-e280.

16. Halton T, Hu F. The effects of high protein diets on thermogenesis, satiety, and weight loss: A critical review. Journal of the American College of Nutrition. 2004;23:373-85.

CAPÍTULO 9

1. Medeiros HS Jr, Mello RS, et al. Planned intensity reduction to maintain repetitions within recommended hypertrophy range. Int J Sports Physiol Perform. 2013 Jul;8(4):384-90. Epub 2012 Nov 19.

CAPÍTULO 10

1. Sale DG. Neural adaptation to resistance training. Med Sci Sports Exerc. 1988 Oct;20(5 Suppl):S135-45.

2. DeFreitas JM, Beck TW, et al. An examination of the time course of training-induced skeletal muscle hypertrophy. Eur J Appl Physiol. 2011 Nov;111(11):2785-90.

3. Seynnes OR, de Boer M, Narici MV. Early skeletal muscle hypertrophy and architectural changes in response to high-intensity resistance training. J Appl Physiol (1985). 2007 Jan;102(1):368-73.

4. Folland JP, Williams AG. The adaptations to strength training : morphological and neurological contributions to increased strength. Sports Med. 2007;37(2):145-68.

Sobre o autor

O **treinador Nick Tumminello** é proprietário da Performance University International, uma instituição que oferece musculação híbrida e condicionamento físico para atletas e programas educacionais profissionalizantes para treinadores e técnicos no mundo todo.

Como educador, Nick ficou conhecido como o Treinador dos Treinadores. Apresentou-se em conferências internacionais de *fitness* na Islândia, na China e no Canadá. Foi o principal palestrante em conferências organizadas por organizações como IDEA, NSCA, DCAC e ECA, além de dar treinamento a funcionários de academias nos Estados Unidos. Nick faz mediação em oficinas e programas de mentorado em sua cidade-natal, Fort Lauderdale, Flórida. Produziu mais de 15 DVDs de treinamento e está autorizado a emitir certificados da ACE e NASM.

Nick é profissional de *fitness* desde 1998 e foi coproprietário de um centro de treinamento privado em Baltimore, Maryland, de 2001 a 2011. Trabalhou com uma variedade de entusiastas do exercício de todas as idades e níveis de preparo físico, incluindo fisiculturistas e atletas, de amadores a profissionais. De 2002 a 2011, Nick serviu como técnico de condicionamento e força para a equipe de MMA Ground Control, e como consultor e especialista em empresas de equipamentos como Sorinex, Dynamax, Hylete e Reebok.

Os artigos de Nick foram publicados em mais de 30 grandes revistas de saúde e *fitness*, incluindo *Men's Health, Men's Fitness, Oxygen,*

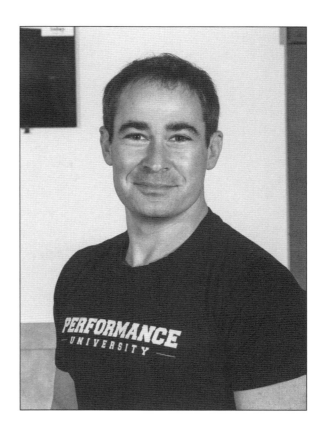

Muscle Mag, Fitness RX, Sweat RX, Status, Train Hard Fight Easy, Fighters Only e *Fight!*. Nick também contribui regularmente com diversos *sites* de *fitness*. Foi destaque em dois livros de exercícios mais vendidos na lista do *New York Times*, na página inicial dos portais Yahoo e YouTube, e no ACE Personal Trainer Manual, 4ª edição.

Nick escreve o popular *blog* de *fitness* <PerformanceU.net> (em inglês).

Sobre o Livro
Formato: 21 x 28 cm
Mancha: 16 x 23 cm
Papel: Offset 90 g
nº páginas: 296
1ª edição: 2016

Equipe de Realização
Assistência Editorial
Liris Tribuzzi

Assessoria Editorial
Maria Apparecida F. M. Bussolotti

Edição de Texto
Gerson Silva (Supervisão de revisão)
Jonas Batista Pinheiro (Preparação e copidesque)
Roberta Heringer de Souza Villar e Marcos Peterson F. Silva (Revisão)

Editoração eletrônica
Neili Dal Rovere (Adaptação de projeto gráfico)

Impressão
Edelbra Gráfica